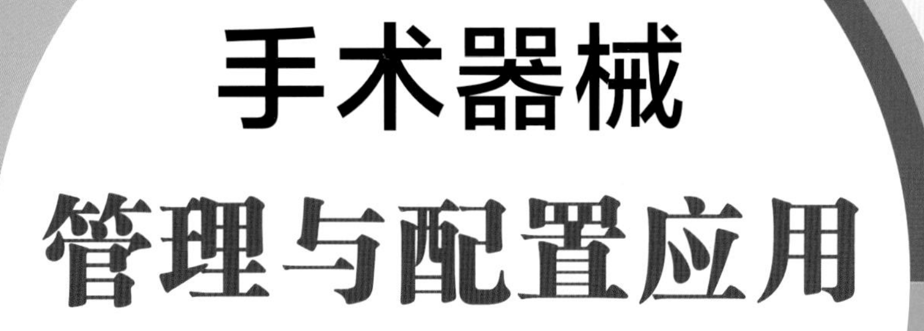

手术器械管理与配置应用

主　编　张增梅　赵海运　张　莹
聂云飞　金　子

郑州大学出版社

图书在版编目(CIP)数据

手术器械管理与配置应用 / 张增梅等主编. -- 郑州:郑州大学出版社, 2024.4
ISBN 978-7-5645-9779-5

Ⅰ. ①手… Ⅱ. ①张… Ⅲ. ①手术器械 - 管理②手术器械 - 应用 Ⅳ. ①R612

中国国家版本馆 CIP 数据核字(2023)第 109716 号

手术器械管理与配置应用
SHOUSHU QIXIE GUANLI YU PEIZHI YINGYONG

策划编辑	张 霞	封面设计	王 微
责任编辑	张 霞 董 珊	版式设计	王 微
责任校对	张彦勤	责任监制	李瑞卿
出版发行	郑州大学出版社	地 址	郑州市大学路 40 号(450052)
出 版 人	孙保营	网 址	http://www.zzup.cn
经 销	全国新华书店	发行电话	0371-66966070
印 刷	河南文华印务有限公司		
开 本	787 mm×1 092 mm 1 / 16		
印 张	15.75	字 数	366 千字
版 次	2024 年 4 月第 1 版	印 次	2024 年 4 月第 1 次印刷
书 号	ISBN 978-7-5645-9779-5	定 价	138.00 元

本书如有印装质量问题,请与本社联系调换。

编委名单

主　编　张增梅　赵海运　张　莹　聂云飞　金　子

副主编　程慧敏　孔建峰　谢云霞　王韫琦

编　委　（以姓氏笔画为序）

马　珍　王　宇　王文娟　王海燕　刘　芳

刘　航　闫蓓蓓　孙立群　杜亚丽　李　青

李　昊　李　悦　李　静　李云霞　杨　丹

辛　静　张　欢　张　丽　张小娟　陈栋力

周　昆　赵帅亚　郝璀璨　秦爱敏　袁　慧

郭小红　梁一凡　彭　真　曾　俊　魏　薇

前言

随着医学的发展和科学技术的进步，人类对生命和生活质量追求不断提高，对临床手术治疗的准确性、有效性和安全性的要求也越来越高。手术器械作为外科治疗的工具，对手术的成效起着关键作用，特别是一些高、精、尖的手术，很大程度上依赖于器械的性能和质量。手术器械是医院资源的重要组成部分，其规范管理和合理应用在保证手术效果的同时，能够优化资源，使每件器械能够实现物尽其用，减少不必要的浪费，从而降低医疗成本。在国家相关规范的指引下，郑州大学第一附属医院从手术室护理临床实践出发，总结了手术器械管理和配置应用的经验，编写了本书，以期为各医院手术室提供参考。

本书内容丰富、详实，图文并茂。全书共分4章，第一章明确了手术器械的相关概念，简要地介绍了从远古时代至今天手术器械的发展历程，使读者对手术器械有整体的认识；第二章结合国家相关规范，全面介绍了手术器械的管理，内容包括手术器械的申领、报废和处理，无菌手术器械的发放和储存，外来医疗器械及植入物的管理，可对临床工作起一定的指导作用；第三章对常见基础手术器械进行描述，介绍了其型号、种类、用途及传递方法，配以图片，更加直观，力求为初学者提供更好的学习途径；第四章将手术器械包按专科进行分类，采用图表结合的方式，详细介绍了手术器械包内器械的名称、数量、规格及对器械的具体描述，并根据不同手术组合应用手术器械包，通过手术配合的实例，使手术室专科护士更好地理解手术器械在特定场景下应用的目的和意义。

由于外科技术的迅速发展，手术方式的不断更新，手术器械也在不断地替换和优化，加上编写人员水平有限，以及受到所在医院医疗技术和护理水平的限制，书中可能有不完善的地方，恳请手术室护理同仁给予批评指正，以便再版时修订和完善。

本书编写过程中，得到了各级领导、专家和手术室、消毒供应中心护理人员的大力支持和帮助，得到了新华手术器械有限公司的全力配合，在此表示衷心地感谢。

编者

2023 年 12 月

目 录

第一章　概　述

第一节　概　念

一、手术器械的概念

手术器械是指在进行手术时需要用到的各种医疗器械的总称。

二、手术器械包的概念

手术器械包是指按标准组合并具备一定功能的成套手术器械及其容器的总称。

第二节　手术器械发展史

手术器械是最早出现的医疗器械，远古时代的石制手术器械是迄今所见最原始的医疗工具（图 1–2–1）。早在新石器时代已有为数不多的“手术”出现在古高卢、埃及、印加、秘鲁，唯一有考古学证据的史前手术是头颅钻孔，术后以石片、木片覆盖钻孔。而首次文字记载的手术出现在公元前 1600 年，记载了古埃及 48 例创伤的诊断、治疗，包括现代电凝器的鼻祖——铜器热凝止血。在第 5 代埃及法老的墓穴中发现了 30 件青铜手术器械，包括手术刀、针、刮匙等。发现于公元 79 年庞贝的器械，大多由铜或青铜制成，如窥阴器、直肠窥视器、骨折复位器、热凝器械、剪刀等，但刀和针几乎都是铁质，可能是铁质手术器械更加锋利和适于消毒，这些器械一直延续到 18 世纪的欧洲（图 1–2–2）。到 19 世纪末和 20 世纪初，随着麻醉、无菌术、输血等一系列具有历史里程碑问题的解决，外科手术有了质的提高，手术器械不断改进，不仅制作工艺进步，如材质由铁质演变为不锈钢、铬、钛、钒等，而且在握控的舒适、灵巧及使用的安全性上有了本质的改变。

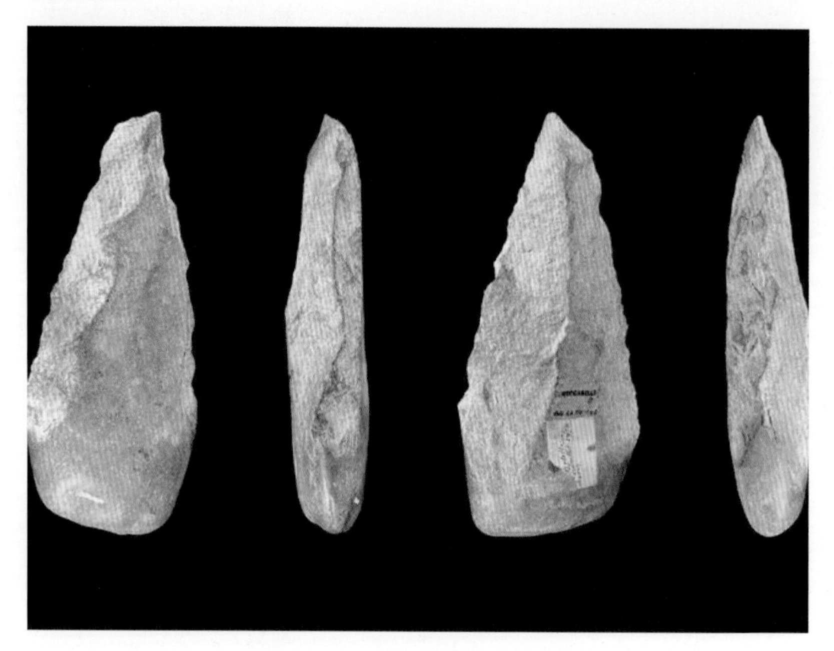

图1-2-1 古代石器时期的刀具

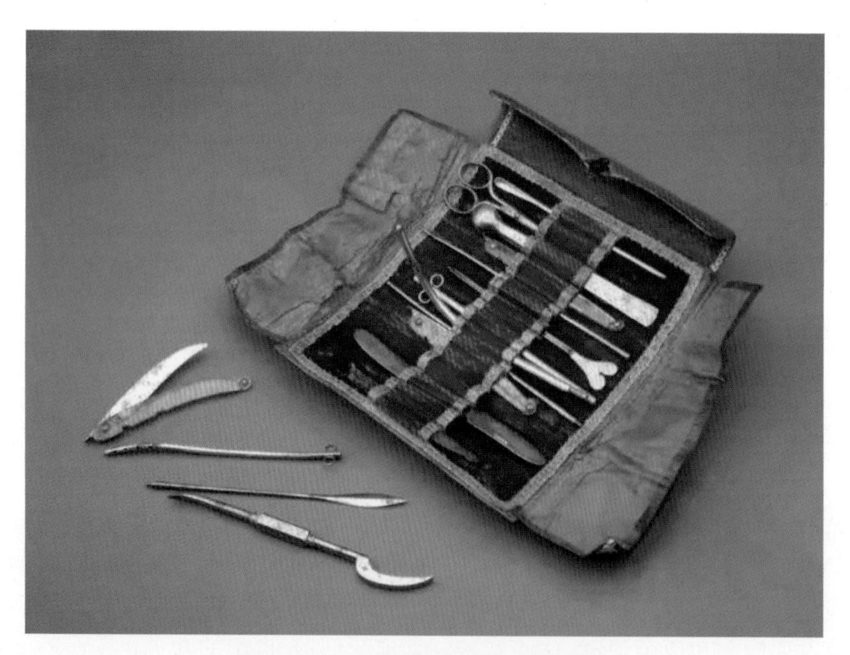

图1-2-2 18世纪西班牙手术器械

中国医学源远流长,《山海经·东山经》中记载了最早的外科手术器械——砭针,在《黄帝内经》中,也有对我国古代外科刀具的介绍,东汉至三国时期华佗的“刮骨疗伤”“剖肚清肠”等多种治疗方式,是中医公认最早的外科手术,在《三国志》与《后汉书》中都可以看到相关的描述。宋代东轩居士的《卫济宝书》记载有炙板、炼刀、竹刀、小钩、钩刀等外科医疗器械，至明代医疗器械则更为精巧（图 1-2-3），清・高文晋所著《外科图说》卷首绘有外科手术用具 33 件，开创了医疗器械图解之先河，表明清代外科手术器械的发展已颇具水平。明清时期蒙医、藏医（图 1-2-4）和维医的外科治疗方法也得到繁荣发展。中医外科手术学在现代医学的麻醉方法和无菌观念传入我国前就已经形成了具有中医特色的、系统的、规范的手术方法、麻醉方法、消毒方法，以及各类经济实用、制作工艺简单的手术器械。不可否认，由于科学水平和物质条件的限制，加上封建礼教的约束，中医外科医家们在艰难条件下发明创造的手术疗法，很多难以普及推广、流传后世。

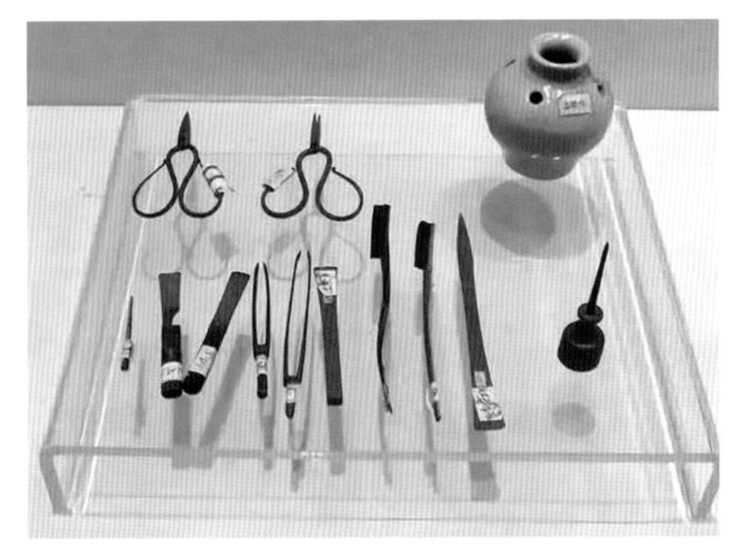

图 1-2-3　明代的医疗器械

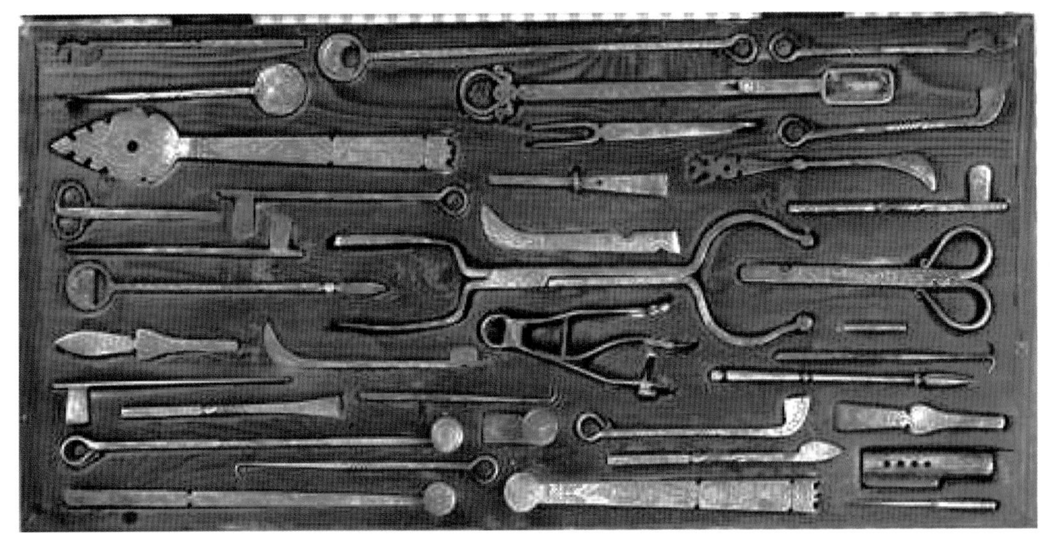

图 1-2-4　藏医的手术器械

民国以后，西医在中国官方医疗体制中占据优势，不论是已历经半个多世纪发展的教会医院，还是崛起中的国人自办的大型医院，均已建立外科及相关临床科室。国内外医学院毕业的外科医生或在医院挂牌，或个人开办，前者可能有机会在设施完备的手术室中辅助外国医生操作腹部大手术，后者则在自设诊所或病人家中施行体表小手术，甚或兼任内科医生。西医知识可通过大众报刊、科普读本等媒介传播，普通民众亦可获取西医外科的常识以及手术案例的报道，西医医疗机构与制度在许多城市落地生根。

新中国成立后，我国的外科学发展也是从普通外科开始起步，1951 年率先成功地实施了胃大部切除术，以后的 10 年在普通外科的基础上，各分支外科相继在各大医院建立，分支越来越细，相应产生了各分支所需要的专科手术器械。

在现代医学模式的冲击下，外科医生的理念发生了巨大变化，其中包括从“巨创”到“微创”。20 世纪 80 年代，随着冷光源、玻璃光导纤维及气腹机的问世，腔镜手术有了快速发展，它将腔镜图像传送到监视器上，使视野更加开阔，图像更加清晰，更重要的是术者和助手均可同时观察病变，助手能配合术者共同完成腔镜操作。腔镜手术器械除了具有切割、止血、握持、缝合结扎等传统手术器械的功能外，也具有腔镜的一些特点，如送气、穿刺等。近几年来，以达·芬奇手术机器人(Da Vinci Surgical System)(图 1-2-5)为代表的微创手术技术引领了新的外科手术时代，除了继承腔镜手术微创的优点外，其手术器械关节腕具有多个活动自由度(图 1-2-6)，更加灵活，提高了手术精度；在手术中手术器械可滤除人手自然颤动；系统末端的手术器械能在非常小的切口内进行极其精细的手术操作；高分辨率的三维图像处理设备，便于精确地进行组织定位和器械操作，极大地提高了手术的精准度和安全性。理念的革新带来技术上的巨大进步，手术医生根据临床需要设计、发明手术器械，不断推陈出新，为外科手术技艺的提升创造器物基础。

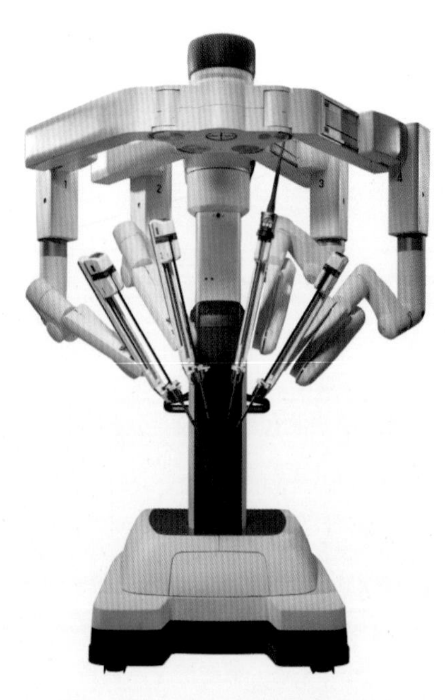

图 1-2-5 达·芬奇手术机器人

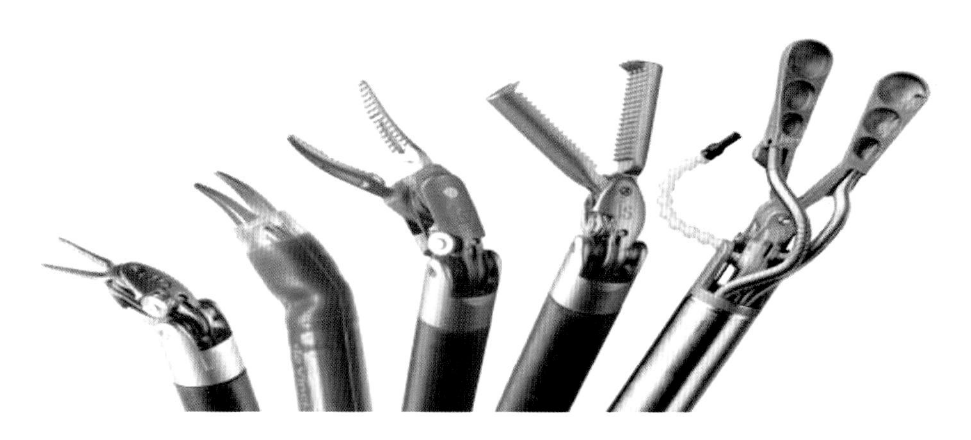

图 1-2-6 机器人手术器械

第二章 手术器械的管理

第一节 手术器械的申领和报废

1. 基础手术器械由手术部(室)根据器械的使用和报废情况制订计划,向医学装备部递交申请书。

2. 特殊手术器械由手术科室和手术部(室)对器械使用的必要性进行确认,向医学装备部递交申请书。

3. 申请书内容包括手术器械的名称、规格型号、数量及申请人签名、科室盖章,基本手术器械的申请人为手术部(室)负责人,特殊手术器械申请人为手术部(室)负责人和科室负责人。

4. 医学装备部购置手术器械,手术器械到货后由手术部(室)、消毒供应中心(central sterile supply department,CSSD)工作人员与器械供应商共同清点、核对器械的规格型号、数量并检查功能的完好性,特殊手术器械还应有手术科室人员参与确认。

5. 手术部(室)对新购置手术器械进行登记,内容包括产品信息和购置日期;CSSD 按照使用说明书对器械进行清洗、消毒、灭菌,必要时由供应商对 CSSD 工作人员进行培训。

6. 当手术器械不能正常使用时,洗手护士做好标识,上报手术部(室)器械管理人员并说明原因。

7. 器械管理人员通知器械维护人员对手术器械进行维修,确认手术器械无法修复后,按报废处置并进行登记,登记内容包括器械名称、报废原因及日期。

第二节 手术器械的处理

一、手术器械的回收和分类

1. 手术结束后洗手护士应对手术器械进行擦拭或简单冲洗,确保无明显血渍、污渍。

2. 不同的手术器械及器皿分开放置,手术器械放在专用的容器内,精细、贵重和易碎物品分开放置，放于具有保护功能的容器内，避免挤压、磕碰；尖端及锐利部分应加保护套，防止损坏。

3. 手术室护士按照手术器械包清单进行清点，核对器械的名称、数量及完整性，对存在问题的器械，做好标记并注明原因，放入专用密封容器内经专用通道转运至 CSSD。

4. 回收容器每次使用后应清洁、消毒，干燥备用。

5. 感染（如乙型病毒性肝炎、丙型病毒性肝炎、梅毒、艾滋病等）手术器械清点、核对后放入容器内，用黄色垃圾袋封闭包装后转运至 CSSD，包装外注明感染类型。

6. 特殊感染手术器械，如朊病毒、气性坏疽及突发不明传染病病原体污染的手术器械，洗手护士清点、核对后应双层封闭包装并标明感染疾病名称，通知 CSSD，专人回收。

7. CSSD 工作人员在去污区回收手术器械，清点、核对后，扫描手术器械信息进入追溯系统。

8. 根据手术器械的材质、精密程度进行分类处理。

二、手术器械的清洗消毒

1. 手术器械的清洗可分为手工清洗和机械清洗，清洗前对器械材质、种类、精密程度、污染种类和程度等进行评估，选择合适的方法和操作程序。精密手术器械的清洗应遵循生产厂家提供的使用说明或指导手册。

2. 通常情况下手术器械先清洗后消毒，特殊感染手术器械，应遵循先消毒后清洗的处理程序，必要时送高温、高压灭菌，取出后按一般器械处理流程处理。

3. 清洗前查看器械预处理的质量，充分打开关节，多元组件拆开所有可拆卸的部件。

4. 清洗剂及消毒剂配置前，检查其名称、剂量、有效期、外观质量等，严格按照使用说明进行配制。

5. 手工清洗时冲洗后将器械完全浸泡在清洗液中，使清洗液覆盖器械所有的表面和空腔内部。刷洗时将器械置于清洗剂液面下进行刷洗，防止产生气溶胶。

6. 超声清洗前查看超声频率、时间、温度。

7. 清洗后的器械应进行消毒处理。首选机械湿热消毒，也可采用 75% 乙醇、酸性氧化电位水或其他消毒剂。

8. 湿热消毒时操作前检查纯水水箱水位、水处理设备运转情况，各种设备仪表是否符合工作要求。

三、手术器械的干燥

1. 操作前对手术器械的材质、精密程度进行评估，首选干燥设备（干燥箱），对于不耐热的精密器械采用手工干燥的方法。

2. 干燥设备（干燥箱）使用前详细阅读说明书和操作规程，根据器械的耐热程度选择适宜的温度和时间。

3. 不耐热的手术器械使用低纤维絮擦布、压力气枪或 95% 乙醇进行干燥处理。

4. 手工擦拭时保证操作台面有足够的空间，动作轻柔，防止磕碰。

5. 对于手工难以处置的管腔类和复杂的器械，采用压力气枪进行干燥，使用前详细阅读操作手册，严格按照操作规程进行。

6. 不应使用自然干燥的方法进行干燥。

四、手术器械的检查与保养

1. 日常采用目测和使用放大镜法对干燥后的手术器械进行检查。手术器械表面及其关节、齿牙处应光洁，无血渍、污渍和水垢等残留物和锈斑；功能完好，无损毁；多组件组成的器械，滑动元件移动通畅，锁扣螺丝无松动和错位。

2. 定期使用清洗测试物通过对残留蛋白质、血红蛋白、生物负载的检测评价器械清洗的效果。

3. 清洗质量不合格的手术器械，应重新进行处理；器械功能损毁或锈蚀严重的手术器械，应及时维修或报废

4. 带电源器械应进行绝缘性能的安全性检查。

5. 使用医用润滑剂对器械进行保养。

五、手术器械的包装

1. 包装前依据手术器械装配的技术规程和图示，核对手术器械的名称、种类、规格和数量。

2. 在篮筐或有孔的托盘内进行手术器械配套包装。

3. 摆放时同类器械放在一起，较重的器械放置于篮筐/有孔托盘的底部或一端；轴节类手术器械不应完全锁扣，多元组件应拆开，带阀门的器械应打开阀门。盘、盆、碗等器皿宜与手术器械分开包装，有盖的器皿开盖，叠放的器皿之间应用吸湿布、纱布或医用吸水纸隔开，开口朝向一致；软质管腔器材应盘绕放置，保持管腔畅通；精密器械、锐利器械应采取保护措施。

4. 下排气压力蒸汽灭菌器灭菌包体积不超过 30 cm×30 cm×25 cm，脉动预真空压力蒸汽灭菌器灭菌包体积不宜超过 30 cm×30 cm×50 cm，器械包重量不超过 7 kg。

5. 根据器械包内物品的材质、包的大小及灭菌方式选择合适的包装材料和包装方法。

（1）闭合式包装由两层包装材料分别包装，使用专用胶带，胶带长度应与灭菌包体积、重量相适宜、松紧适度，封包应严密，保持密闭完好性。

（2）纸塑袋、纸袋等密封包装，其密封宽度应≥6 mm，包内器械距包装袋封口处应≥2.5 cm。医用热风机在每日使用前应检查参数的准确性和闭合完好性。

6. 灭菌手术器械包应有包内、包外化学指示物。

7. 打印手术器械标签，标签内容包括物品名称、包装者、检查者等信息。灭菌前注明灭菌器编号、灭菌批次、灭菌日期和失效期等信息。标签具有追溯性。

六、手术器械的灭菌

1. 根据器械、物品材质及性能选择相应的灭菌方法。压力蒸汽灭菌是耐高温、耐湿

器械的首选灭菌方法，不耐高温、不耐湿热的器械采用低温灭菌。

2. 灭菌人员持特种设备作业人员证上岗，符合国家规范，严格按照灭菌器操作流程，遵循生产厂家的使用说明或指导手册，灭菌的手术器械与灭菌人员的信息绑定，进入手术器械追溯系统。

3. 灭菌器使用前进行安全性和有效性检查，电源接通正常，仪表完好，灭菌器门完全密封。装载前再次确认灭菌方式，保证灭菌器内及待灭菌物品清洁、干燥，包装材料、包装袋、包装盒等使用正确。

4. 采用压力蒸汽灭菌器时，确认电源、水源、蒸汽、压缩空气等运行条件符合要求，运行前进行清洁干燥、灭菌器预热、空载进行 B-D 试验。装载时再次查对待灭菌包的体积、重量及包装质量、包外标签信息。装载应利于灭菌介质穿透，宜将同类材质的器械、器具和物品置于同一批次进行灭菌；手术器械包、硬式容器平放在下层；盆、碗类物品斜放，开口朝向一侧；纺织类物品应放置于上层、竖放。硬质容器、超大超重包应遵循厂家提供的灭菌参数。录入待灭菌包的信息，选择正确的灭菌程序。对每台灭菌器实施监测，观察记录灭菌时的温度、压力和时间等灭菌参数及设备运行情况并归档保存；发现异常应立即停止该灭菌器的使用，及时上报并记录，查找原因，按要求监测合格后灭菌器方可使用。

5. 过氧化氢低温等离子灭菌时，操作前检查电源、过氧化氢卡匣及灭菌舱门的密封性，保证机器正常运行。装载时有间隔排列物品，不接触灭菌舱内壁，电极与装载物间隔一定的空间，利于过氧化氢的扩散。打印记录过程参数和运行状况，确保参数满足要求，保证灭菌效果。操作人员接触过氧化氢时采用必要的防护，防止发生职业暴露。

6. 环氧乙烷灭菌时装载的物品有一定的间隔，较重的物品不能叠放，纸塑包装应竖放。环氧乙烷灭菌器运行周期由准备阶段、灭菌阶段、通气阶段等组成。每个周期结束检查、记录灭菌器运行打印记录的所有参数，包括时间、温度、湿度、通风时间等，符合《医疗机构消毒技术规范》的规定。操作人员接触环氧乙烷时采取必要的防护，防止发生暴露。

第三节　无菌手术器械的发放和储存

1. 从灭菌器内卸载的无菌手术器械进行冷却，确保灭菌合格、包装完好、无湿包后，方可进行存放和储存。

2. 无菌手术器械存放在 CSSD 的无菌手术器械存放区，也可存放在手术部(室)的无菌手术器械存放室，存放环境符合国家相关规定。

3. 无菌手术器械通过密闭转运或专用通道发放，运送无菌器械的容器、转运车应清洁，干燥。

4. 无菌手术器械存放区/室应专用，禁止存放其他物品，设专人管理。

5. 无菌手术器械储存和发放前应检查无菌手术器械包的名称、灭菌日期、包装及包外化学指示物并确保无湿包和破损，进入手术器械追溯系统。

6. 无菌手术器械分类、分架,定位存放,标识明确,接触无菌物品前应洗手或手消毒。

7. 无菌器械存放于开放的货架上,距地面的高度≥20 cm,离墙≥5 cm,距天花板≥50 cm。

8. 按灭菌日期的先后规范放置,发放时遵循先进先出的原则,防止无菌手术器械过期、积压。

9. 无菌器械管理人员每个班次检查、登记存放室的温、湿度,发现异常及时处理。

10. 每日检查无菌物品的有效期,临近失效期的手术器械有明显标识,优先使用,过期应重新灭菌。

第四节 外来医疗器械及植入物的管理

1. 根据国家卫健委 2016 年 12 月颁布的 CSSD 的三项行业标准要求,医院应定期组织医务处、后勤处、采供处、医学装备部、护理部、感染预防与控制科、CSSD、手术部(室)、使用科室等召开多部门联席会议,确保 CSSD 工作正常开展并履行相关职责。

2. 植入物的准入应经医院统一招标采购、医学装备部审核合格方可交 CSSD 处理。

3. 建立植入物与外来医疗器械专岗负责制,人员相对固定,器械供应商与器械交接人员信息应在医学装备部及 CSSD 备案,如有变更应重新备案。

4. CSSD 根据医学装备部提供的植入物审核清单和器械供应商提供的器械配置清单接收植入物与外来医疗器械,双方共同清点并检查其质量,无误后双方签字。

5. 外来医疗器械与植入物应按照国家相关规范要求,结合器械供应商提供的植入物和外来医疗器械说明书(内容应包括清洗、消毒、包装、灭菌方法与参数等),由 CSSD 统一清洗、消毒、灭菌、监测,全程进行质量控制,实现可追溯。首次灭菌时对灭菌参数和有效性进行测试,并进行湿包检查。

6. 器械供应商应保证手术器械有足够的处置时间,择期手术最晚应于手术前日 15 时前将手术器械送达 CSSD,急诊手术应及时送达。

7. 超大、超重的组合式外来医疗器械应分包进行清洗消毒和包装,设置标识,保证清洗消毒和灭菌效果。植入物的灭菌应每批次进行生物监测,合格后方可发放;5 类化学指示物合格可作为急诊放行的依据,5 类化学指示物不合格应停止发放,生物监测不合格时,立即启动追溯系统,按不合格灭菌物品召回后进行处理。

8. 使用外来医疗器械前,应对手术医师和手术部(室)护士进行专业培训,掌握基本性能和操作方法。

9. 器械生产厂家人员原则上不允许进入手术部(室),如为技术人员必须现场指导手术器械使用时,应向医院主管部门申请并取得同意后方可进入。

10. 使用后的外来医疗器械及时返回 CSSD,CSSD 清洗消毒后方可交还器械供应商。

11. CSSD 应掌握植入物与外来医疗器械的结构、材质特点和处理要点,定期开展相关知识培训,落实岗位职责,严格执行操作流程。

12. 定期对工作质量进行分析,质量持续改进。

第三章　基础手术器械

第一节　手术刀

手术刀用于切割组织、器官等，包括可重复使用手术刀和一次性使用手术刀，前者分为刀片和刀柄两部分。刀柄可重复使用，刀片为一次性，使用后的刀片按照医疗损伤性废物进行处置。

一、一次性使用刀片

1. 型号　根据手术刀片的用途进行形状、大小的区分，形成不同型号并用号码表示。9～17 号为小刀片，20～39 号为大刀片（图 3-1-1）。

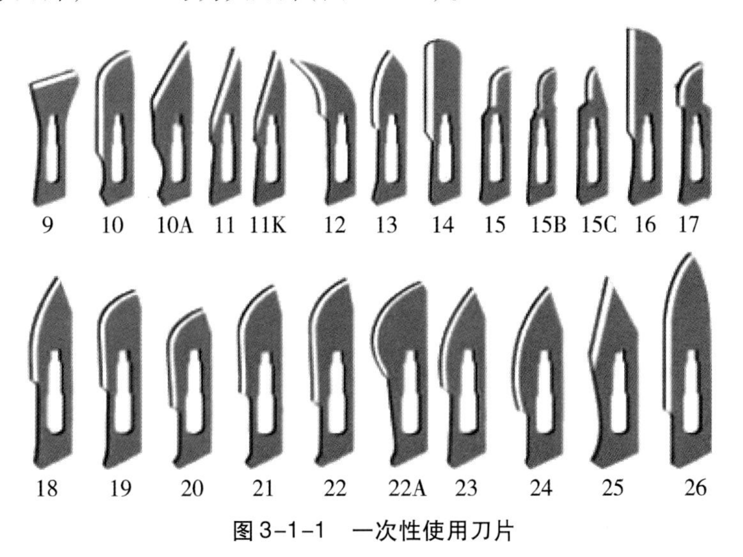

图 3-1-1　一次性使用刀片

2. 用途　9～17 号为小刀片，适用于眼科及耳鼻咽喉科等；20～24 号属于大刀片，适用于大创口切割。中圆、大圆刀片（如 21 号、22 号等）用于切开皮肤、皮下、肌肉和骨膜等组织；小圆刀片（如 10 号、15 号等）用于眼科、手外科、深部手术等精细组织切割，使用圆刀时，刀片大体与手术面平行，用刀腹切开组织。尖刀片(如11号)用于切开胃肠道、血管、神经及心脏组织，切开组织时先用刀尖再用刀腹，使用刀尖时刀片与手术面垂直。

二、可重复使用刀柄

1. 型号　根据手术刀柄的用途进行形状、长短区分，命名不同的型号，分为3号、4号、7号、9号、3L号及4L号等(图3-1-2)。

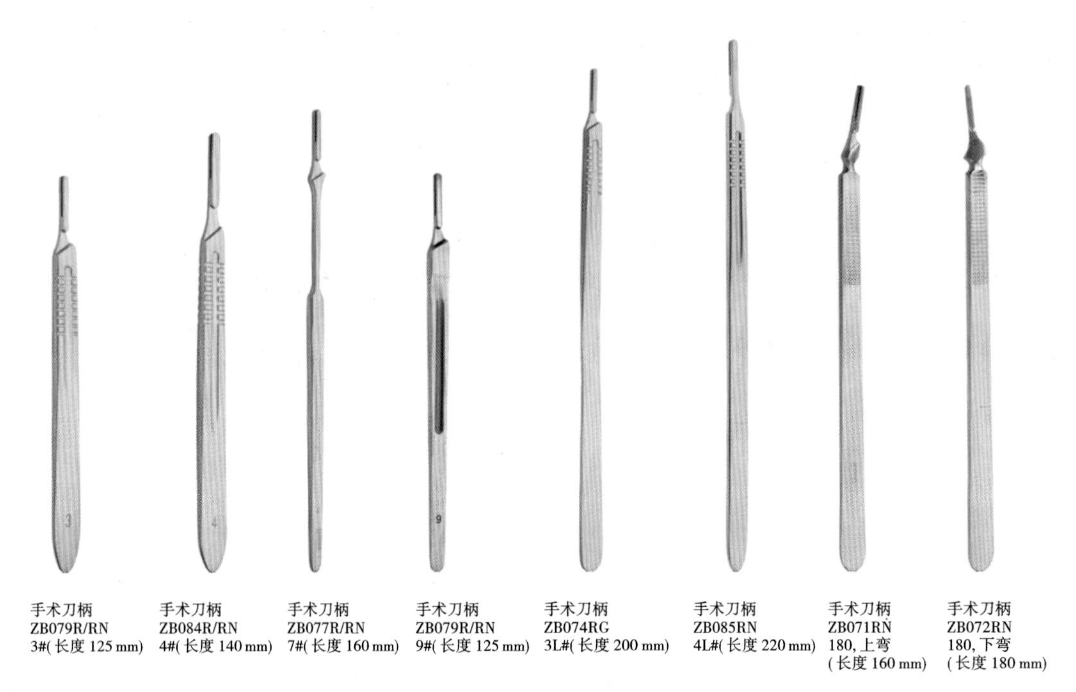

图3-1-2　可重复使用刀柄

2. 用途　手术刀柄用于安装手术刀片，与手术刀片配套使用，也可单独用于组织的钝性分离。多种型号的刀片可以安装于同等型号的刀柄上。手术刀柄与一次性手术刀片配置见表3-1-1。

表3-1-1　手术刀柄与手术刀片配置表

刀柄型号/号	长度/mm	刀片型号/号
3	125	小刀片(9～17)
7	160	
9	125	
3L	200	
4	140	大刀片(20～39)
4L	220	

三、装卸刀片的方法

安装刀片时，用持针器夹持刀片前段背侧，小角度对准刀柄槽，向操作者方向轻轻用力将刀片与刀柄槽相对合（图3-1-3）；拆卸刀片时，手术刀朝向无人区，用持针器夹持刀片尾端背侧，向上轻抬，推出刀柄槽（图3-1-4）。

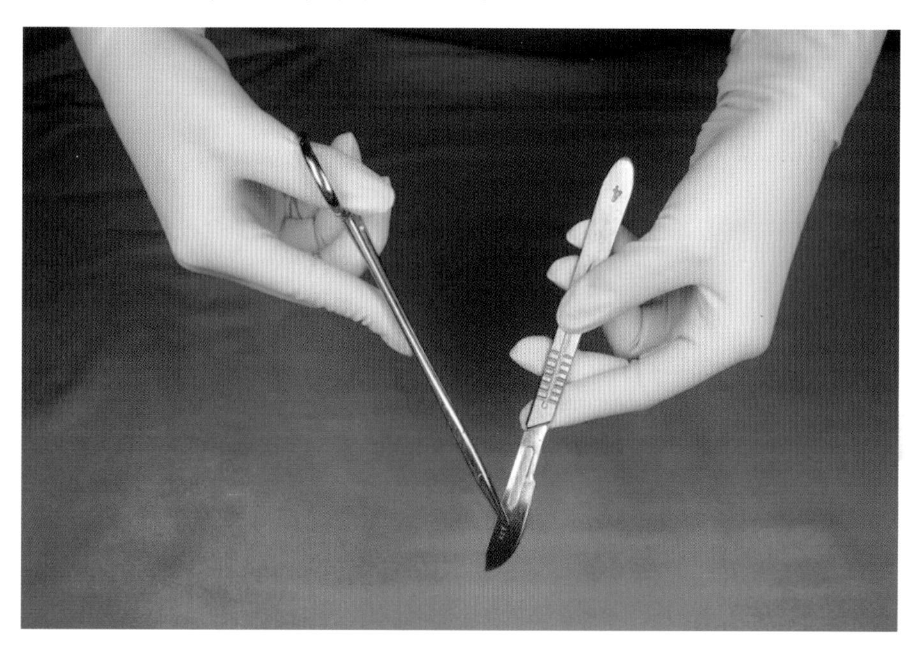

图3-1-3 安装刀片

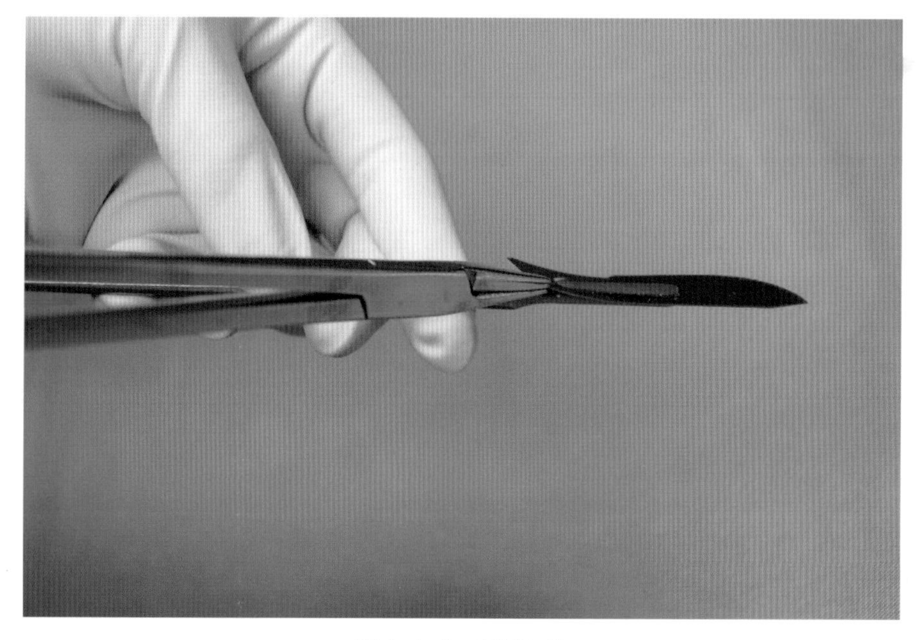

图3-1-4 拆卸刀片

四、传递方法

手术刀传统的传递方法是由洗手护士手持刀背，刀刃面向下，尖端向后呈水平传递。但此方法存在安全隐患，易发生职业暴露，已逐渐淘汰，目前指南推荐采用无接触式传递，即将手术刀放置于无菌弯盘容器内，水平传递给术者，由术者直接取用（图3-1-5）。

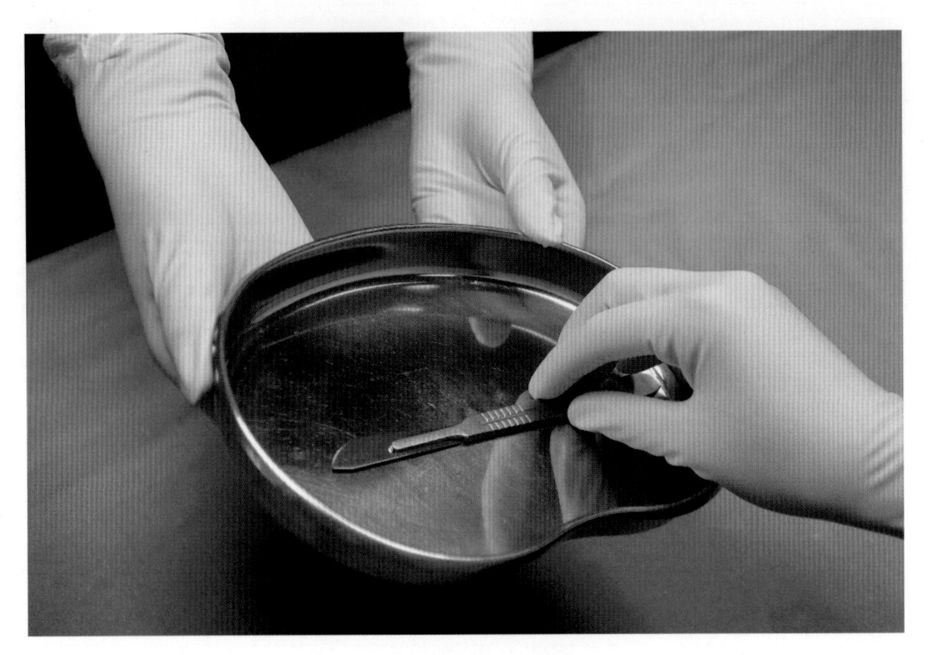

图3-1-5　无接触式传递手术刀

第二节　剪

手术剪用于手术中剪切组织、缝线、敷料、绷带、钢丝等。根据结构特点可分为尖、钝，直、弯，长、短，薄、厚等；根据用途可分为线剪、组织剪、绷带剪、敷料剪、骨剪和钢丝剪等。手术剪为锐利手术器械，术中正确传递和管理，避免发生职业暴露；传递给术者时应语音同步，避免误伤血管、神经等组织。常见的手术剪有线剪、组织剪、绷带剪。

一、线剪

线剪多为直剪，刃较钝厚，用来剪断缝线、敷料、引流管等。头端有尖头、圆头、尖圆头之分（图3-2-1）。

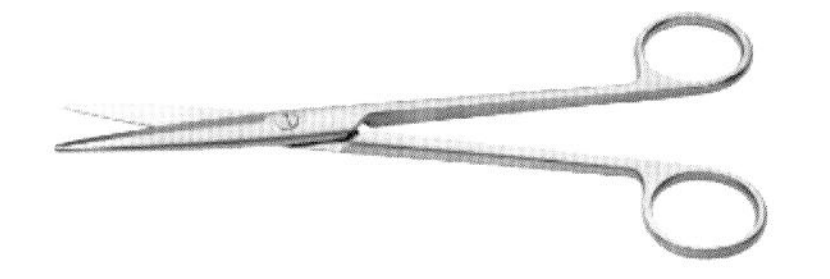
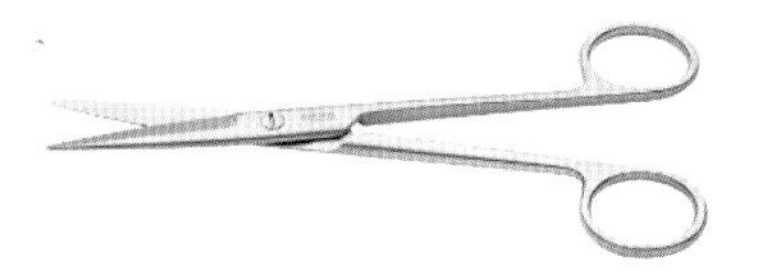

图 3-2-1 线剪

二、组织剪

组织剪又称梅氏剪或解剖剪,刃较薄、锐利,用来剪切或钝性分离组织或血管。头端形状不同,有直、弯两种类型(图 3-2-2)。组织剪在各专科手术中根据其用途又命名为结膜剪、角膜剪、内障剪、上甲剪、中下甲剪、脑膜剪、咬骨剪、角度剪等。

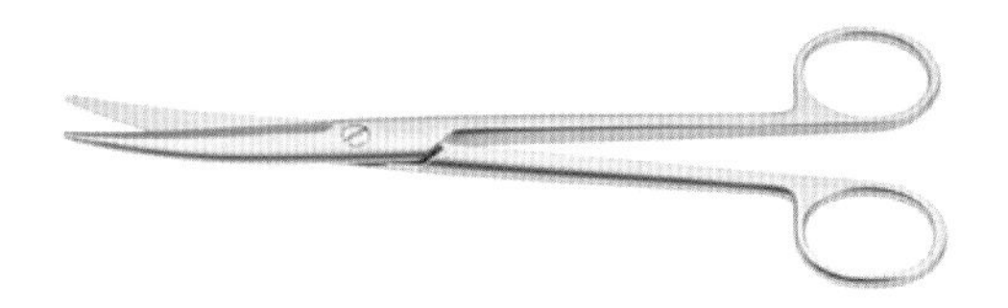

图 3-2-2 弯组织剪

三、绷带剪

刀刃通常呈膝状弯曲,长侧刀刃通常有探针设计(图 3-2-3),当插到绷带下方时可以防止意外损伤,用于剪断纱布绷带及石膏绷带。

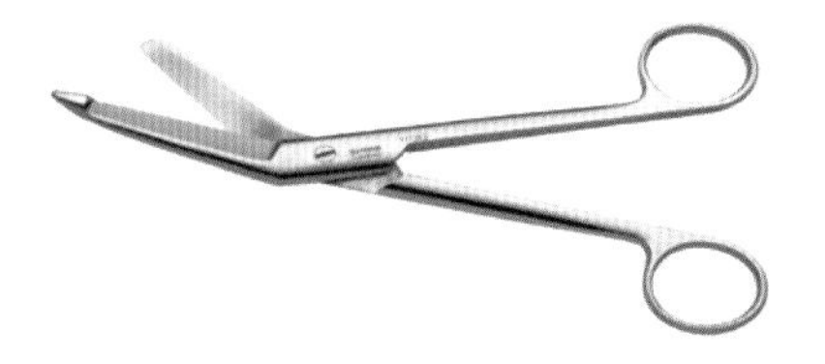

图 3-2-3 绷带剪

四、传递方法

洗手护士右手握住剪刀的中部,利用手腕部运动,将剪刀柄端拍打在术者掌心上(图 3-2-4)。注意拍打力度适中,配合语言提示,以免出现错误操作。

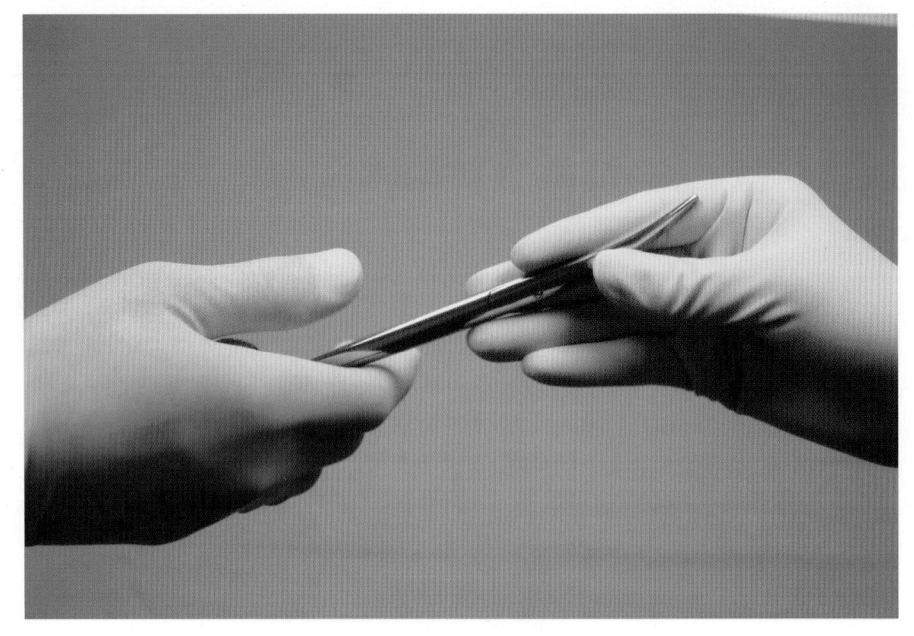

图 3-2-4 传递剪刀

第三节 钳

钳在手术中用于牵开、分离、夹持组织，根据手术使用目的和部位不同可分为止血钳、组织钳、分离钳、异物钳及器械钳等。基础的手术钳包括止血钳、组织钳、卵圆钳、分离钳、布巾钳、持针器等。

一、止血钳

止血钳又称血管钳，用于夹持血管或出血点，起到止血的作用，也可用于游离组织、钳取缝合针、牵引缝线或扩张伤口等。根据头部形状和齿形可分为无钩止血钳和有钩止血钳（图 3-3-1）。根据前端弧度又分为弯止血钳和直止血钳。无钩止血钳根据长度分为大、中、小号止血钳和蚊式止血钳，又称大弯钳、中弯钳、小弯钳、小直钳、蚊氏钳等；有钩止血钳又称可可钳、扣克钳或克丝钳，用以夹持较厚组织及易滑脱组织内的血管止血，夹持钢丝尾端协助打结。

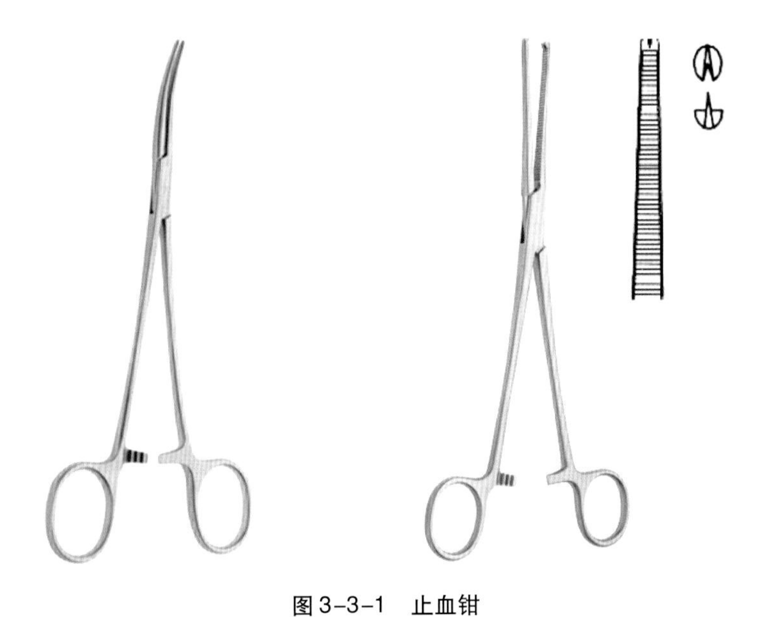

图 3-3-1　止血钳

二、组织钳

组织钳又称爱丽丝钳、皮钳或鼠齿钳（图 3-3-2），用以夹持皮肤、筋膜、肌肉、腹膜或肿瘤被膜等作牵拉或固定。与止血钳相比，组织钳的夹持面较大，不易滑脱。组织钳前段有齿对组织的损伤较大，不宜夹持或牵拉比较脆弱的组织器官或神经、血管等。

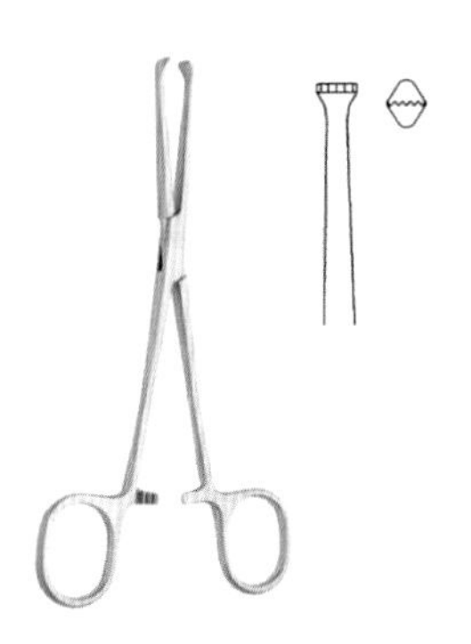

图 3-3-2　组织钳

三、卵圆钳

卵圆钳又称环钳、海绵钳或持物钳，头端为椭圆形的环状，有直形和弯形之分，头端内面又分有齿、无齿两种（图 3-3-3）。有齿卵圆钳内面有横齿纹，夹持牢靠，钳夹蘸有消毒液的纱布、海绵及脱脂棉球进行手术区域的皮肤消毒；钳夹纱布或棉球吸取手术创口的血液、渗液、脓液等，也可用于夹持大块组织或夹持、传递灭菌的物品。无齿卵圆钳内面光滑对组织损伤小，可用于夹持内脏协助暴露。

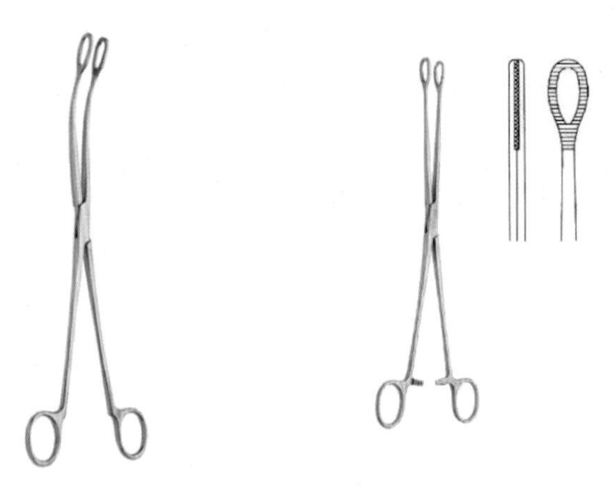

图 3-3-3 卵圆钳

四、分离钳

分离钳源自于胸腔分离钳与结扎钳。主要用于组织器官的剥离与血管、神经的游离；亦可用于组织器官或血管、神经的结扎。分离结扎钳的头部呈各种各样的弯曲角度与弧度（图 3-3-4），以贴近各种部位、各种手术情况的分离操作。

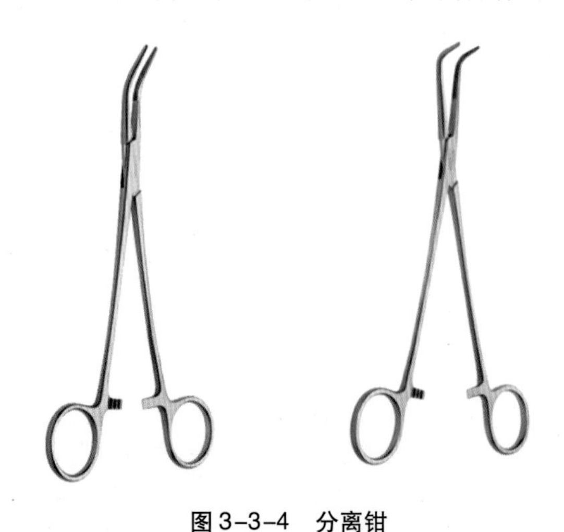

图 3-3-4 分离钳

五、布巾钳

布巾钳又称帕巾钳或巾钳（图 3-3-5），主要用于固定手术铺巾，也可用于腹腔镜手术中穿刺器腹腔打孔时配合提起皮肤。

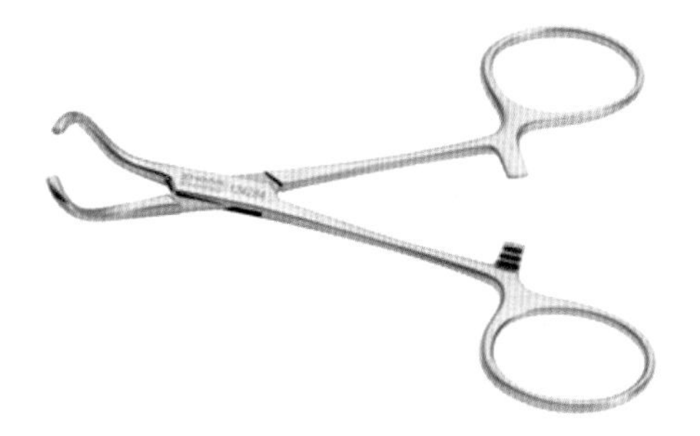

图 3-3-5　布巾钳

六、持针器

持针器又称针持、持针钳，主要用于夹持缝针，缝合组织。根据夹持针的不同可分为粗针持针钳和细针持针钳（图 3-3-6）。粗针持针钳头部内侧中间带有麦粒型的凹槽，多应用于普外科、妇产科等。细针持针钳头部内侧无凹槽，多应用于心血管外科、显微外科等。

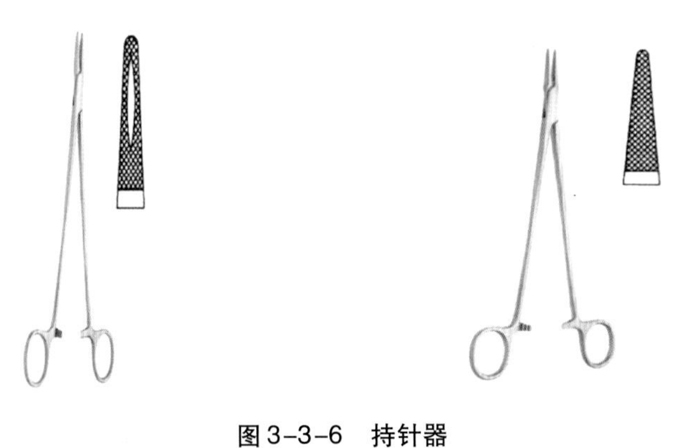

图 3-3-6　持针器

七、传递方法

1. 钳的传递方法

（1）单手传递：洗手护士右手握住止血钳前 1/3 处，弯侧向掌心，利用腕部运动，将止血钳环柄部拍打在术中掌心上（图 3-3-7）。

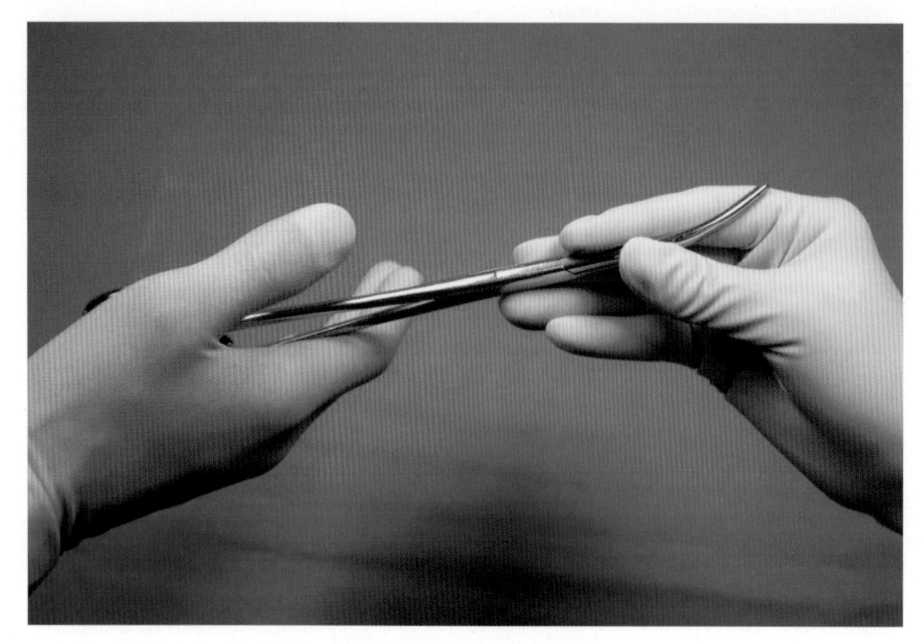

图3-3-7 传递止血钳

(2)双手传递:同单手法,洗手护士双手交叉传递,注意传对侧止血钳的手在上方。

2. 持针器的传递方法 洗手护士右手从下方捏住持针器的前端,针尖朝外,缝线尾端握在手心或搭在手背端,利用手腕的力量将手柄环轻轻拍打在术者掌心,并配合语言提示(图3-3-8)。

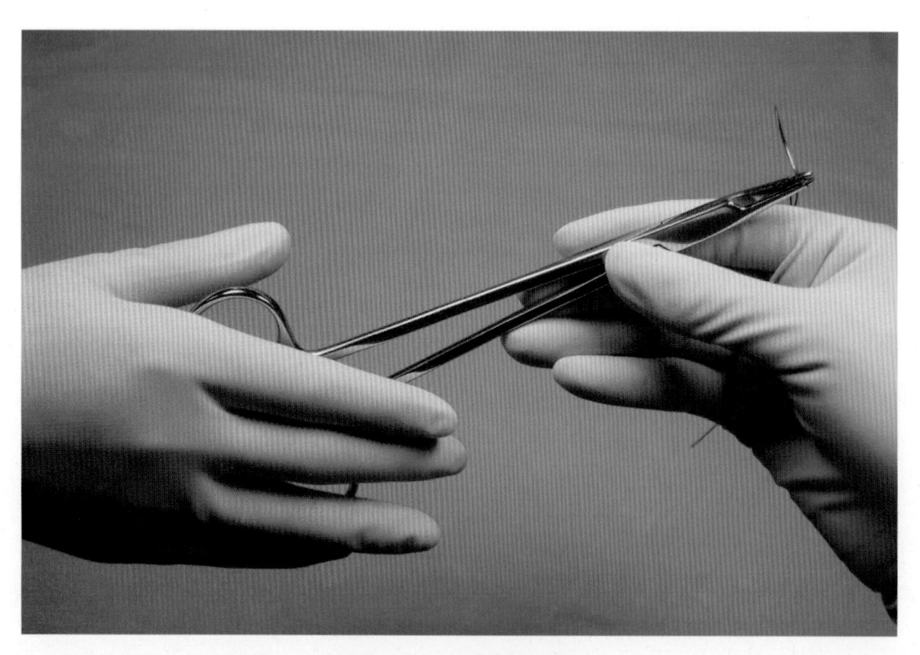

图3-3-8 传递持针器

第四节 镊

镊用于夹持、提起组织,还可夹持缝针与敷料。与钳类相比夹持强度较弱,但在操作的控制度和灵巧性上优于钳类,多应用于精密、显微手术。根据形状和特点的不同分为组织镊、有齿镊、无损伤镊和枪状镊;又根据用途进行命名,如:皮肤镊、眼科镊、显微镊、整形镊等。

一、组织镊

组织镊用于夹持脆弱组织、脏器、腹膜或消化道黏膜等,损伤较小,也可用于更换敷料或者清洁手术伤口。根据头端有无钩齿可分为有齿组织镊和无齿组织镊(图 3-4-1);根据形状的不同分为直形、弯形和整形镊(又称 Adson 镊)(图 3-4-2)。

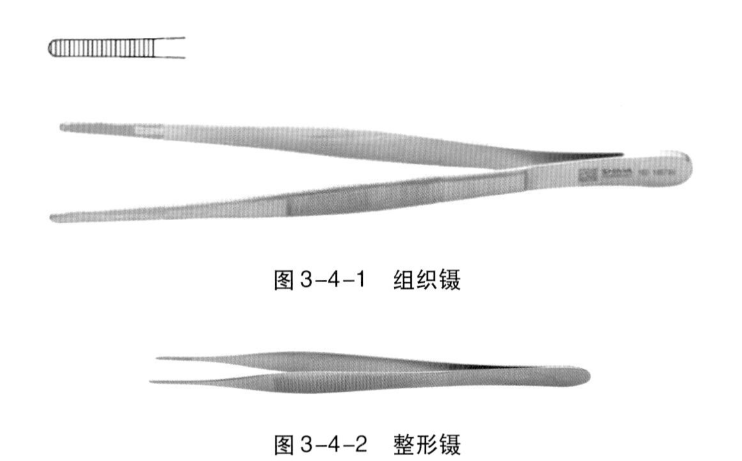

图 3-4-1 组织镊

图 3-4-2 整形镊

二、有齿镊

有齿镊用于夹持皮肤、筋膜、肌肉、肌腱、瘢痕等较坚韧的组织。有唇头齿,夹持较为牢靠,可造成组织穿透,形成的压力比组织镊小。根据长短可分为长有齿镊和短有齿镊(图 3-4-3)。

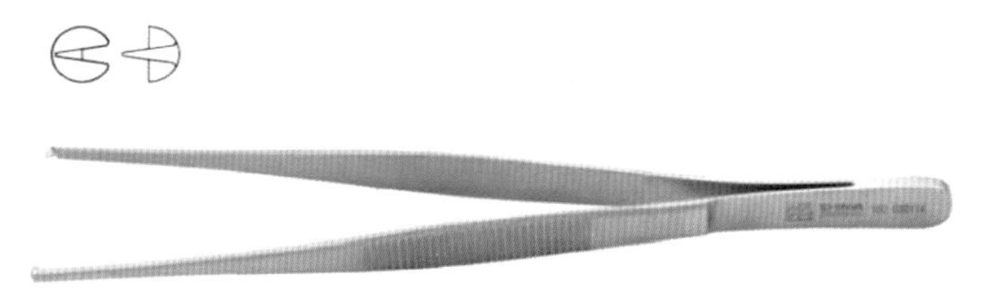

图 3-4-3 短有齿镊

三、无损伤镊

无损伤镊又称血管镊(图 3-4-4),前端为夹持血管而特殊研制的凹凸齿,又称“德贝克齿”(Debakey),齿形圆润且精细,夹持血管和脆弱组织,损伤小。

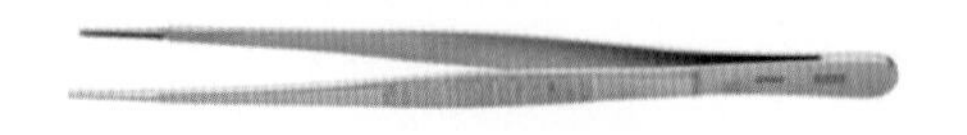

图 3-4-4 无损伤镊

四、枪状镊

枪状镊适用于比较特殊的手术操作角度下的夹持(图 3-4-5),以保证手术视野。

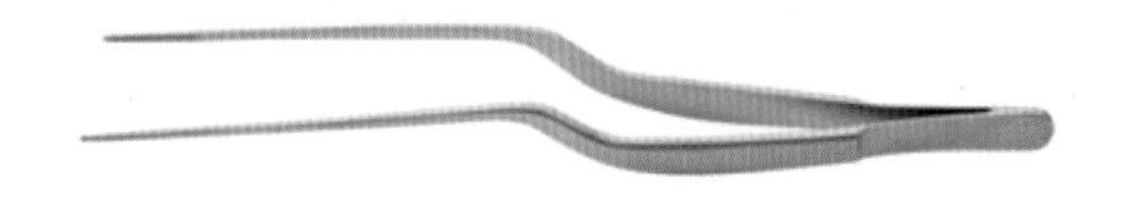

图 3-4-5 枪状镊

五、传递方法

洗手护士右手握住镊子夹端并闭合开口,水平或垂直式传递,让术者握住镊子的中上部(图 3-4-6)。

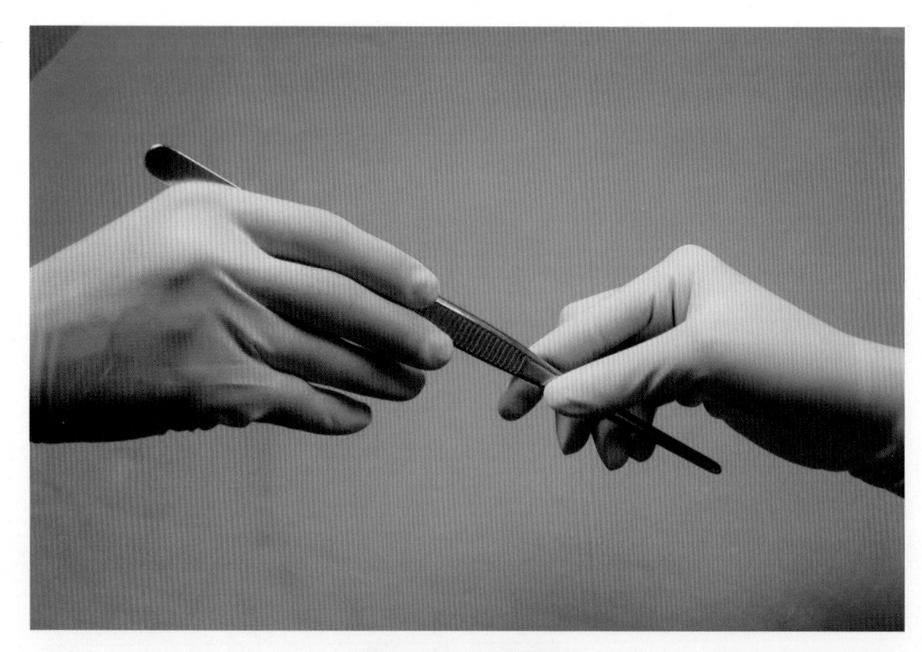

图 3-4-6 传递镊子

第五节 拉钩

拉钩用于牵拉组织以暴露术野，建立手术通道。拉钩种类繁多，大小、形状各不相同，根据手术切口大小和手术部位深浅选择合适的拉钩。

一、甲状腺拉钩

甲状腺拉钩也称直角拉钩、组织拉钩（图 3-5-1），用于甲状腺部位的牵拉暴露，也可用于牵开不同层次和深度的组织和器官。

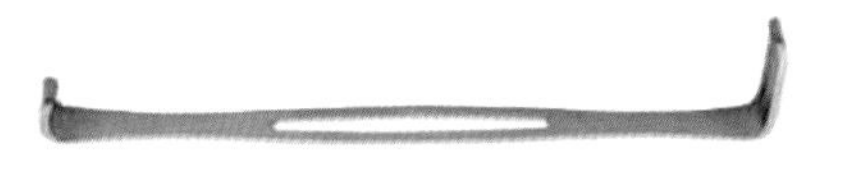

图 3-5-1 甲状腺拉钩

二、腹部拉钩

腹部拉钩用于牵拉腹壁，显露腹腔及盆腔器官，有不同长度和宽度（图 3-5-2）。

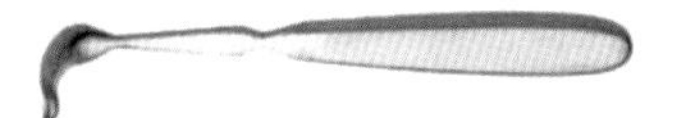

图 3-5-2 腹部拉钩

三、S 拉钩

S 拉钩分为不同大小、弯度的 S 拉钩（图 3-5-3），用于腹部深部组织的牵拉以暴露术野。

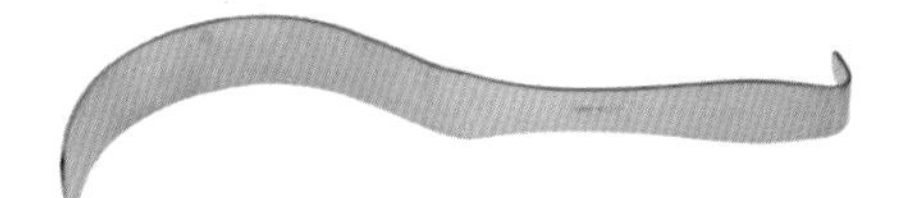

图 3-5-3 S 拉钩

四、传递方法

洗手护士右手握住拉钩前端，将柄端水平传递给术者（图 3-5-4）。

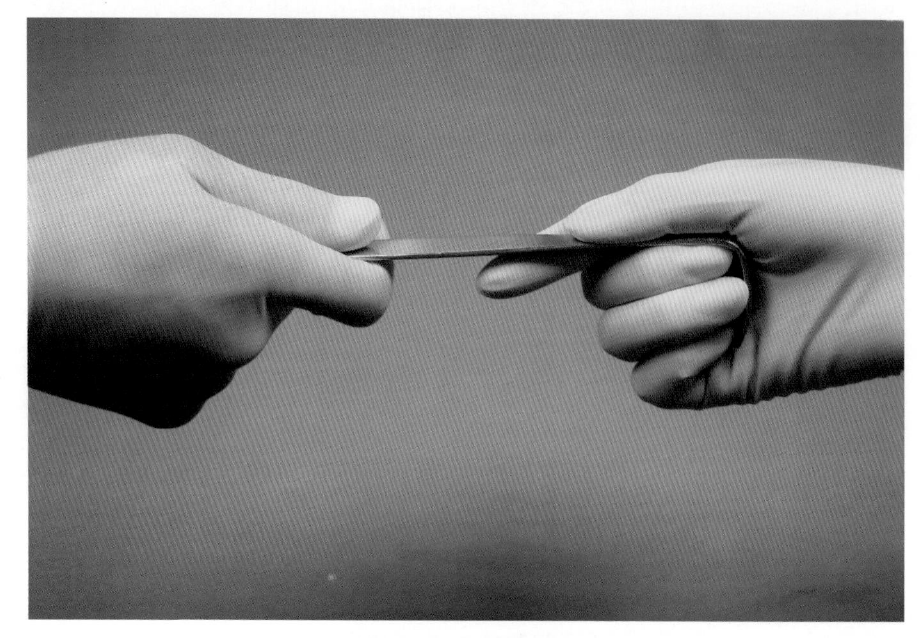

图 3-5-4 传递拉钩

第六节 吸引器

一、吸引器

吸引器用于吸出术野血液及冲洗液，保持术野清晰。根据形状可分为直形吸引器头和弯形吸引器头，便于不同部位的手术使用。较细口径的吸引器头配有通条，便于清洗。有的吸引器头带有侧孔或开关，可方便控制（图 3-6-1）。

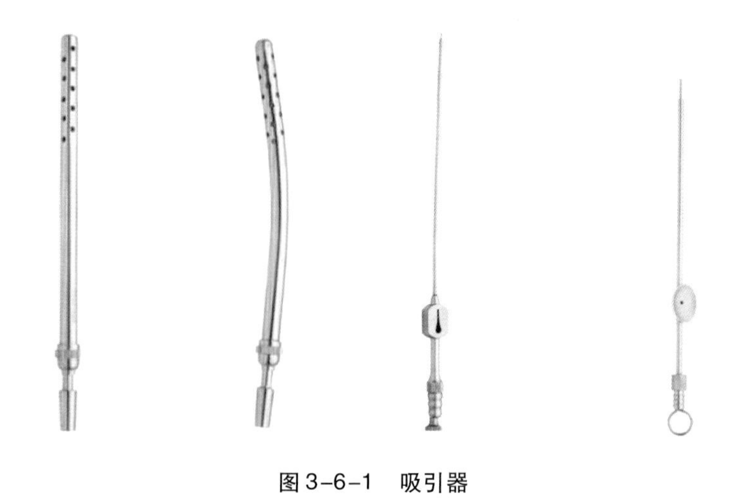

图 3-6-1 吸引器

二、传递方法

洗手护士持吸引器头端,将尾端传递给术者(图 3-6-2)。

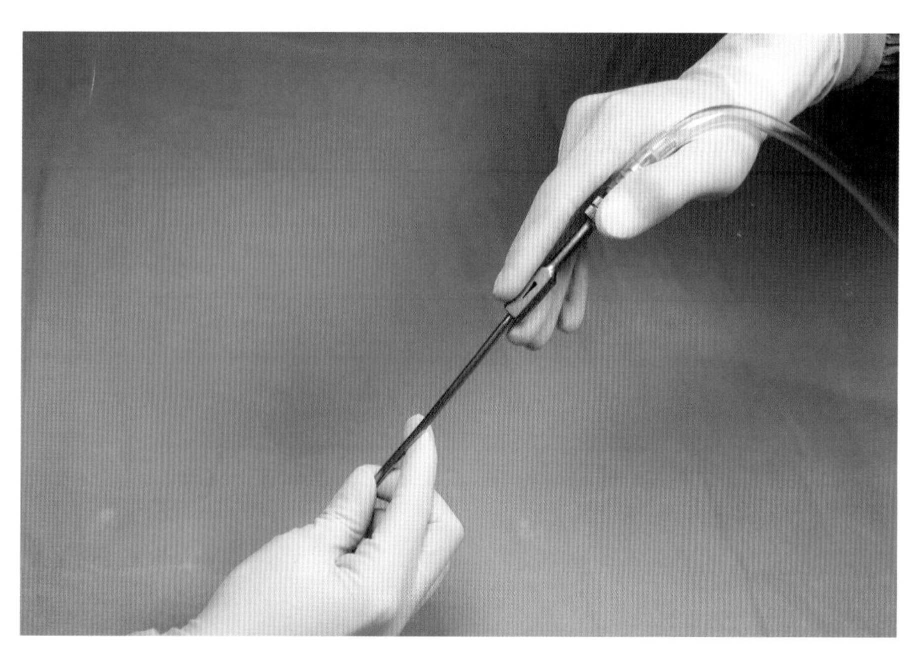

图 3-6-2 传递吸引器

第四章 手术器械的配置和应用

第一节 眼科手术器械

一、手术器械配置

(一)眼科器械

1. 配置表 眼科器械配置见表 4-1-1。

表 4-1-1 眼科器械配置表

序号	名称	规格	描述	数量
1	组织钳	140 mm(长度)	直	1
2	蚊氏钳	125 mm(长度)	弯蚊,全齿	2
3	蚊氏钳	125 mm(长度)	直蚊,全齿	2
4	布巾钳	90 mm(长度)	尖头	4
5	刀柄	3 号	/	1
合计				10

2. 配置图　眼科器械见图 4-1-1。

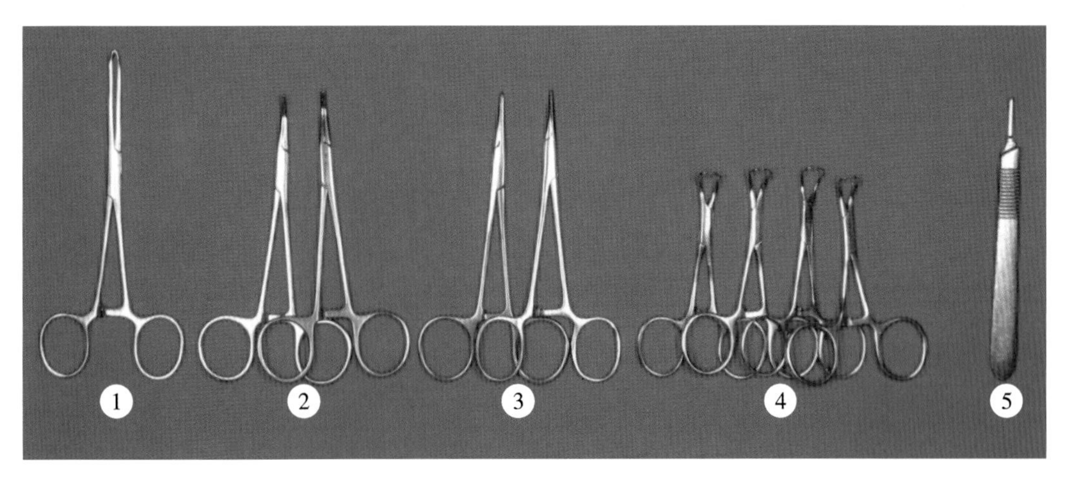

图 4-1-1　眼科器械

(二)眼科显微器械 20 件

1. 配置表　眼科显微器械 20 件见表 4-1-2。

表 4-1-2　眼科显微器械 20 件配置表

序号	名称	规格	描述	数量
1	结膜剪	116 mm(长度)	弯,钝头,圆柄	1
2	膜状内障剪	108 mm×10.5 mm (长度×刃长)	锐尖,直型	1
3	眼科弯剪	100 mm(长度)	弯尖	1
4	持针器	115 mm(长度)	弯尖头,不带锁	1
5	显微持针器	110 mm(长度)	直头,精细,不带锁	1
6	眼用卡尺	0~20 mm(量程)	直	1
7	开睑器	80 mm(长度)	漏睫式	1
8	开睑器	50 mm(长度)	丝状,可调	1
9	晶体植入镊	105 mm(长度)	角弯,圆头	1
10	系结镊	105 mm(长度)	直,平台,扁柄	1
11	结扎镊	105 mm(长度)	直,1×2 齿,带台,扁柄	1
12	眼用齿镊	100 mm(长度)	直有钩	1
13	刀片夹持器	120 mm(长度)	直	1
14	斜视钩	130 mm(长度)	球头,弯	1
15	调位钩	120 mm(长度)	角形,弧,T 形头	1
16	虹膜复位分离器	120 mm(长度)	/	1

续表 4-1-2

序号	名称	规格	描述	数量
17	晶体线环	4 mm(功能端宽度)	鸡心形,杆式	1
18	注吸冲洗器	9 号,孔径 0.40 mm	双并管	1
19	蝶形针	/	/	1
20	镜片固定环	/	双脚	1
合计				20

2. 配置图　眼科显微器械 20 件见图 4-1-2。

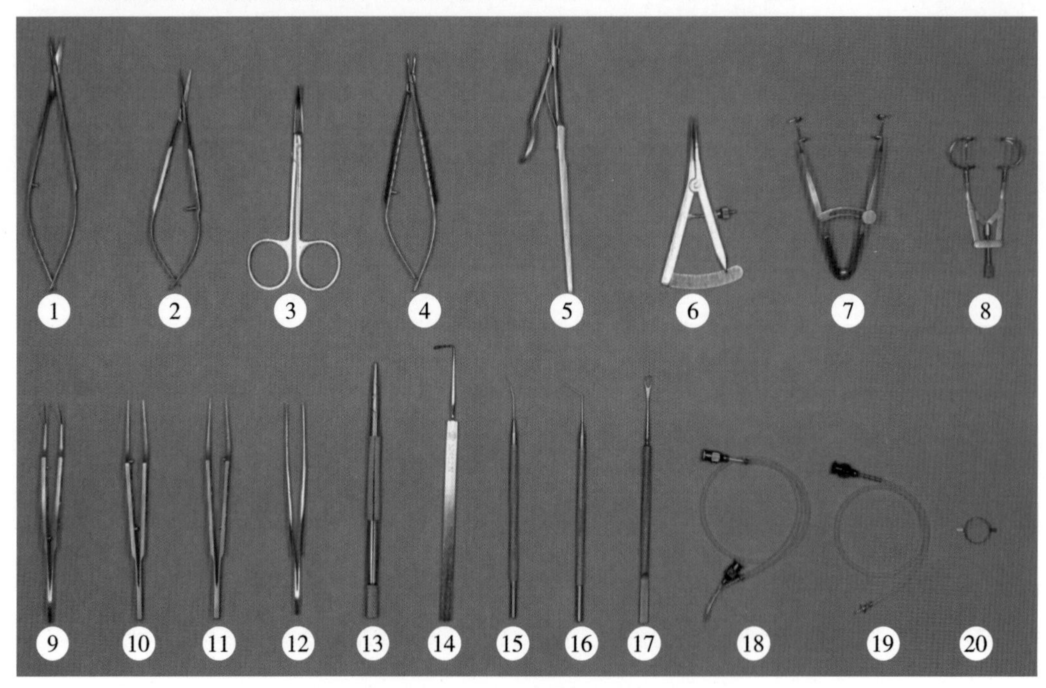

图 4-1-2　眼科显微器械 20 件

(三)眼科显微器械 18 件

1. 配置表　眼科显微器械 18 件见表 4-1-3。

表 4-1-3　眼科显微器械 18 件配置表

序号	名称	规格	描述	数量
1	眼科剪	100 mm(长度)	弯尖	1
2	弯尖结膜剪	116 mm(长度)	弯,钝头,圆柄	1
3	显微持针器	115 mm(长度)	弯,钝头,不带锁	1
4	眼用镊	100 mm(长度)	直,无钩,有齿	1
5	眼用镊	100 mm(长度)	直,有钩	1
6	弯头镊	100 mm(长度)	弯,无钩,有齿	1

续表 4-1-3

序号	名称	规格	描述	数量
7	弯头镊	100 mm(长度)	弯,有钩	1
8	结扎镊	105 mm(长度)	直,1×2 齿,带台,扁柄	1
9	斜视镊	118 mm(长度)	圆弯,右向,1×2 齿,带锁	1
10	斜视镊	118 mm(长度)	圆弯,左向,1×2 齿,带锁	1
11	双齿拉钩	130 mm(长度)	/	1
12	斜视钩	125 mm(长度)	扁头,双弯	1
13	斜视钩	125 mm(长度)	扁头,双弯	1
14	斜视钩	130 mm(长度)	球头,弯	1
15	圆翘板	/	双头,开窗器,圆柄	1
16	眼用卡尺	0~20 mm(量程)	直	1
17	开睑器	50 mm(长度)	丝状,可调	2
合计				18

2. 配置图　眼科显微器械 18 件见图 4-1-3。

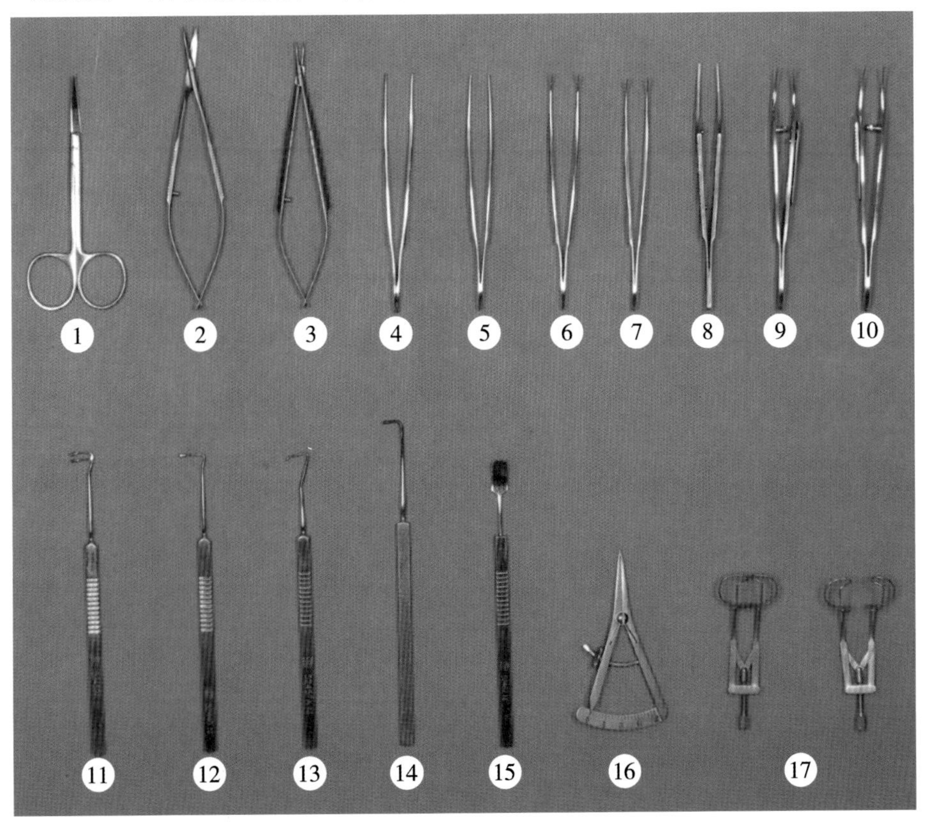

图 4-1-3　眼科显微器械 18 件

（四）眼科显微器械 16 件

1. 配置表　眼科显微器械 16 件见表 4-1-4。

表 4-1-4　眼科显微器械 16 件配置表

序号	名称	规格	描述	数量
1	眼科剪	100 mm（长度）	弯尖	1
2	弯尖结膜剪	116 mm（长度）	弯，钝头，圆柄	1
3	膜状内障剪	120 mm（长度）	弯形	1
4	显微持针器	115 mm（长度）	弯，钝头，不带锁	1
5	刀片夹持器	120 mm（长度）	直	1
6	开睑器	80 mm（长度）	漏睫式	1
7	简易开睑器	50 mm×20 mm（长度×开口宽度）	钢丝式	1
8	结扎镊	105 mm（长度）	直，1×2 齿，带台，扁柄	1
9	系结镊	105 mm（长度）	直，平台，扁柄	1
10	晶体植入镊	105 mm（长度）	角弯，圆头	1
11	撕囊镊	105 mm×45°（长度×功能端角度）	弧头，2.2 微切口，圆柄	1
12	眼用齿镊	100 mm（长度）	直，有钩	1
13	斜视钩	130 mm（长度）	球头，弯	1
14	人工晶体定位钩	120 mm（长度）	角形，弧，T 形头	1
15	晶体线环	4 mm（功能端宽度）	鸡心形，杆式	1
16	注吸冲洗器	7 号，孔径 0.30 mm	双并管	1
合计				16

2. 配置图　眼科显微器械 16 件见图 4-1-4。

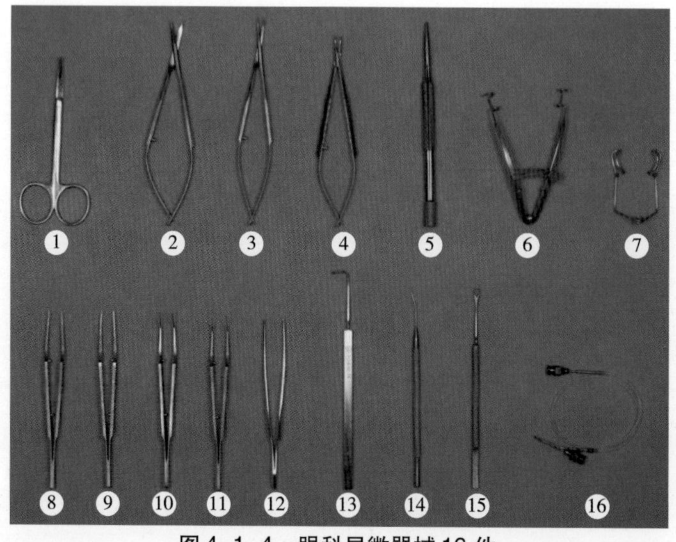

图 4-1-4　眼科显微器械 16 件

(五)泪道器械11件

1. 配置表　泪道器械11件见表4-1-5。

表4-1-5　泪道器械11件配置表

序号	名称	规格	描述	数量
1	泪道探针	8号	弯,双头,猪尾巴钩	2
2	泪道探针	7号	弯,双头,猪尾巴钩	1
3	泪道探针	6号	弯,双头,猪尾巴钩	1
4	泪点扩张器	100 mm(长度)	大号	1
5	泪道探针	11~12号	/	1
6	泪道探针	9~10号	/	1
7	泪道探针	7~8号	/	1
8	泪道探针	5~6号	/	1
9	泪囊拉钩	180 mm(长度)	单齿	1
10	泪囊牵开器	3 mm(功能端宽度)	普式	1
合计				11

2. 配置图　泪道器械11件见图4-1-5。

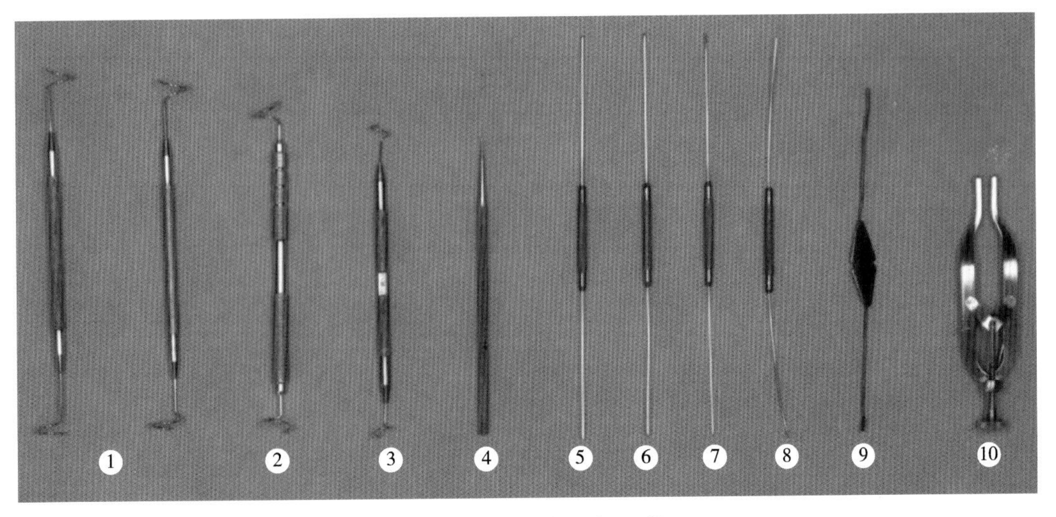

图4-1-5　泪道器械11件

(六)眼科拆线器械

1. 配置表　眼科拆线器械见表 4-1-6。

表 4-1-6　眼科拆线器械配置表

序号	名称	规格	描述	数量
1	蚊氏钳	125 mm(长度)	弯蚊,全齿	1
2	蚊氏钳	125 mm(长度)	直蚊,全齿	1
3	角膜剪	116 mm(长度)	弯,钝头,圆柄	1
4	结扎镊	115 mm(长度)	直,1×2 齿,扁柄	1
5	系结镊	105 mm(长度)	直,平台,超细,扁柄	1
6	简易开睑器	50 mm×20 mm (长度×开口宽度)	钢丝式	1
合计				6

2. 配置图　眼科拆线器械见图 4-1-6。

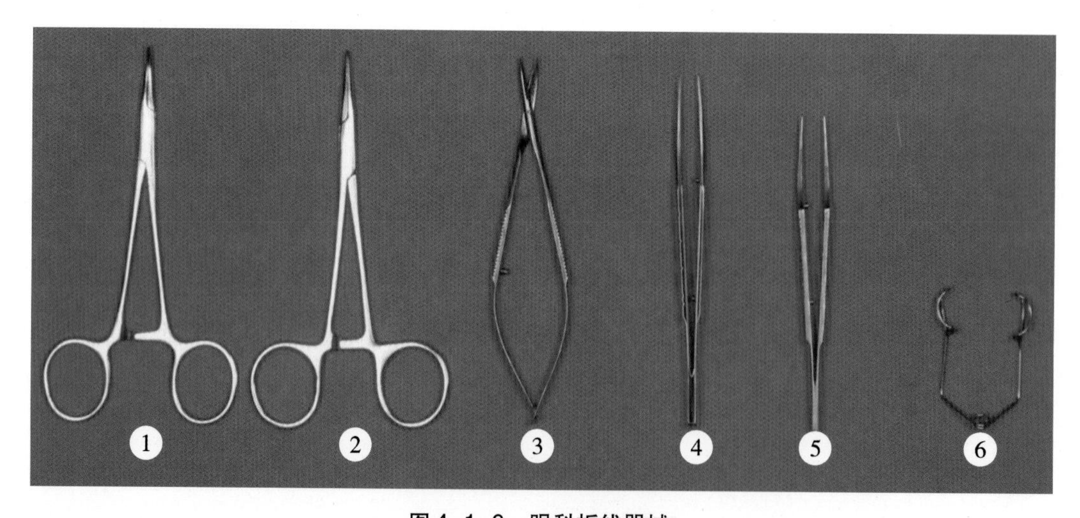

图 4-1-6　眼科拆线器械

(七)开眶器械

1. 配置表　开眶器械见表 4-1-7。

表 4-1-7　开眶器械

序号	名称	规格	描述	数量
1	环钳	250 mm(长度)	直,有齿	1
2	布巾钳	110 mm(长度)	尖头	2
3	布巾钳	140 mm(长度)	尖头	2
4	组织钳	140 mm(长度)	直	2
5	组织钳	180 mm(长度)	直	2
6	蚊氏钳	125 mm(长度)	弯蚊,全齿	6
7	蚊氏钳	125 mm(长度)	直蚊,全齿	2
8	小直钳	140 mm(长度)	直,全齿	4
9	中弯钳	180 mm(长度)	弯,全齿	4
10	刀柄	7 号	/	2
11	持针器	180 mm(长度)	直,粗针	2
12	线剪	180 mm(长度)	直	1
13	精细组织剪	180 mm(长度)	弯,综合	1
14	平镊	125 mm(长度)	直	1
15	有齿镊	125 mm(长度)	1×2 钩	1
16	枪状镊	160 mm(长度)	带齿	1
17	无齿镊	200 mm(长度)	直头,有齿	1
18	睑板拉钩	/	/	1
19	鼻镜	150 mm(长度)	/	1 * 3
20	咬骨钳	180 mm(长度)	弯头,双关节	1 * 6
21	刁骨器	90 mm(长度)	/	1 * 3
22	咬骨钳	220 mm×38° (长度×功能端角度)	弯头,双关节	1 * 6
23	骨锤	200 mm(长度)	140 g	1
24	骨凿	180 mm(长度)	直	1
25	骨刀	230 mm(长度)	直,平刃,六角柄	1
26	骨膜剥离子	220 mm(长度)	弯,平刃	1
27	刮匙	200 mm(长度)	双头	1
28	刮匙	170 mm(长度)	直,六方柄	1
29	睑板拉钩	140 mm×9 mm (长度×功能端宽度)	/	1

续表 4-1-7

序号	名称	规格	描述	数量
30	黏膜剥离子	240 mm(长度)	带眼	1
31	吸引器	220 mm(长度)	直	2
32	睑板拉钩	100 mm(长度)	片状	1
33	脑压板	230 mm×7/9 mm (长度×功能端宽度)	普通	2
34	脑压板	230 mm×11/13 mm (长度×功能端宽度)	普通	2
合计				55

注：* 后的数字代表螺丝的数量。

2. 配置图　开眶器械见图 4-1-7。

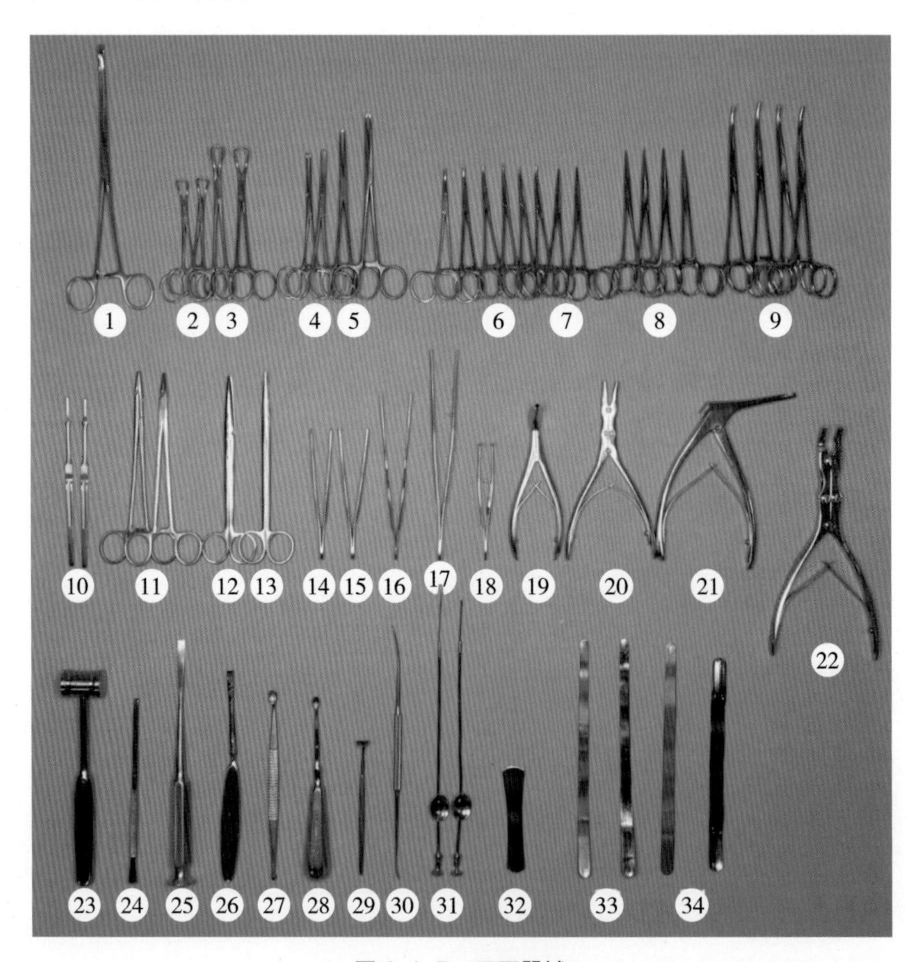

图 4-1-7　开眶器械

二、专科补充器械

1. 笛针　见图 4-1-8。

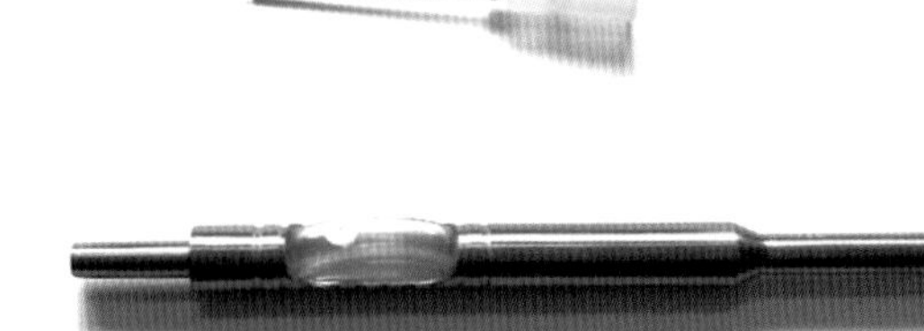

图 4-1-8　笛针

2. 眼内镊　见图 4-1-9。

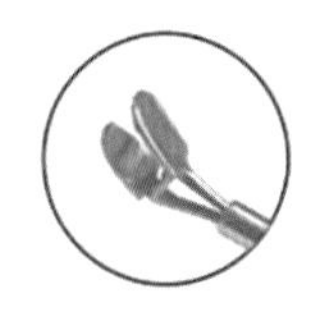
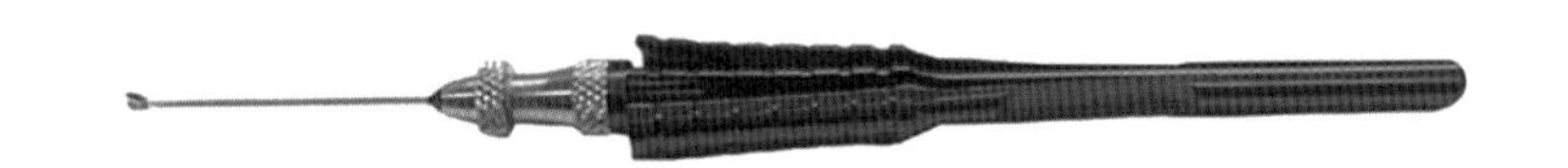

图 4-1-9　眼内镊

3. 撕囊镊　见图 4-1-10。

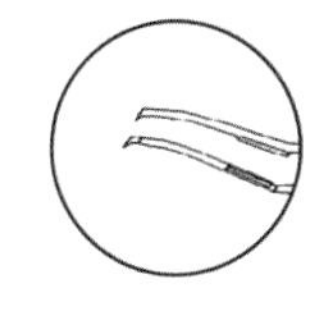
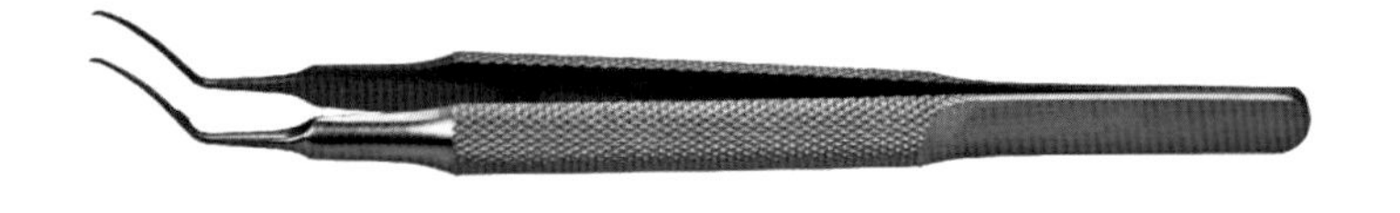

图 4-1-10　撕囊镊

4. 超乳手柄　见图 4-1-11。

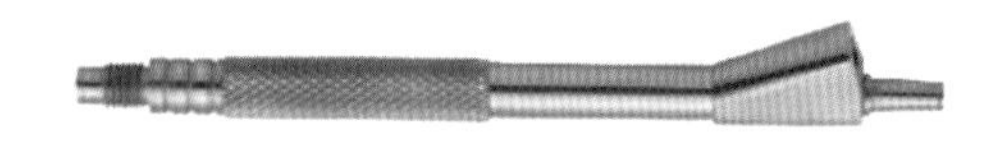

图 4-1-11　超乳手柄

5. 眼科深部拉钩　见图 4-1-12。

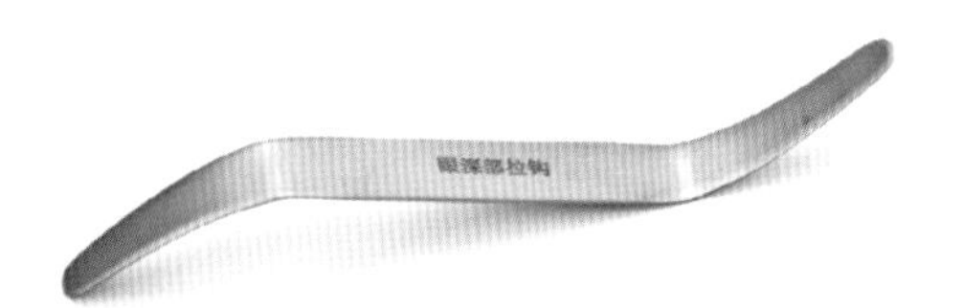

图 4-1-12　眼科深部拉钩

三、手术器械组合应用

眼科手术器械组合见表4-1-8。

表4-1-8　眼科手术器械组合应用

手术名称	器械名称	专科补充器械
白内障手术	眼科器械+眼科显微器械16件	超声乳化方式时加超乳手柄
玻璃体切割术+剥膜术	眼科器械+眼科显微器械20件	笛针、眼内镊
玻璃体切割术+巩膜外垫压	眼科器械+眼科显微器械20件	笛针、眼内镊、眼科深部拉钩
玻璃体切割术+冷凝术	眼科器械+眼科显微器械20件	笛针、眼内镊、冷凝头
眶尖肿物、眼眶壁骨折	开眶器械+眼科显微器械16件	/
玻璃体切割术+白内障超声乳化术+人工晶体植入术	眼科器械+眼科显微器械20件	笛针、眼内镊、撕囊镊、超乳手柄
眼内容物摘除术	眼科器械+眼科显微器械20件	视神经剪
泪道手术	眼科器械+眼科显微器械18件	泪道器械11件
斜视、眼睑手术	眼科器械+眼科显微器械18件	/
眼球穿透伤手术(异物)	眼科器械+眼科显微器械20件	眼科磁铁

四、应用实例

1. 玻璃体切割术　手术步骤及护理配合见表4-1-9。

表4-1-9　玻璃体切割术步骤及护理配合

手术步骤	护理配合
1. 消毒及铺巾	清点手术台上所有物品并记录 递组织钳、碘伏棉球消毒皮肤，协助手术医师铺巾，粘贴医用手术薄膜
2. 连接仪器设备	连接显微镜并检测性能

续表 4-1-9

手术步骤	护理配合
3. 开睑麻醉	递开睑器开睑,2%盐酸利多卡因注射液+罗哌卡因 10 mL/100 mg 等量混合后注射 3.5 mL 做球后阻滞麻醉
4. 剪开球结膜	沿角膜缘环形剪开球结膜,分离筋膜,斜视勾在酒精灯上烧灼止血
5. 切口	穿刺刀,于角膜缘后 3.5 mm 或 4 mm 处做巩膜三切口
6. 连接玻璃体切割机	安装积液盆,导光、气体管连接玻璃体切割机,积液盒,气体管连接玻璃体切割机,测试玻璃体切割机及玻璃体切割管路性能。巩膜三切口放置眼内灌注头、导光、玻切头
7. 玻璃体切割	递导光,调节倒置全视网膜镜,行玻璃体切割,备重水、光凝、冷凝、双极电凝、硅油
8. 注射	地塞米松磷酸钠注射液 3 mg 结膜下注射
9. 缝合切口	递 8-0 号或 7-0 号可吸收缝线,关闭巩膜、球结膜切口 清点手术台上所有物品并记录
10. 包扎眼部	涂红霉素眼膏,碘伏棉球消毒,覆盖纱布,包扎眼部

2. 白内障超声乳化摘除术+人工晶体植入术　手术步骤及护理配合见表 4-1-10。

表 4-1-10　白内障超声乳化摘除术+人工晶体植入术步骤及护理配合

手术步骤	护理配合
1. 消毒及铺巾	清点手术台上所有物品并记录 递组织钳、碘伏棉球消毒皮肤,协助手术医师铺巾
2. 连接显微镜	连接显微镜并检测性能
3. 开睑麻醉	0.4%奥布卡因滴眼液滴眼 3 次,粘贴医用手术薄膜,开睑器开睑暴露眼球
4. 连接超声乳化仪	安装积液盒,超乳手柄连接机器,检测超声乳化仪性能
5. 切口	有齿镊辅助,15°穿刺刀于 2 点角膜缘做侧切口,前房注入黏弹剂,置换房水
6. 水分离	递 3.0 穿刺刀,在 11 点做角、巩膜缘隧道切口,环形撕囊,水分离
7. 超声乳化	连接超乳及灌注头,打开超乳机,劈核钩从侧切口进入前房,协助超声乳化头乳化晶体核,I/A 注吸头注吸晶状体及残余皮质
8. 植入人工晶状体	递黏弹剂,在前房及囊袋里注入黏弹剂,再次核查 IOL 品牌及度数,打开 IOL,用推注器将一枚 IOL 植入囊袋内,调位钩将 IOL 调至位正
9. 重建前房	I/A 注吸头再次置换黏弹剂,水封切口,形成前房
10. 注射	硫酸庆大霉素注射液 2 万 U+地塞米松磷酸钠注射液 3 mg+利多卡因 0.2 mL 结膜下注射 清点手术台上所有物品并记录
11. 包扎眼部	碘伏棉球消毒,覆盖纱布,包扎眼部

第二节　耳科手术器械

一、手术器械配置

（一）乳突根治器械

1. 配置表　乳突根治器械见表4-2-1。

表4-2-1　乳突根治器械配置表

序号	名称	规格	描述	数量
1	环钳	250 mm（长度）	弯，有齿	1
2	持针器	125 mm（长度）	直，小血管	1
3	小弯钳	140 mm（长度）	弯，全齿	4
4	蚊氏钳	125 mm（长度）	弯蚊，全齿	4
5	布巾钳	110 mm（长度）	尖头	4
6	有齿镊	100 mm（长度）	直，有钩	1
7	有齿镊	125 mm（长度）	1×2 钩	1
8	枪状镊	160 mm（长度）	枪状，带齿	2
9	刀柄	7 号	/	1
10	线剪	180 mm（长度）	直	1
11	组织剪	180 mm（长度）	弯	1
12	眼科剪	100 mm（长度）	弯尖	1
13	双关节乳突牵开器	180 mm×8°（长度×功能端角度）	活动式，4×3 钩，活节带齿，头弯	2
14	鼻镜	150 mm（长度）	/	1
15	黏膜剥离子	190 mm（长度）	双头，直	1
16	吸引器	75 mm（长度）	耳用	1
17	吸引器	75 mm（长度）	耳用	1
18	吸引器	75 mm（长度）	耳用	1
19	小拉钩	120 mm（长度）	10×25/10×37（两端钩宽×深，mm）	2
20	小药杯	40 mL	/	2
合计				33

2. 配置图　乳突根治器械见图 4-2-1。

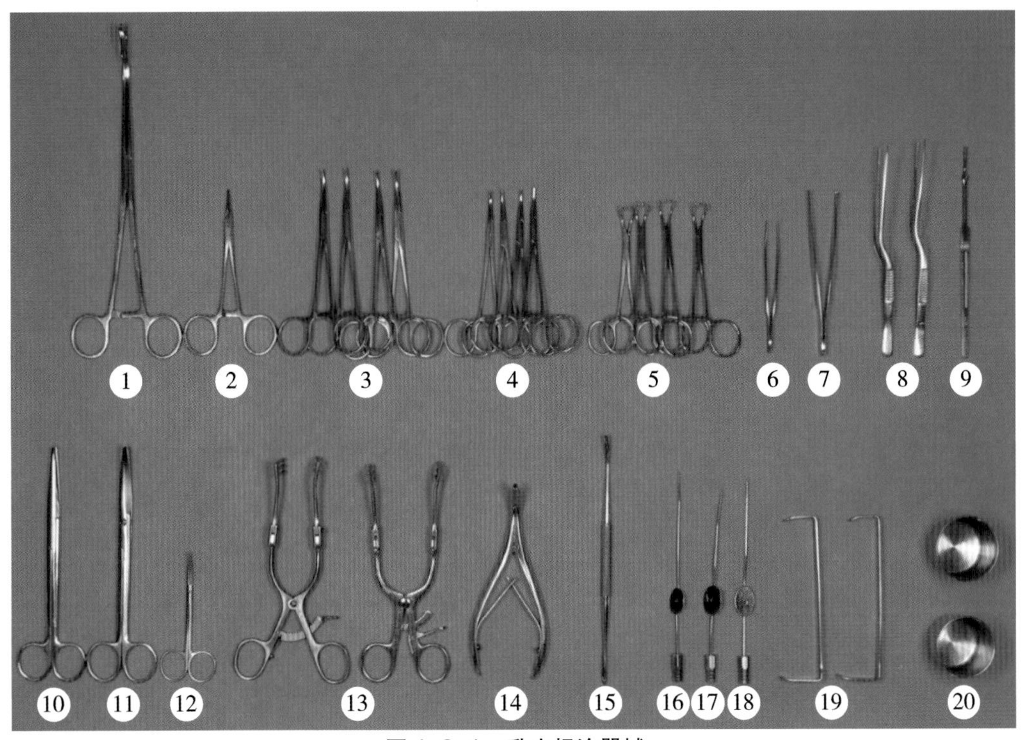

图 4-2-1　乳突根治器械

(二)鼓膜切开器械

1. 配置表　鼓膜切开器械见表 4-2-2。

表 4-2-2　鼓膜切开器械配置表

序号	名称	规格	描述	数量
1	组织钳	140 mm(长度)	直	2
2	布巾钳	110 mm(长度)	尖头	2
3	枪状镊	160 mm(长度)	枪状,带齿	1
4	眼科剪	100 mm(长度)	弯尖	1
5	鼻镜	150 mm(长度)	/	1
6	麦粒钳	80 mm(长度)	直,麦粒形,显微	1
7	鼓膜刀	160 mm(长度)	镰状	1
8	尖针	160 mm(长度)	直,尖头	1
9	吸引器	90 mm(长度)	直,耳用	1
10	耳镜	7 mm(直径)	/	1
11	小药杯	40 mL	/	1
合计				13

2. 配置图　鼓膜切开器械见图 4-2-2。

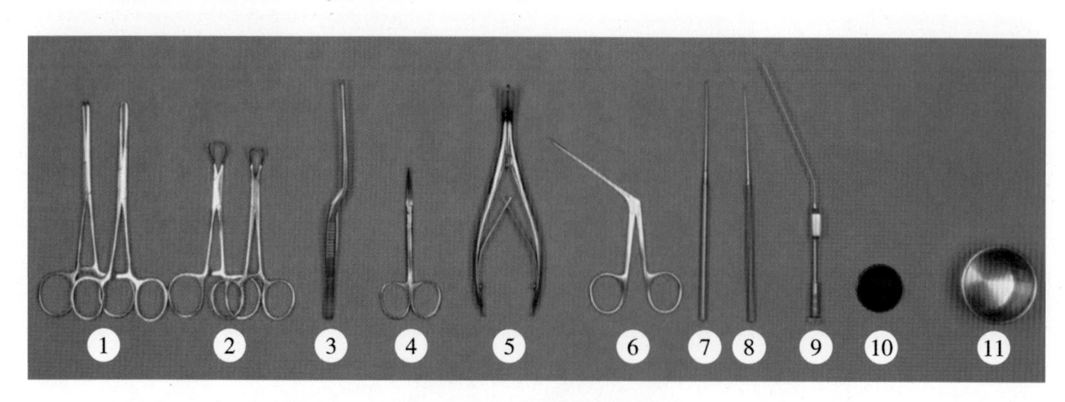

图 4-2-2　鼓膜切开器械

（三）耳前瘘管器械

1. 配置表　耳前瘘管器械见表 4-2-3。

表 4-2-3　耳前瘘管器械配置表

序号	名称	规格	描述	数量
1	环钳	250 mm（长度）	弯，有齿	1
2	持针器	125 mm（长度）	直，小血管	1
3	蚊氏钳	125 mm（长度）	弯蚊，全齿	6
4	组织钳	160 mm（长度）	直	2
5	布巾钳	110 mm（长度）	尖头	2
6	刀柄	7 号	/	1
7	平镊	140 mm（长度）	直	1
8	有齿镊	140 mm（长度）	1×2 钩	1
9	线剪	125 mm（长度）	直尖，小血管，特快型	1
10	组织剪	125 mm（长度）	弯尖，小血管，特快型	1
11	吸引器	头端 90 mm（长度）	直，耳用	1
12	小药杯	40 mL	/	2
合计				20

2. 配置图　耳前瘘管器械见图 4-2-3。

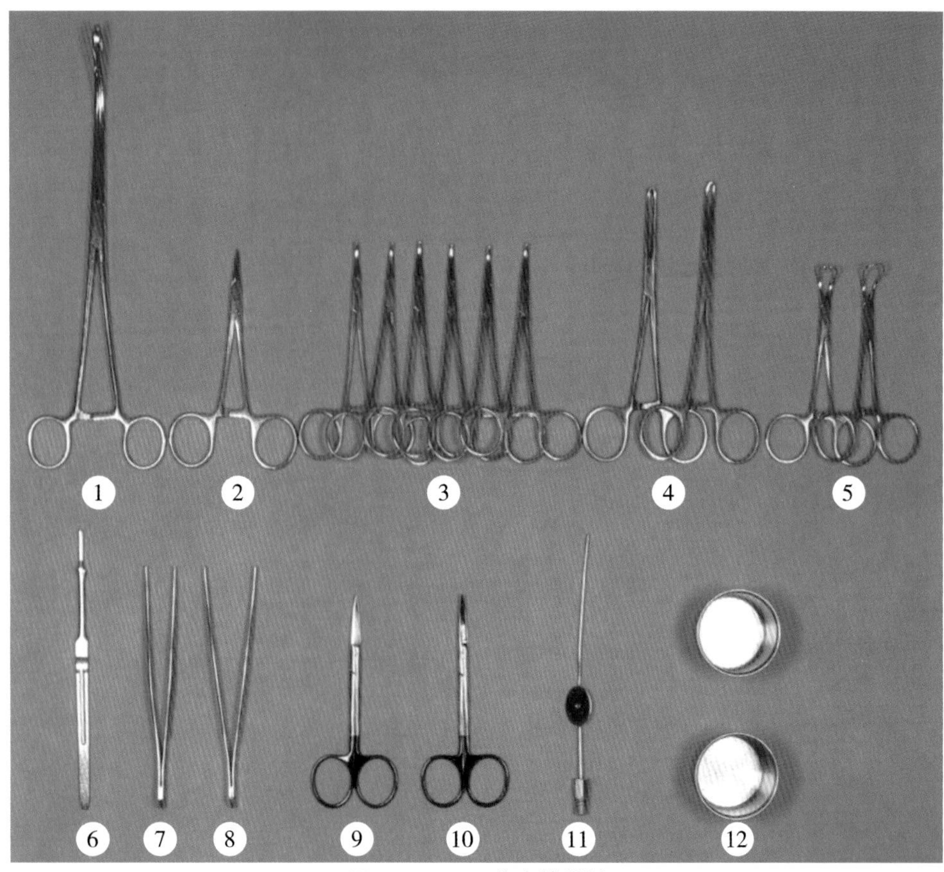

图 4-2-3　耳前瘘管器械

(四)耳显微器械 18 件

1. 配置表　耳显微器械 18 件见表 4-2-4。

表 4-2-4　耳显微器械 18 件配置表

序号	名称	规格	描述	数量
1	锤骨剪	80 mm(长度)	直	1
2	耳显微剪	80 mm(长度)	直,显微	1
3	耳麦粒钳	80 mm(长度)	直,麦粒形,显微	1
4	耳杯状钳左	80 mm×30° (长度×功能端角度)	左弯,橄榄形	1
5	耳杯状钳右	80 mm×30° (长度×功能端角度)	右弯,橄榄形	1
6	黏膜剥离子	190 mm(长度)	双头,直	1
7	耳显微尖针直	160 mm(长度)	直形,尖头	1
8	耳显微尖针弯	160 mm(长度)	角弯,尖头	1

续表 4-2-4

序号	名称	规格	描述	数量
9	耳显微钩针	160 mm×90° (长度×功能端角度)	直形,角弯,锐钩	1
10	镰状刀	160 mm(长度)	镰状	1
11	面神经剥离子	160 mm(长度)	右弯,耳开窗	1
12	面神经剥离子	160 mm(长度)	左弯,耳开窗	1
13	耳显微剥离子	160 mm(长度)	弯型,叶片状	1
14	卵圆刀	160 mm×45° (长度×功能端角度)	角弯	1
15	刮匙	160 mm(长度)	微弯,单头,椭圆头	1
16	平镊	125 mm(长度)	直	1
17	乳突牵开器	110 mm(长度)	固定式 2×3 钩,直形	1
18	骨膜压薄器	190 mm(长度)	/	1
合计				18

2. 配置图　耳显微器械 18 件见图 4-2-4。

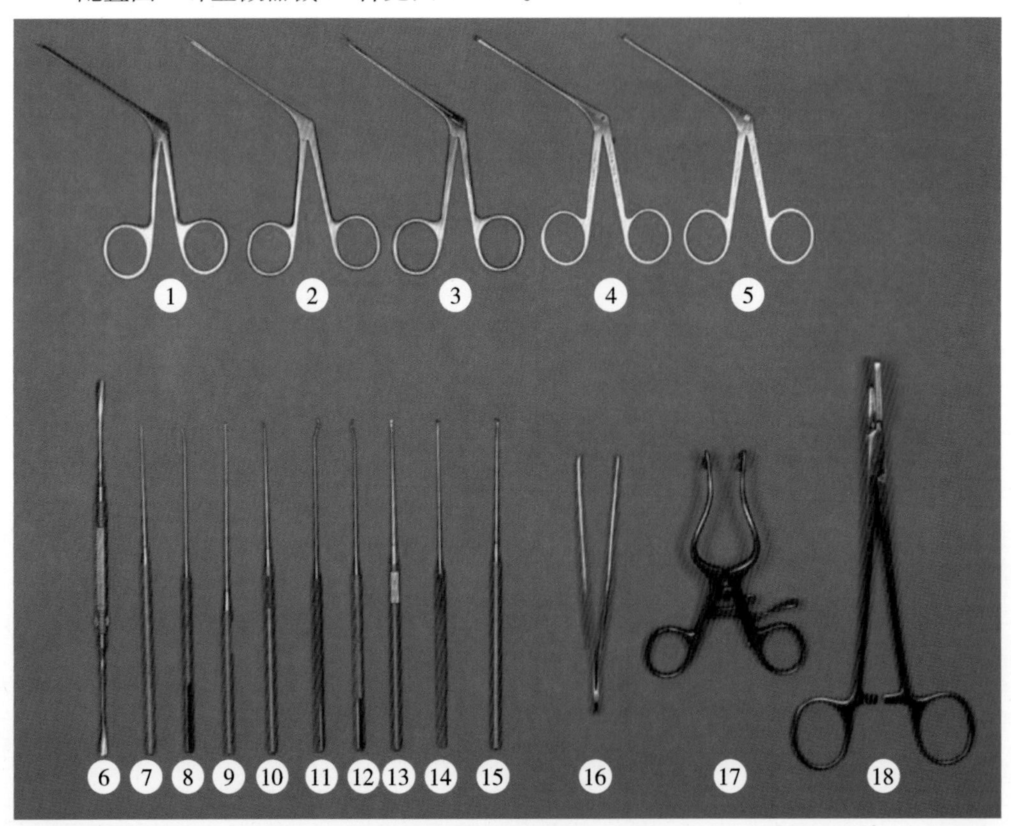

图 4-2-4　耳显微器械 18 件

二、手术器械组合应用

耳科手术器械组合见表 4-2-5。

表 4-2-5　耳科手术器械组合应用表

手术名称	器械名称
开放式乳突根治术、颅底手术	乳突根治器械+耳显微器械 18 件
经迷路岩部胆脂瘤切除术	乳突根治器械+耳显微器械 18 件
鼓膜切开置管术	鼓膜切开器械
耳瘘管切除术	耳前瘘管器械

三、应用实例

1. 开放式乳突根治术　手术步骤及护理配合见表 4-2-6。

表 4-2-6　开放式乳突根治术步骤及护理配合

手术步骤	护理配合
1. 消毒及铺巾	清点手术台上所有物品并记录 递环钳、弯盘及碘伏纱布消毒皮肤，协助手术医师铺巾
2. 连接仪器设备及管路	连接电刀笔、双极电凝镊、动力系统及吸引器并固定，协助套显微镜无菌防护套
3. 局部浸润止血	递 5 mL 注射器连接球后针头抽吸盐酸肾上腺素注射液和生理盐水混合液注射，收缩微血管，减少出血
4. 于耳后沟切开皮肤，暴露骨膜	递 15 号手术刀切皮，纱布拭血，电刀笔切开皮下组织并止血，粗吸引器头吸引
5. 暴露外耳道	递黏膜剥离子分离，乳突牵开器显露术野，准备耳钻
6. 开放鼓窦	协助移动显微镜于术区，关闭无影灯，耳科动力系统开放鼓窦
7. 乳突轮廓化	递磨钻磨开乳突皮质及骨窦，开放鼓窦及上鼓室
8. 清除病变组织	递黏膜剥离子分离，黏膜钳清除病变组织，枪状镊加持棉球止血，更换耳用吸引器吸引
9. 磨除外耳道后上壁盾板处骨质	更换合适大小金刚砂钻头
10. 探查听骨链	递尖针、钩针剥离，吸引器吸血，中耳刮匙、中耳麦粒钳或黏膜钳清除病变组织，棉球止血，去掉砧骨。锤骨剪剪去锤骨短突 根据需要打开神经电生理监护系统仪

续表 4-2-6

手术步骤	护理配合
11. 探查耳咽管	递中耳麦粒钳清除病变组织,检查咽鼓管鼓室口(探查镫骨板完整,底板活动尚好,咽鼓管通畅,根据病人残留听骨情况准备合适的听小骨假体)
12. 冲洗术腔并填塞	递 50 mL 注射器用生理盐水、抗菌药物、地塞米松磷酸钠注射液洗术腔 递浸有地塞米松磷酸钠注射液的可吸收明胶海绵及碘仿纱条填塞术腔
13. 缝合切口	更换粗吸引器吸器头吸净积血 递针持 4-0 号圆针可吸收缝线缝合切口 4-0 号角针可吸收缝线缝合皮肤 缝合切口前、后清点手术台上所有物品并记录
14. 覆盖切口并包扎	递纱布覆盖切口,胶布固定,绷带加压包扎

2. 鼓膜切开置管术　手术步骤及护理配合见表 4-2-7。

表 4-2-7　鼓膜切开置管术步骤及护理配合

手术步骤	护理配合
1. 消毒及铺巾	清点手术台上所有物品并记录 递环钳、弯盘及碘伏纱布消毒皮肤,协助手术医师铺巾
2. 连接仪器设备及管路	连接吸引器,协助套显微镜无菌保护套
3 局部浸润麻醉	递 5 mL 注射器连接球后针头抽吸局麻药注射
4. 鼓膜前下方切开	递鼓膜切开刀
5. 于切口处用吸引管吸引	递吸引器管吸引
6. 鼓室内冲洗	递 5 mL 注射器抽吸地塞米松磷酸钠注射液或糜蛋白酶,根据需要更换不同大小的吸引器头将鼓室内积液彻底清除
7. 放置通气引流管	递麦粒钳,中耳通气管,尖针或置管器 清点台上所有物品并记录
8 转头,同法行另一侧耳手术	改变头位,另一侧耳朝上,细吸引器头吸引,同法行另一侧耳置管

第三节　鼻科手术器械

一、手术器械配置

（一）鼻中隔器械

1. 配置表　鼻中隔器械见表4-3-1。

表4-3-1　鼻中隔器械配置表

序号	名称	规格	描述	数量
1	环钳	250 mm（长度）	弯，有齿	1
2	持针器	180 mm（长度）	直，粗针	1
3	小直钳	140 mm（长度）	直，全齿	4
4	布巾钳	110 mm（长度）	尖头	4
5	枪状镊	160 mm（长度）	枪状，带齿	2
6	有齿镊	125 mm（长度）	1×2 钩	1
7	刀柄	7 号	/	1
8	鱼尾凿	160 mm（长度）	枪形，鱼尾	1
9	黏膜剥离子	190 mm（长度）	双头，直	1
10	线剪	180 mm（长度）	直	1
11	上甲剪	160 mm（长度）	上介	1
12	鼻中隔镜	160 mm（长度）	/	1
13	鼻镜	150 mm（长度）	/	1
14	鼻中隔咬骨钳	180 mm（长度）	角弯，对切口	1
15	骨锤	200 mm（长度）	140 g	1
16	压舌板	120 mm（长度）	直角形	1
17	吸引器	220 mm（长度）	直	1
18	小药杯	40 mL	/	1
合计				25

2. 配置图　鼻中隔器械见图 4-3-1。

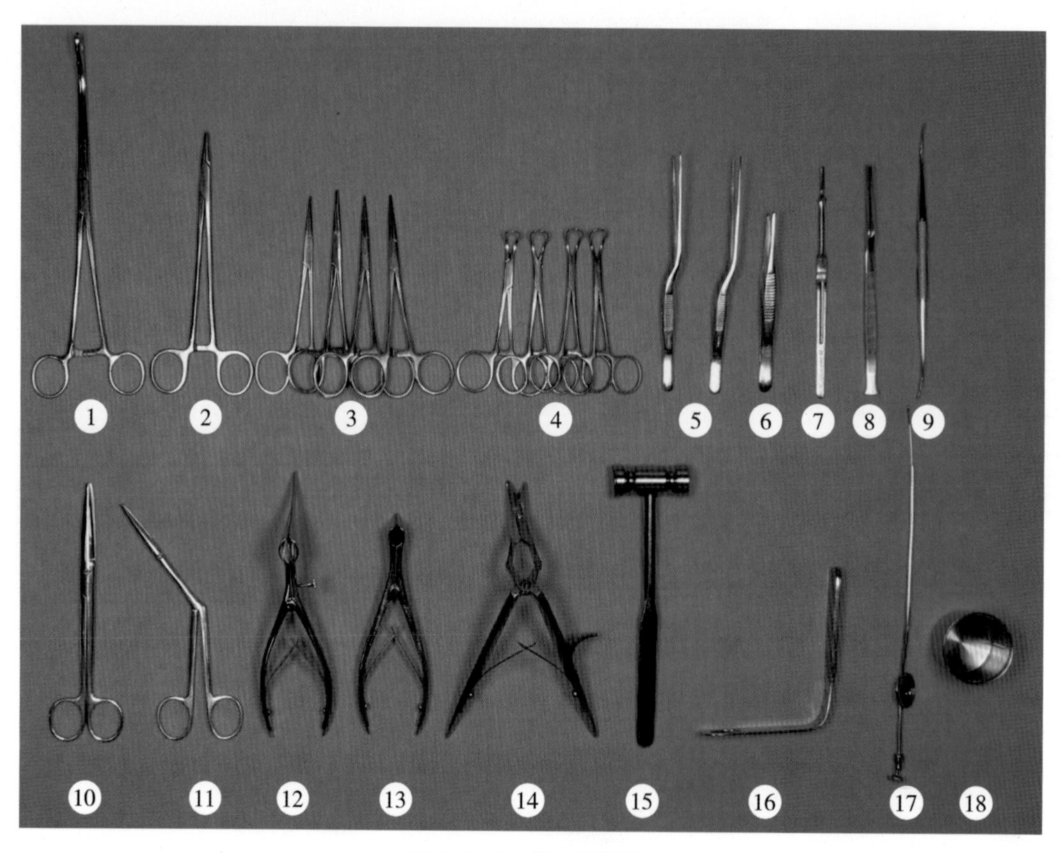

图 4-3-1　鼻中隔器械

(二)鼻侧切器械

1. 配置表　鼻侧切器械见表 4-3-2。

表 4-3-2　鼻侧切器械配置表

序号	名称	规格	描述	数量
1	环钳	250 mm(长度)	弯,有齿	1
2	持针器	180 mm(长度)	直,粗针	1
3	持针器	160 mm(长度)	直,粗针	1
4	中弯钳	180 mm(长度)	弯,全齿	10
5	小弯钳	140 mm(长度)	弯,全齿	6
6	组织钳	160 mm(长度)	直	6
7	布巾钳	110 mm(长度)	尖头	4
8	组织剪	180 mm(长度)	弯	1
9	线剪	180 mm(长度)	直	1

续表 4-3-2

序号	名称	规格	描述	数量
10	有齿镊	125 mm(长度)	1×2 钩	1
11	枪状镊	160 mm(长度)	枪状,带齿	1
12	直角钳	180 mm×110° (长度×功能端角度)	角弯,全齿	1
13	咬骨钳	200 mm×20° (长度×功能端角度)	弯头,双关节	1
14	咬骨剪	180 mm(长度)	直,单关节	1
15	刁骨器	90 mm(长度)	/	1
16	大麦粒钳	120 mm(长度)	麦粒头,叠鳃式	1
17	鼻镜	150 mm(长度)	/	1
18	鼻中隔镜	160 mm(长度)	/	1
19	乳突牵开器	140 mm(长度)	固定式,3×4 钩,钝钩	1
20	乳突牵开器	180 mm×8° (长度×功能端角度)	活动式,4×3 钩,活节带齿	1
21	马蹄形开口器	/	KQ-Ⅰ型,新型	1
22	骨锤	220 mm(长度)	270 g	1
23	骨刀	230 mm(长度)	直,平刃,六角柄	1
24	骨刀	230 mm(长度)	直,平刃,六角柄	1
25	峨眉凿	160 mm(长度)	枪形,圆刃	1
26	骨膜剥离子	220 mm(长度)	弯,平刃	1
27	黏膜剥离子	190 mm(长度)	双头,直	1
28	刮匙	190 mm×45° (长度×功能端角度)	角弯,碗形,有孔	1
29	刮匙	190 mm(长度)	单头,直,匙形	1
30	吸引器	220 mm(长度)	直	1
31	刀柄	7 号	/	1
32	刀柄	4 号	/	1
33	压舌板	120 mm(长度)	直角形	1
34	甲状腺拉钩	210 mm(长度)	17×31/17×43 (两端钩宽×深,mm)	2
35	小药杯	40 mL	/	1
合计				58

2. 配置图 鼻侧切器械见图 4-3-2

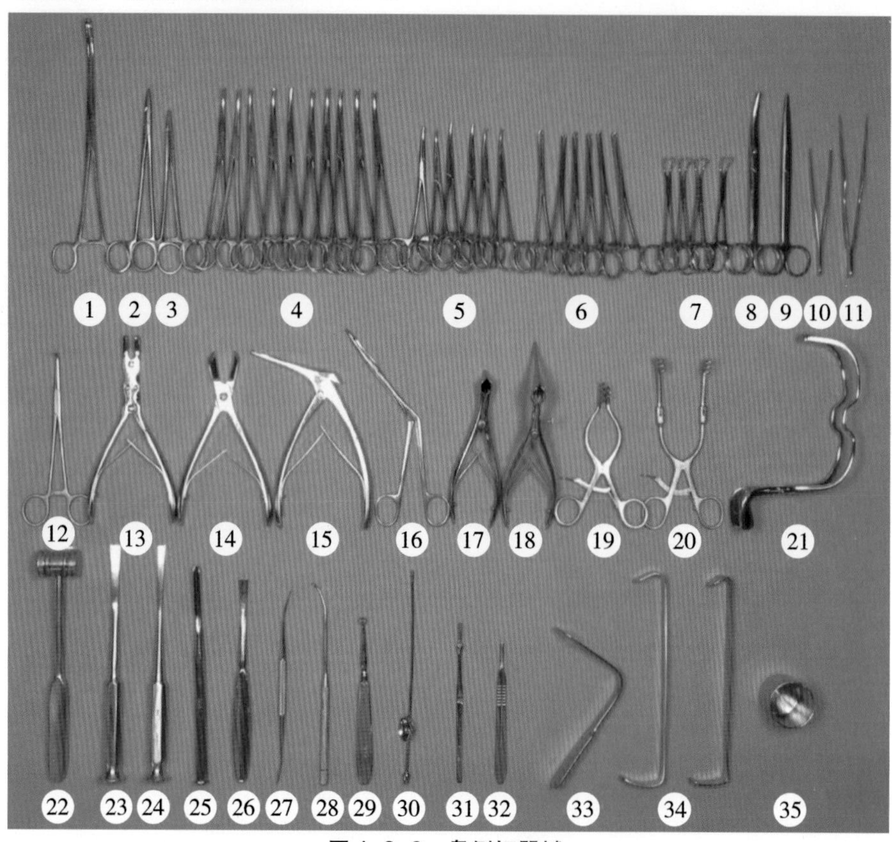

图 4-3-2 鼻侧切器械

(三) 上颌窦器械

1. 配置表 上颌窦器械见表 4-3-3。

表 4-3-3 上颌窦器械配置表

序号	名称	规格	描述	数量
1	环钳	250 mm(长度)	弯,有齿	1
2	持针器	180 mm(长度)	直,粗针	1
3	布巾钳	140 mm(长度)	尖头	4
4	组织钳	140 mm(长度)	直	4
5	小弯钳	140 mm(长度)	弯,全齿	4
6	小直钳	140 mm(长度)	直,全齿	2
7	枪状镊	160 mm(长度)	枪状,带齿	1
8	有齿镊	125 mm(长度)	1×2 钩	1
9	刀柄	7 号	/	1
10	线剪	180 mm(长度)	直	1

续表 4-3-3

序号	名称	规格	描述	数量
11	麦粒钳	120 mm(长度)	麦粒头,叠鳃式	1
12	刁骨器	90 mm(长度)	/	1 * 3
13	鼻镜	150 mm(长度)	/	1 * 3
14	骨锤	220 mm(长度)	270 g	1
15	骨刀	230 mm(长度)	直,平刃,六角柄	1
16	骨膜剥离子	220 mm(长度)	弯,平刃	1
17	骨凿	170 mm(长度)	双斜刃,方柄	1
18	刮匙	170 mm(长度)	直,六方柄	1
19	刮匙	170 mm(长度)	直,六方柄	1
20	黏膜剥离子	190 mm(长度)	双头,直	1
21	吸引器	220 mm(长度)	直	1
22	甲状腺拉钩	210 mm(长度)	17×31/17×43 (两端钩宽×深,mm)	2
23	压舌板	120 mm(长度)	直角形	1
24	小药杯	40 mL	/	1
合计				35

注:* 号后面数字代表螺丝数量。

2. 配置图　上颌窦器械见图 4-3-3。

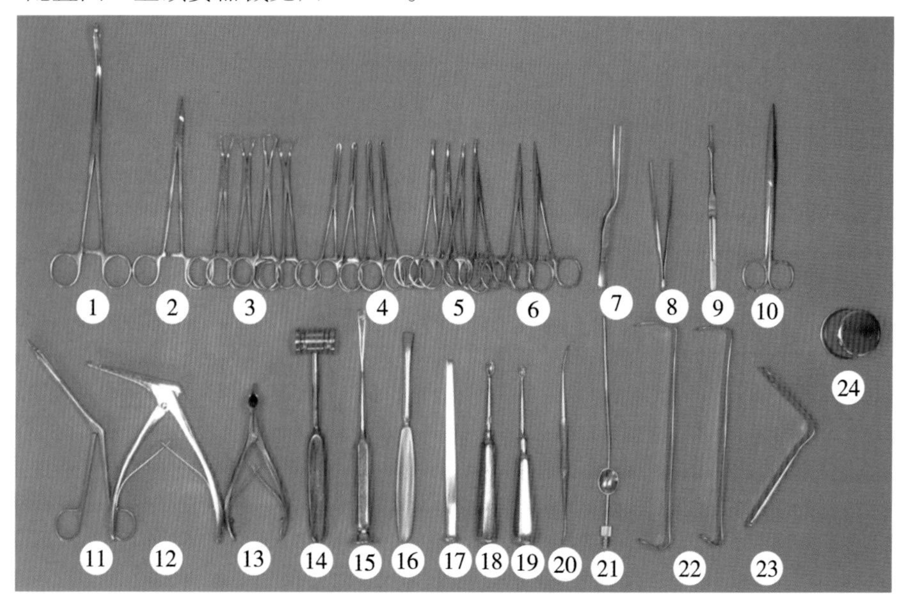

图 4-3-3　上颌窦器械

(四)鼻息肉器械

1. 配置表　鼻息肉器械见表 4-3-4。

表 4-3-4　鼻息肉器械配置表

序号	名称	规格	描述	数量
1	环钳	250 mm(长度)	弯,有齿	1
2	持针器	180 mm(长度)	直,粗针	1
3	中弯钳	180 mm(长度)	弯,全齿	2
4	小直钳	140 mm(长度)	直,全齿	2
5	布巾钳	110 mm(长度)	尖头	4
6	有齿镊	125 mm(长度)	1×2 钩	1
7	枪状镊	160 mm(长度)	枪状,带齿	1
8	刀柄	7 号	/	1
9	短线剪	180 mm(长度)	直	1
10	大麦粒钳	120 mm(长度)	麦粒头,叠鳃式	1
11	鼻镜	150 mm(长度)	/	1
12	黏膜剥离子	190 mm(长度)	双头,直	1
13	吸引器	220 mm×3 mm(长度×直径)	直	1
14	压舌板	120 mm	直角形	1
15	小药杯	40 mL	/	1
合计				20

2. 配置图　鼻息肉器械见表 4-3-4。

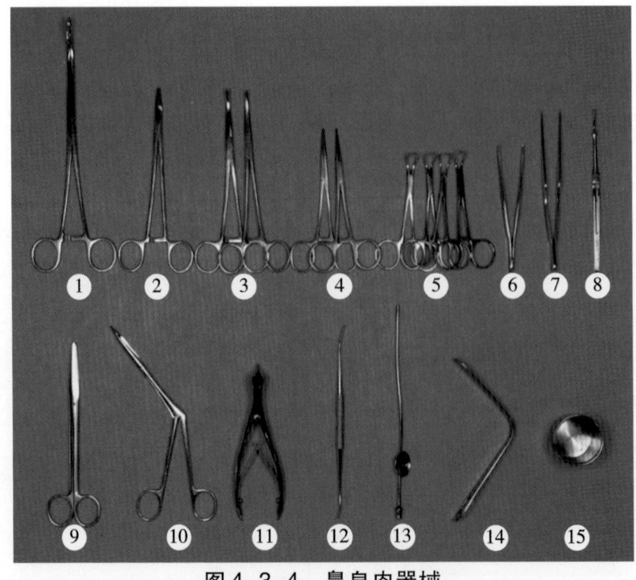

图 4-3-4　鼻息肉器械

（五）鼻内窥镜器械24件

1. 配置表　鼻内窥镜器械24件见表4-3-5。

表4-3-5　鼻内窥镜器械24件配置表

序号	名称	规格	描述	数量
1	咬切钳	120 mm（长度）	盖板式，直形，长圆头，鼻开筛	1
2	黏膜息肉钳	120 mm（长度）	盖板式，直，尖圆头	1
3	黏膜息肉钳	120 mm×45°（长度×功能端角度）	盖板式，角弯，尖圆头	1
4	黏膜息肉钳	120 mm×90°（长度×功能端角度）	盖板式，角弯，尖圆头	1
5	额窦钳	140 mm（长度）	管式，角弯，长圆头，横开	1
6	额窦钳	140 mm（长度）	管式，角弯，长圆头，竖开	1
7	钓鱼钳	135 mm×90°（长度×功能端角度）	下弯，鼻窦	1
8	咬切钳	120 mm×30°（长度×功能端角度）	盖板式，角弯，长圆头，鼻开筛	1
9	反咬切钳	120 mm（长度）	盖板式，直形，反切	1
10	中下甲钳	130 mm（长度）	盖板式，右弯	1
11	中下甲钳	130 mm（长度）	盖板式，直形	1
12	蝶窦转换钳	150 mm（长度）	上切口	1
13	中下甲剪	160 mm（长度）	上介	1
14	中下甲剪	110 mm（长度）	枪式，下介	1
15	鼻窦刮匙	190 mm（长度）	单头，直，匙形	1
16	鼻窦刮匙	2号，170 mm×15°（长度×功能端角度）	角弯，圆刃，有孔	1
17	穿刺针	170 mm（长度）	鸟喙口	1
18	钩突刀	180 mm（长度）	镰状尖	1
19	吸引器	190 mm（长度）	/	1
20	吸引器	220 mm（长度）	/	1
21	吸引器	170 mm（长度）	/	1
22	吸引器	170 mm（长度）	/	1
23	穿刺针	4 mm（直径）	鸟喙口	1
24	扁桃体针头	95 mm（长度）	/	1
合计				24

2. 配置图　鼻内窥镜 24 件见图 4-3-5。

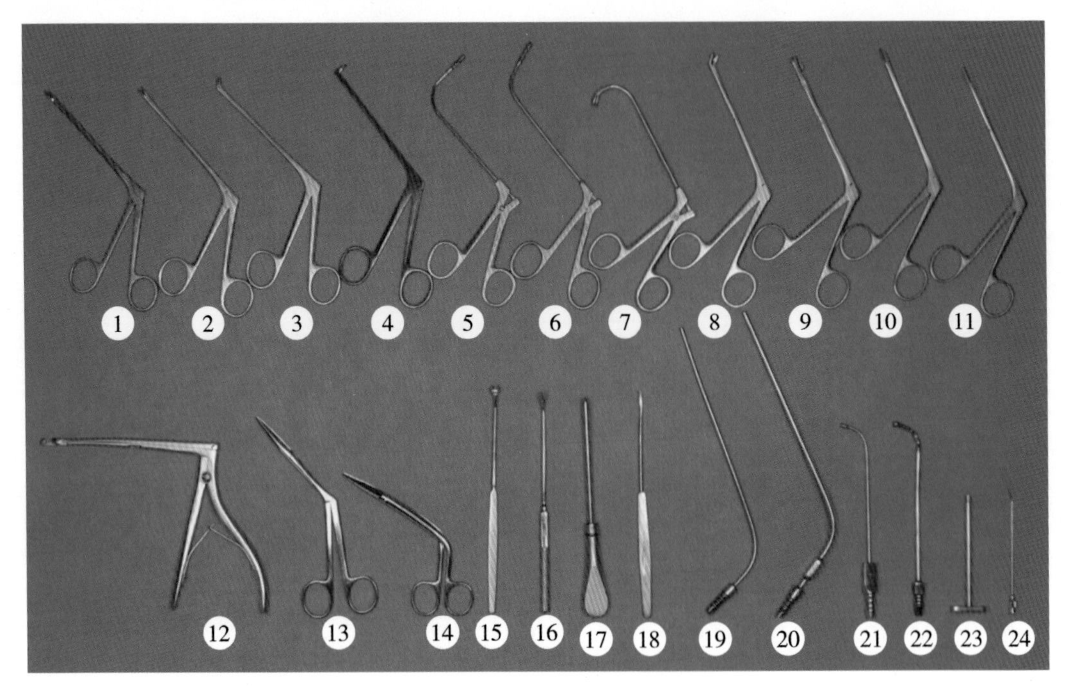

图 4-3-5　鼻内窥镜 24 件

二、手术器械组合应用

鼻科手术器械组合见表 4-3-6。

表 4-3-6　鼻科手术器械组合应用表

手术名称	器械名称
经鼻内镜鼻窦手术	鼻中隔器械+鼻内窥镜器械 24 件+鼻科高速磨钻
鼻中隔手术	鼻中隔器械
鼻出血、鼻息肉手术	鼻息肉器械
上颌窦根治术	上颌窦器械
经鼻侧鼻腔鼻窦肿瘤手术	鼻侧切器械+鼻内窥镜器械 24 件+鼻科高速磨钻

三、应用实例

1. 上颌窦根治术　手术步骤及护理配合见表 4-3-7。

表 4-3-7　上颌窦根治术步骤及护理配合

手术步骤	护理配合
1. 消毒及铺巾	递环钳、弯盘及碘伏纱布消毒皮肤，协助手术医师铺巾，碘伏纱布再次消毒

续表 4-3-7

手术步骤	护理配合
2. 连接仪器设备及管路	连接吸引器、鼻科内窥镜、低温等离子系统、鼻科动力系统并固定；打开鼻科内窥镜，调节白平衡
3. 收缩鼻腔黏膜	递枪状镊及黏膜收缩剂（盐酸肾上腺素 3 mL+生理盐水注射液 30 mL）浸润的棉片
4. 切除钩突开放筛漏斗	递钩突刀、剥离子、筛窦咬骨钳或低温等离子射频刀头，依次剥离黏膜，切除钩突，递棉片填塞止血
5. 开放上颌窦	打开 30°和 70°鼻内窥镜镜头 递鼻刨削器切除筛泡及部分前组筛窦气房，开放并扩大上颌窦自然口
6. 去除鼻窦内病变组织及异常分泌物	递上颌窦咬钳及反向咬钳清除上颌窦病变组织 递鼻刨削器，根据术者要求更换不同角度鼻科动力系统钻头
7. 冲洗鼻腔	递 20 mL 注射器抽取生理盐水冲洗鼻腔
8. 鼻腔止血	递枪状镊夹止血材料填塞鼻腔

2. 经鼻侧鼻腔鼻窦肿瘤切除术　手术步骤及护理配合见表 4-3-8。

表 4-3-8　经鼻侧鼻腔鼻窦肿瘤切除术步骤及护理配合

手术步骤	护理配合
1. 消毒及铺巾	递环钳、弯盘及碘伏纱布消毒皮肤，协助手术医师铺巾，碘伏纱布再次消毒
2. 连接仪器设备及管路	连接电刀笔，双极电凝镊及吸引器并固定
3. 切皮及皮下组织	手术医师与巡回护士核对盐酸肾上腺素注射液后，抽吸药液至弯盘中，倒入生理盐水进行稀释 递 22 号手术刀切开皮肤，电刀笔切开皮下组织并止血
4. 显露鼻骨、泪骨、上颌骨、额窦、眶缘等周围骨质	递剥离器沿鼻骨下缘分离鼻腔外侧壁软组织，显露鼻骨、泪骨、上颌骨、额窦、眶缘等周围骨质
5. 去除鼻骨及部分上颌骨额突，纱条止血	递剥离器分离鼻腔外壁软组织，咬骨钳去除鼻骨及部分上颌骨额突，纱条止血
6. 切开鼻黏膜	递咬骨钳扩大梨状孔边缘，电刀笔切开鼻黏膜
7. 切除病变组织	电刀笔切除病变组织，与手术医师共同核对标本名称，放于标本袋内
8. 冲洗伤口，彻底止血	递生理盐水和碘伏，彻底冲洗伤口，止血
9. 逐层缝合切口	递有齿镊，持针器，2-0 号丝线、7×17 圆针缝合皮下组织 递 2-0 号丝线、7×17 角针缝合皮肤或用可吸收缝线进行缝合
10. 填塞鼻腔	递凡士林纱布和纱条、碘仿纱条，填塞鼻腔
11. 覆盖切口，加压包扎	递碘伏纱布消毒，纱布覆盖，加压包扎，注意显露健侧眼睛

第四节 喉科手术器械

一、手术器械配置

(一)扁桃体器械

1. 配置表 扁桃体器械见表4-4-1。

表4-4-1 扁桃体器械配置表

序号	名称	规格	描述	数量
1	环钳	250 mm(长度)	弯,有齿	1
2	持针器	180 mm(长度)	直,粗针	2
3	大弯钳	220 mm(长度)	弯,全齿	2
4	扁桃体钳	180 mm(长度)	弯,全齿	1
5	扁桃体止血钳	180 mm(长度)	弯,全齿	1
6	组织钳	180 mm(长度)	直	2
7	布巾钳	140 mm(长度)	尖头	4
8	线剪	180 mm(长度)	直	1
9	枪状镊	140 mm(长度)	枪状,带齿	1
10	刀柄	7号	/	1
11	扁桃体抓钩	220 mm(长度)	三爪,直形	1
12	麦粒钳	160 mm(长度)	麦粒头	1
13	扁桃体剥离子	225 mm(长度)	双头,扁桃体拉钩及剥离子	1
14	吸引器	220 mm(长度)	直	1
15	全麻开口器	/	右式	5
16	压舌板	120 mm(长度)	直角形	1
17	红色橡胶管	8号	/	2
合计				28

2. 配置图　扁桃体器械见图 4-4-1。

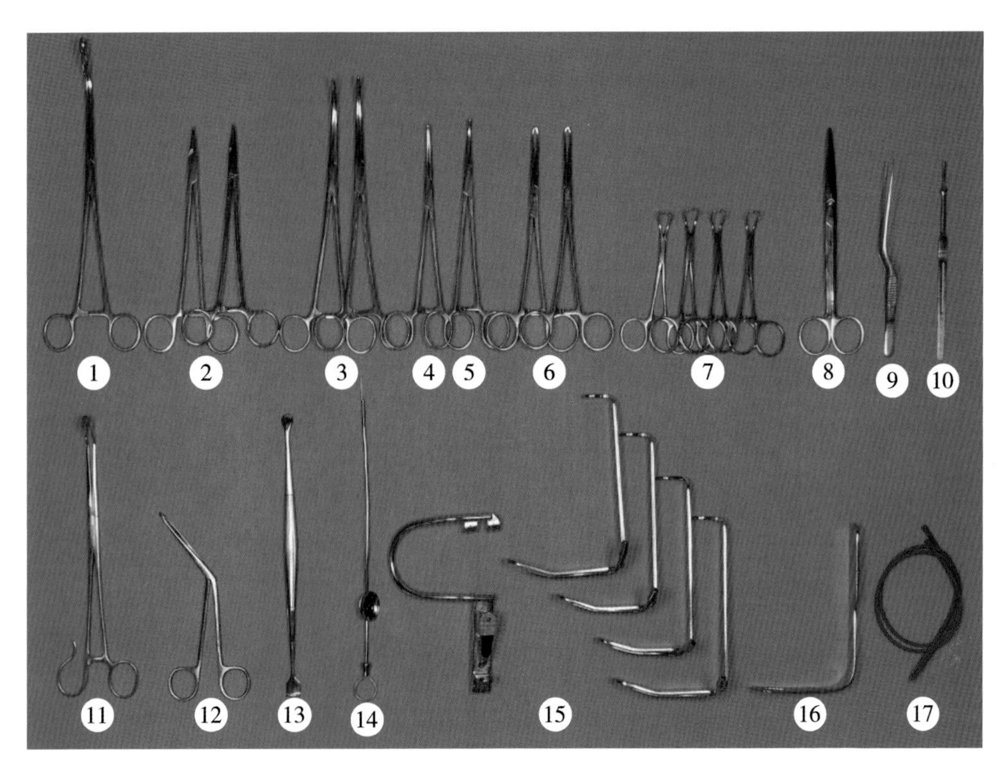

图 4-4-1　扁桃体器械

(二) 支撑喉镜器械

1. 配置表　支撑喉镜器械见表 4-4-2。

表 4-4-2　支撑喉镜器械配置表

序号	名称	规格	描述	数量
1	环钳	250 mm(长度)	弯,有齿	1
2	持针器	180 mm(长度)	直,粗针	1
3	中弯钳	180 mm(长度)	弯,全齿	2
4	布巾钳	140 mm(长度)	尖头	4
5	扁桃体剥离子	225 mm(长度)	双头,扁桃体拉钩及剥离子	1
6	线剪	180 mm(长度)	/	1
合计				10

2. 配置图　支撑喉镜器械见图 4-4-2。

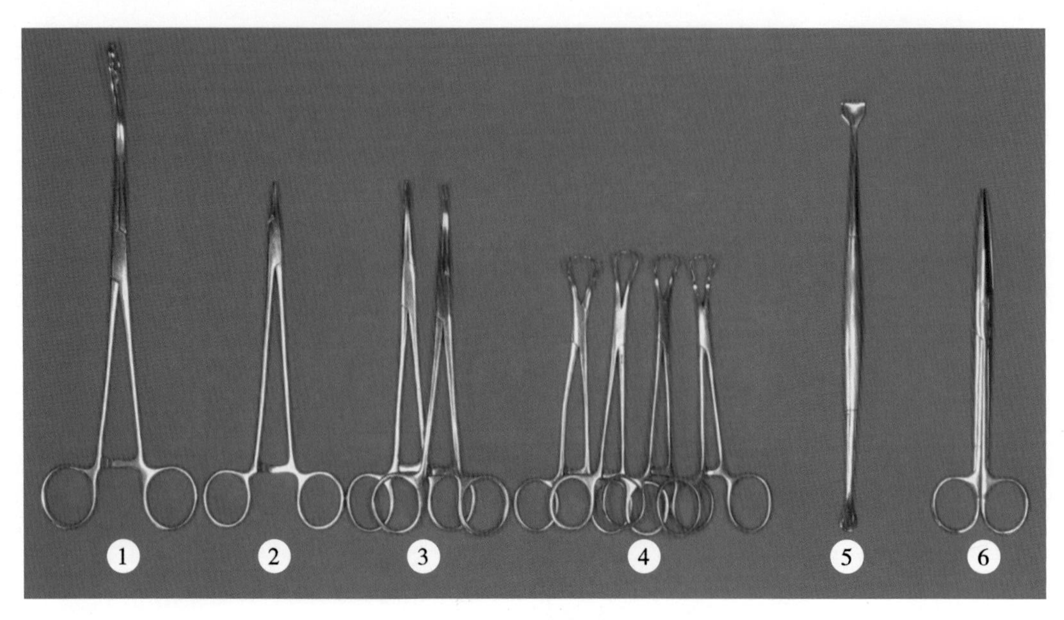

图 4-4-2　支撑喉镜器械

(三) 支撑喉镜显微器械 13 件

1. 配置表　支撑喉镜显微器械 13 件见表 4-4-3。

表 4-4-3　支撑喉镜显微器械 13 件配置表

序号	名称	规格	描述	数量
1	支撑架	/	/	1
2	显微喉钳	280 mm(长度)	管式,直,碗形	1
3	显微喉钳	230 mm(长度)	管式,直形,圆头	1
4	显微喉钳	230 mm(长度)	管式,右弯,圆头	1
5	显微喉钳	230 mm(长度)	管式,左弯,圆头	1
6	显微喉钳	230 mm(长度)	管式,上弯,圆头	1
7	喉镜	/	小号	1
8	喉镜	/	大号	1
9	显微剪刀	230 mm(长度)	管式,左弯	1
10	显微剪刀	230 mm(长度)	管式,右弯	1
11	吸引器	275 mm(长度)	弯,喉用,可控	1
12	吸引器	275 mm(长度)	弯,喉用,可控	1
13	牙垫	/	牙托,中,上下口,有孔,不锈钢	1
合计				13

2. 配置图 支撑喉镜显微器械 13 件见图 4-4-3。

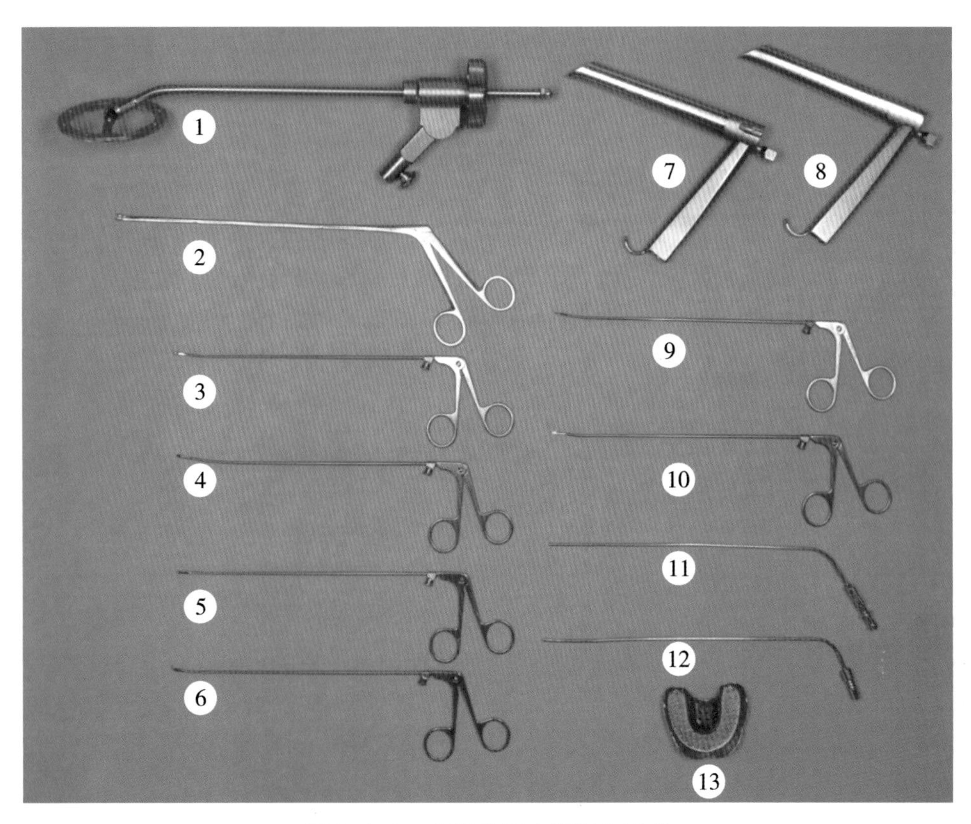

图 4-4-3 支撑喉镜显微器械 13 件

(四)气管切开器械

1. 配置表 气管切开器械见表 4-4-4。

表 4-4-4 气管切开器械配置表

序号	名称	规格	描述	数量
1	环钳	250 mm(长度)	弯,有齿	1
2	持针器	180 mm(长度)	直,粗针	2
3	组织钳	180 mm(长度)	直	4
4	中弯钳	180 mm(长度)	弯,全齿	4
5	小弯钳	140 mm(长度)	弯,全齿	4
6	蚊氏钳	125 mm(长度)	弯蚊,全齿	2
7	蚊氏钳	125 mm(长度)	直蚊,全齿	2
8	布巾钳	140 mm(长度)	尖头	4

续表 4-4-4

序号	名称	规格	描述	数量
9	刀柄	4 号	/	1
10	刀柄	7 号	/	1
11	线剪	180 mm(长度)	直	1
12	组织剪	160 mm(长度)	弯	1
13	有齿镊	125 mm(长度)	1×2 钩	1
14	平镊	125 mm(长度)	直	1
15	吸引器	220 mm(长度)	直	1
16	气管套管	10 号	/	3
17	气管拉钩	170 mm(长度)	双头(板式/三爪,锐),气管	2
18	甲状腺拉钩	200 mm(长度)	带槽	2
合计				37

2. 配置图　气管切开器械见图 4-4-4。

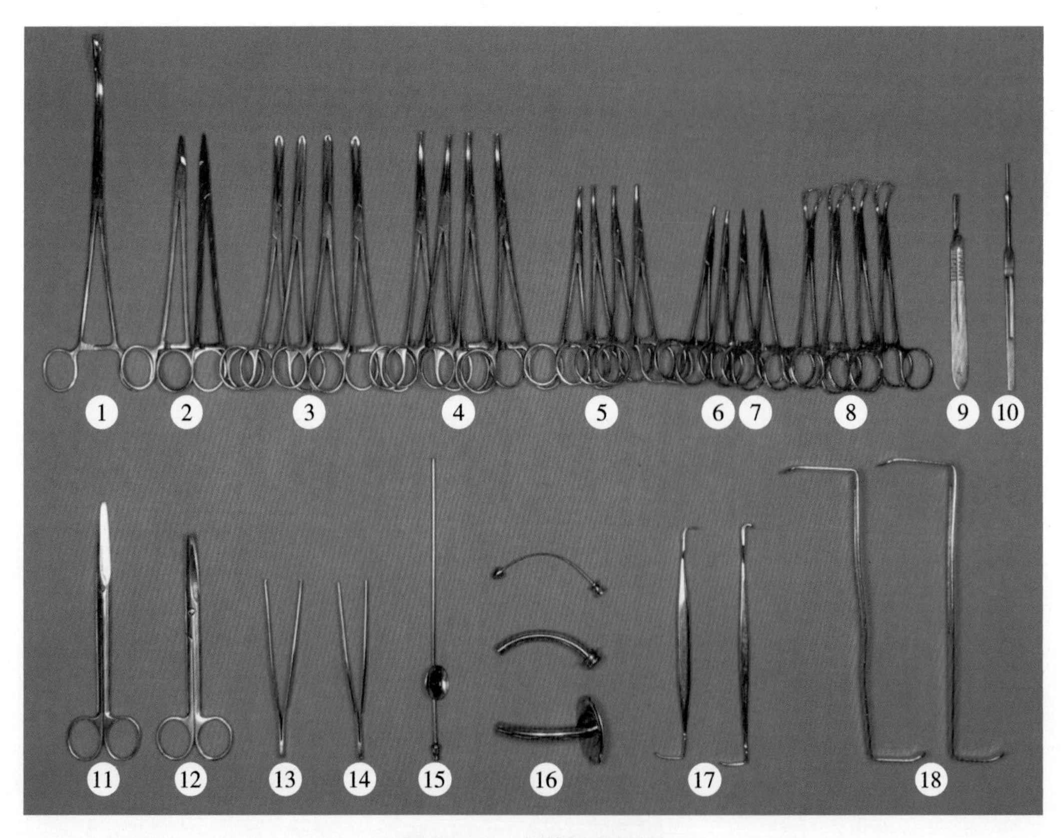

图 4-4-4　气管切开器械

二、专科补充器械

气管拉钩见图 4-4-5。

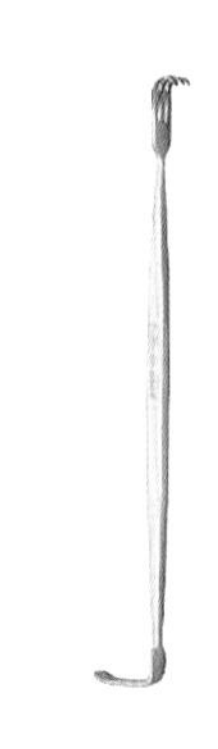

图 4-4-5　气管拉钩

三、手术器械组合应用

喉科手术器械组合见表 4-4-5。

表 4-4-5　喉科手术器械组合应用表

手术名称	器械名称	专科补充器械
喉肿物切除术	支撑喉镜器械+支撑喉镜显微器械 13 件	/
扁桃体、腺样体手术	扁桃体器械	/
颈侧径路咽、食管肿瘤切除术	甲状腺器械（见本章第七节）	气管拉钩
气管切开术	气管切开器械	/

四、应用实例

喉全切手术步骤及护理配合见表 4-4-6。

表 4-4-6　喉全切手术步骤及护理配合

手术步骤	护理配合
1. 消毒及铺巾	清点手术台上所有物品并记录 递环钳、弯盘及碘伏纱布消毒皮肤，协助手术医师铺巾
2. 连接仪器设备及管路	连接电刀笔，吸引器并固定
3. 切开皮肤、皮下及颈阔肌	递 22 号手术刀切开皮肤，血管钳分离组织，电刀笔切割皮下组织及颈阔肌并止血，干纱布拭血
4. 牵开切口，显露喉	递甲状腺拉钩牵开显露喉

续表 4-4-6

手术步骤	护理配合
5. 牵拉喉外群肌	递分离钳分离肌肉，递小弯钳夹持，脑膜剪剪断组织，3-0 号丝线或 2-0 号丝线结扎
6. 切断舌骨上、下肌群	电刀笔切断舌骨上、下肌群
7. 切除舌骨体，松动喉体	递咬骨剪切断舌骨体，生理盐水纱布拭血
8. 游离、结扎两侧喉上动静脉、喉上神经	递小直角钳游离动脉，小弯钳夹持，脑膜剪剪断，2-0 号丝线结扎
9. 离断两侧甲状软骨，食管间隙，切开环气管韧带，离断气管并缝合在皮肤上	递蚊式钳夹持或中弯钳分离，中弯钳夹持纱布穿过气管、食管间隙，组织钳提起，11 号手术刀切断气管，7×17 圆针、3-0 号丝线缝合皮肤
10. 游离喉体，将喉体后面与食管分离	递脑膜剪分离，中弯钳止血，3-0 号丝线结扎，组织钳提起喉体，中弯钳钝性分离
11. 剪开喉咽黏膜，进入喉腔，喉体完全游离后取下	递组织钳提夹黏膜，脑膜剪剪开，分离出喉体，生理盐水纱布拭血 碘伏和生理盐水混合液冲洗，吸引器头吸引 清点手术台上所有物品并记录
12. 缝合切口	递有齿镊、7×17 圆针、2-0 号丝线缝合肌肉 递 7×17 圆针、2-0 号丝线缝合皮下组织 递 7×17 角针、2-0 号丝线缝合皮肤 缝合切口前、后清点手术台上所有物品并记录
13. 更换气管套管，包扎	处理气管造口，更换气管套管，递无菌敷料包扎伤口

第五节　口腔科手术器械

一、手术器械配置

（一）基本手术器械

1. 配置表　基本手术器械见表 4-5-1。

表 4-5-1　基本手术器械配置表

序号	名称	规格	描述	数量
1	环钳	250 mm（长度）	弯，有齿	1
2	持针器	180 mm（长度）	直，粗针	2

续表 4-5-1

序号	名称	规格	描述	数量
3	中弯钳	180 mm(长度)	弯,全齿	4
4	组织钳	160 mm(长度)	直	4
5	小弯钳	140 mm(长度)	弯,全齿	4
6	小直钳	140 mm(长度)	直,全齿	4
7	蚊氏钳	125 mm(长度)	直蚊,全齿	2
8	蚊氏钳	125 mm(长度)	弯蚊,全齿	2
9	组织剪	180 mm(长度)	弯	1
10	线剪	180 mm(长度)	直	1
11	布巾钳	140 mm(长度)	尖头	4
12	有齿镊	125 mm(长度)	1×2 钩	2
13	平镊	125 mm(长度)	直	1
14	刀柄	4 号	/	1
15	刀柄	7 号	/	1
16	甲状腺拉钩	210 mm(长度)	17×31/17×43 (两端钩宽×深,mm)	2
合计				36

2. 配置图　基本手术器械见图 4-5-1。

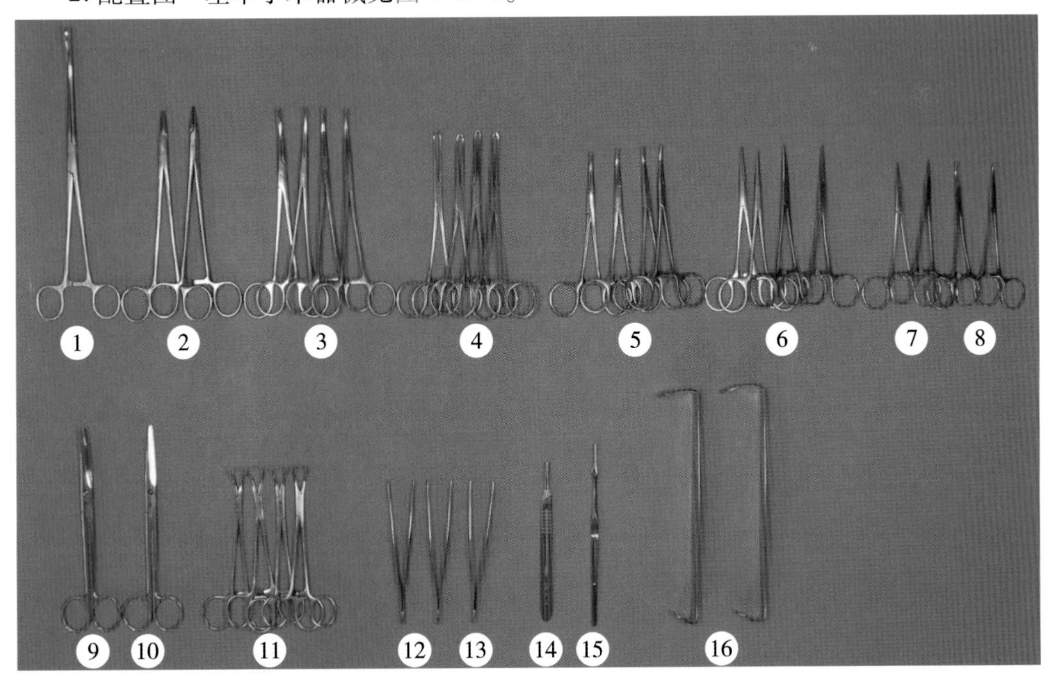

图 4-5-1　基本手术器械

(二)腭裂手术器械

1. 配置表　腭裂手术器械见表4-5-2。

表4-5-2　腭裂手术器械配置表

序号	名称	规格	描述	数量
1	环钳	250 mm(长度)	弯,有齿	1
2	持针器	220 mm(长度)	右双弯,粗针, 镶片0.5 mm(齿牙间距)	1
3	持针器	180 mm(长度)	直,粗针	1
4	中弯钳	180 mm(长度)	弯,全齿	4
5	组织钳	180 mm(长度)	直	4
6	小弯钳	140 mm(长度)	弯,全齿	4
7	布巾钳	110 mm(长度)	尖头	4
8	有齿镊	125 mm(长度)	1×2 钩	1
9	有齿镊	140 mm(长度)	1×2 钩	1
10	无损伤镊	200 mm(长度)	直头,有齿	1
11	精细组织剪	180 mm(长度)	弯,窄头,带齿	1
12	线剪	180 mm(长度)	直	1
13	刀柄	7号	/	2
14	直角钳	220 mm×90° (长度×功能端角度)	角弯,全齿	1
15	骨刀	230 mm(长度)	直,平刃,六角柄	1
16	黏膜剥离子	190 mm(长度)	双头,直	1
17	骨膜剥离子	230 mm(长度)	双头	1
18	腭裂剥离子	180 mm(长度)	左上侧	1
19	腭裂剥离子	180 mm(长度)	右上侧	1
20	腭裂剥离子	180 mm(长度)	左弯	1
21	腭裂剥离子	180 mm(长度)	右弯	1
22	吸引器	220 mm(长度)	直	1
23	全麻开口器	/	框式	8*9
合计				43

注:*号后面数字代表螺丝件数。

2. 配置图　腭裂手术器械见图 4-5-2。

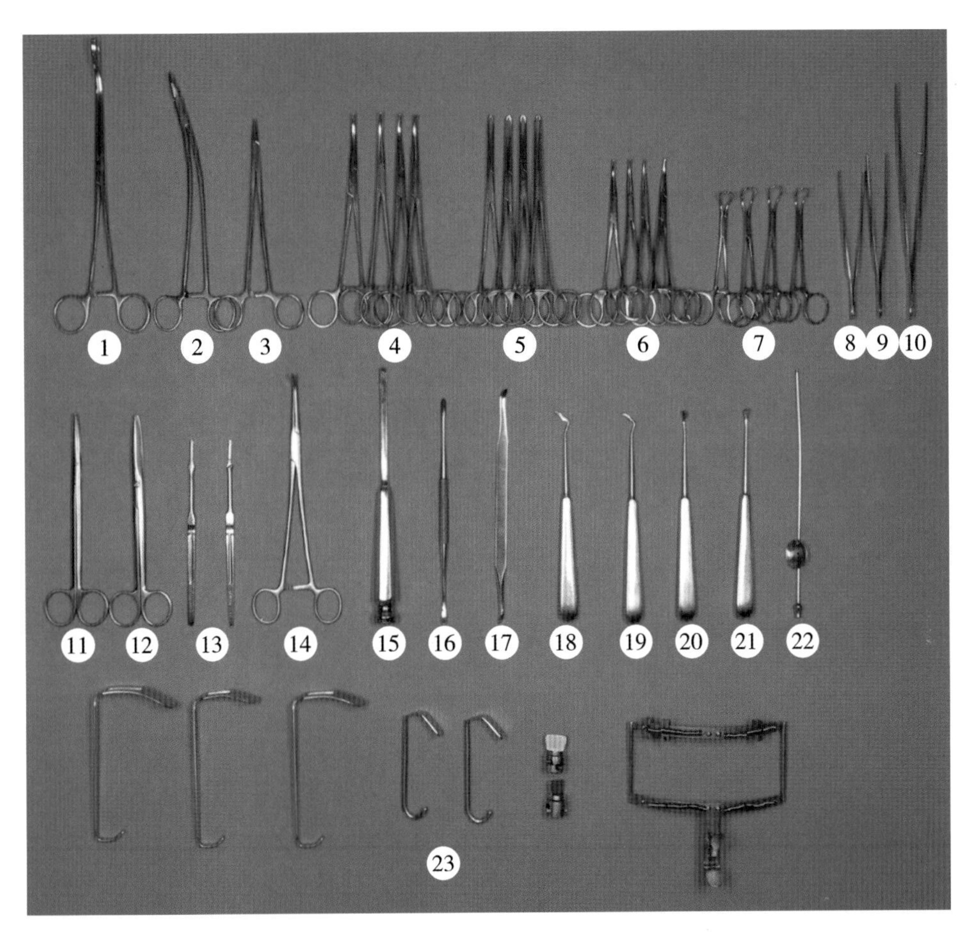

图 4-5-2　腭裂手术器械

(三)拔牙器械 16 件

1. 配置表　拔牙器械 16 件见表 4-5-3。

表 4-5-3　拔牙器械 16 件配置表

序号	名称	规格	描述	数量
1	拔牙钳	1 号	成人,镶鳃式	1
2	拔牙钳	10 号	成人,镶鳃式	1
3	无齿镊	200 mm(长度)	弯无钩	1
4	骨刀	230 mm(长度)	直,平刃,长方柄	1
5	骨剥	200 mm(长度)	弯,平刃	1
6	牙刮匙	2 号	双弯铲形,锐,双头,八角柄	1

表 4-5-3　拔牙器械 16 件配置表

序号	名称	规格	描述	数量
7	牙刮匙	2 号	双弯铲形，双头，八角柄	1
8	刮匙	160 mm（长度）	锐，双头	1
9	粘剥	190 mm（长度）	双头，直	1
10	骨锤	220 mm（长度）	270 g	1
11	牙挺	3 号，宽 4 mm	直头，空心，八角柄	1
12	牙挺	2 号，宽 3 mm	直头，空心，八角柄	1
13	牙挺	1 号，宽 3 mm	直头，空心，八角柄	1
14	丁字形牙挺	3 号	左	1
15	丁字形牙挺	4 号	右	1
16	口镜	200 mm×22 mm（长度×外径）	/	1
合计				16

2. 配置图　拔牙器械 16 件见图 4-5-3。

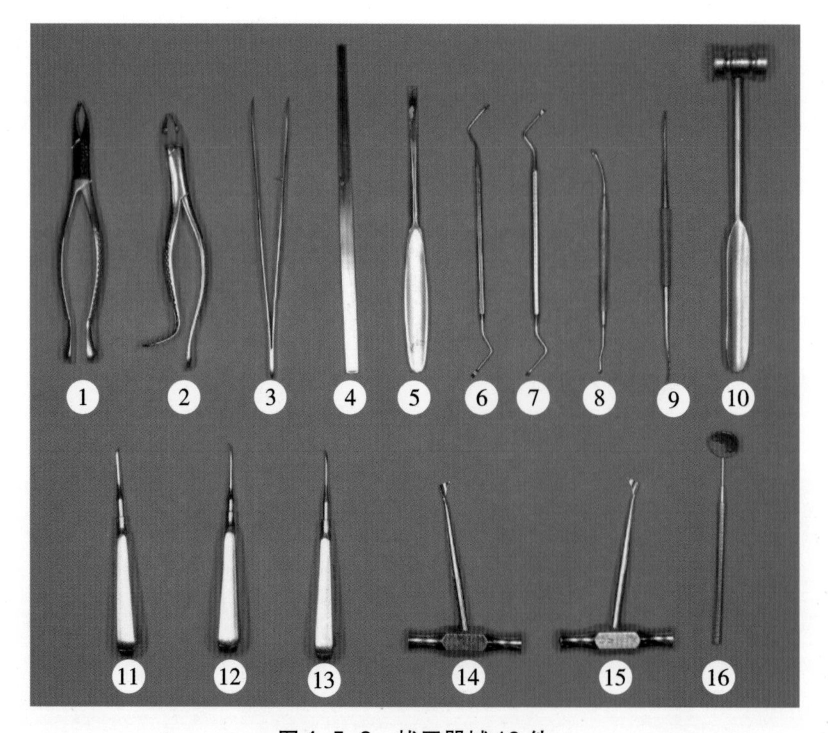

图 4-5-3　拔牙器械 16 件

(四)颌面骨折器械15件

1.配置表　颌面骨折器械15件见表4-5-4。

表4-5-4　颌面骨折器械15件配置表

序号	名称	规格	描述	数量
1	布巾钳	160 mm(长度)	尖头	2
2	头皮夹钳	160 mm(长度)	/	2
3	刮匙	160 mm(长度)	直,双头	1
4	粘剥	190 mm(长度)	双头,直	2
5	牙刮匙	2号	双弯铲形,锐,双头,八角柄	1
6	骨剥	200 mm(长度)	双头,侧弯/侧弯,扁柄	1
7	咬骨钳	240 mm×13° (长度×功能端角度)	直头,右侧角,双关节	1
8	咬骨钳	180 mm×20° (长度×功能端角度)	弯头,双关节	1
9	持骨钳	/	四齿	1
10	骨刀	240 mm(长度)	直,平刃,六角柄	1
11	骨刀	230 mm(长度)	直,平刃,六角柄	1
12	骨锤	200 mm(长度)	140 g	1
合计				15

2.配置图　颌面骨折器械15件见图4-5-4。

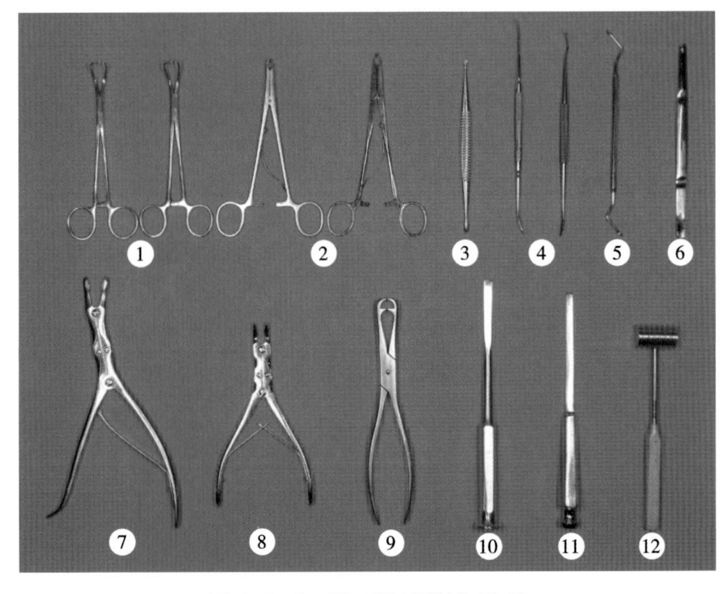

图4-5-4　颌面骨折器械15件

(五)口腔关节镜器械6件

1. 配置表　口腔关节镜器械6件见表4-5-5。

表4-5-5　口腔关节镜器械6件配置表

序号	名称	规格	描述	数量
1	小关节兰钳	85 mm(长度)	直	1
2	小关节直剪	85 mm(长度)	枪形,直头	1
3	钝形套针	/	/	1
4	锥形套针	/	/	1
5	配用套针	2.8 mm(直径)	/	1
6	套管	2.8 mm(直径)	/	1
合计				6

2. 配置图　口腔关节镜器械6件见图4-5-5。

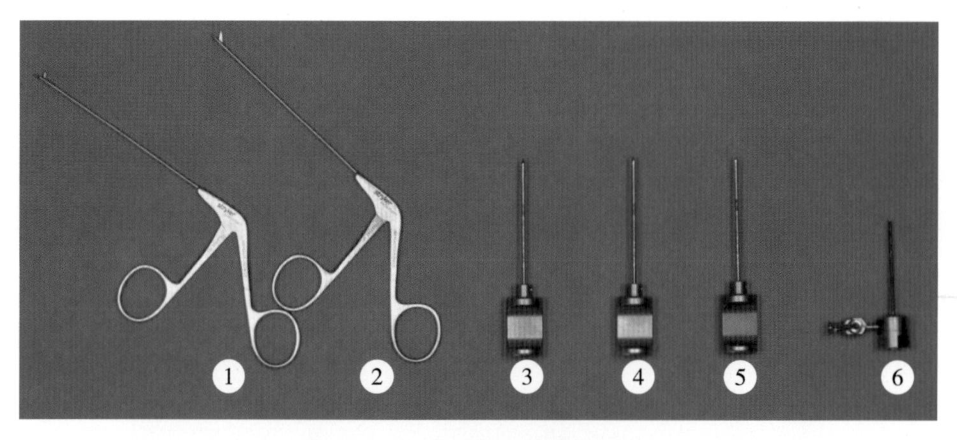

图4-5-5　口腔关节镜器械6件

(六)口腔正颌器械17件

1. 配置表　口腔正颌器械17件见表4-5-6。

表4-5-6　口腔正颌器械17件配置表

序号	名称	规格	描述	数量
1	口腔左弯钳	200 mm(长度)	左弯,髁突把持钳	1
2	口腔右弯钳	200 mm(长度)	右弯,髁突把持钳	1
3	右撑开器	235 mm(长度)	右式,上颌骨	1
4	左撑开器	235 mm(长度)	左式,上颌骨	1
5	骨剥	230 mm(长度)	直,平刃,长方柄	1

续表 4-5-6

序号	名称	规格	描述	数量
6	木柄骨刀	220 mm(长度)	直,超薄刃,圆刃,胶木柄	1
7	弧形骨刀	220 mm(长度)	直,超薄刃,圆刃,胶木柄	1
8	吸引器	220 mm(长度)	直	1
9	带吸引器拉钩	250 mm(长度)	前上弯,口腔,导光	1
10	带吸引器拉钩	250 mm(长度)	上弯,口腔,导光	1
11	带吸引器拉钩	220 mm(长度)	下弯,口腔,导光	1
12	升枝拉钩	220 mm(长度)	下颌升支	2
13	隧道拉钩	160 mm(长度)	下颌升支	1
14	脑压板	200 mm×11 mm /13 mm（长度×功能端宽度）	普通	1
15	脑压板	200 mm×20 mm /22 mm（长度×功能端宽度）	普通	1
16	钢尺	150 mm(长度)	/	1
合计				17

2. 配置图　口腔正颌器械 17 件见图 4-5-6。

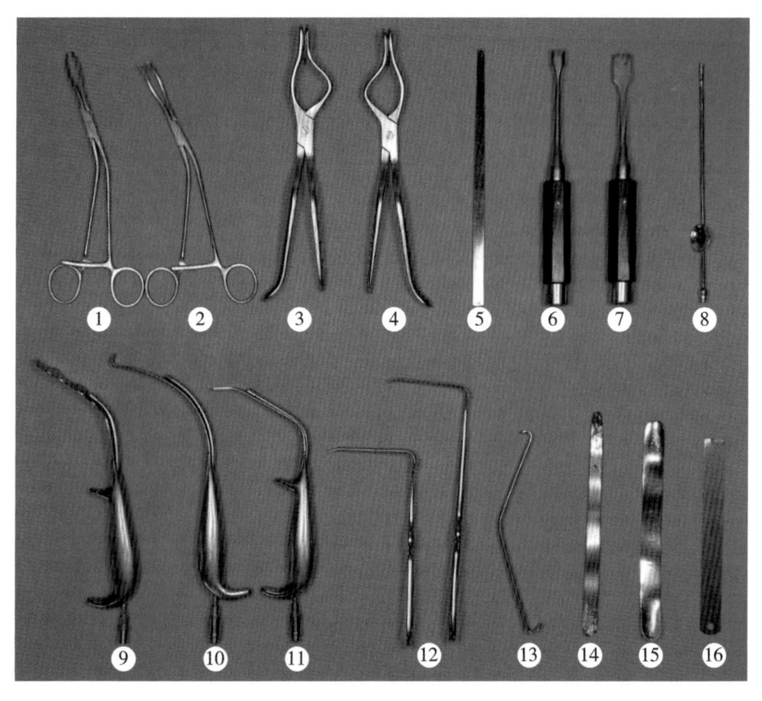

图 4-5-6　口腔正颌器械 17 件

（七）口腔科取腓骨器械

1. 配置表　口腔科取腓骨器械见表4-5-7。

表4-5-7　口腔科取腓骨器械配置表

序号	名称	规格	描述	数量
1	环钳	250 mm（长度）	弯，有齿	1
2	持针器	180 mm（长度）	直，粗针	2
3	中弯钳	180 mm（长度）	弯，全齿	4
4	组织钳	180 mm（长度）	直	4
5	扣克钳	180 mm（长度）	直，全齿，有钩	1
6	小弯钳	140 mm（长度）	弯，全齿	6
7	蚊氏钳	125 mm（长度）	弯蚊，全齿	4
8	有齿镊	125 mm（长度）	1×2 钩	1
9	刀柄	4 号	/	1
10	直角钳	220 mm（长度）	直角	1
11	直角钳	220 mm×90° （长度×功能端角度）	角弯，全齿	1
12	布巾钳	140 mm（长度）	尖头	6
13	头皮夹钳	160 mm（长度）	/	2
14	持骨器	/	四齿	1
15	精细组织剪	220 mm（长度）	弯，宽头，带齿	1
16	线剪	180 mm（长度）	直	1
17	组织剪	160 mm（长度）	弯	1
18	骨锤	220 mm（长度）	270 g	1
19	线锯柄	/	/	2
20	骨刀	230 mm（长度）	直，平刃，六角柄	1
21	骨刀	230 mm（长度）	直，平刃，六角柄	1
22	骨膜剥离子	190 mm（长度）	双头，侧弯/侧弯，扁柄	1
23	黏膜剥离子	190 mm（长度）	双头，直	1
24	刮匙	200 mm（长度）	双头	1
25	浅四齿拉钩	250mm（长度）	扁柄，四爪，钝，深部	2
26	甲状腺拉钩	117 mm、120 mm（长度）	/	2
27	小S拉钩	200 mm（长度）	S形	1

续表 4-5-7

序号	名称	规格	描述	数量
28	线锯	500 mm(长度)	/	2
29	钢尺	150 mm(长度)	/	1
30	深颈椎牵开器	280 mm(长度)	活动式,4×4 钩,钝钩,直形	1
合计				55

2. 配置图　口腔科取腓骨器械见图 4-5-7。

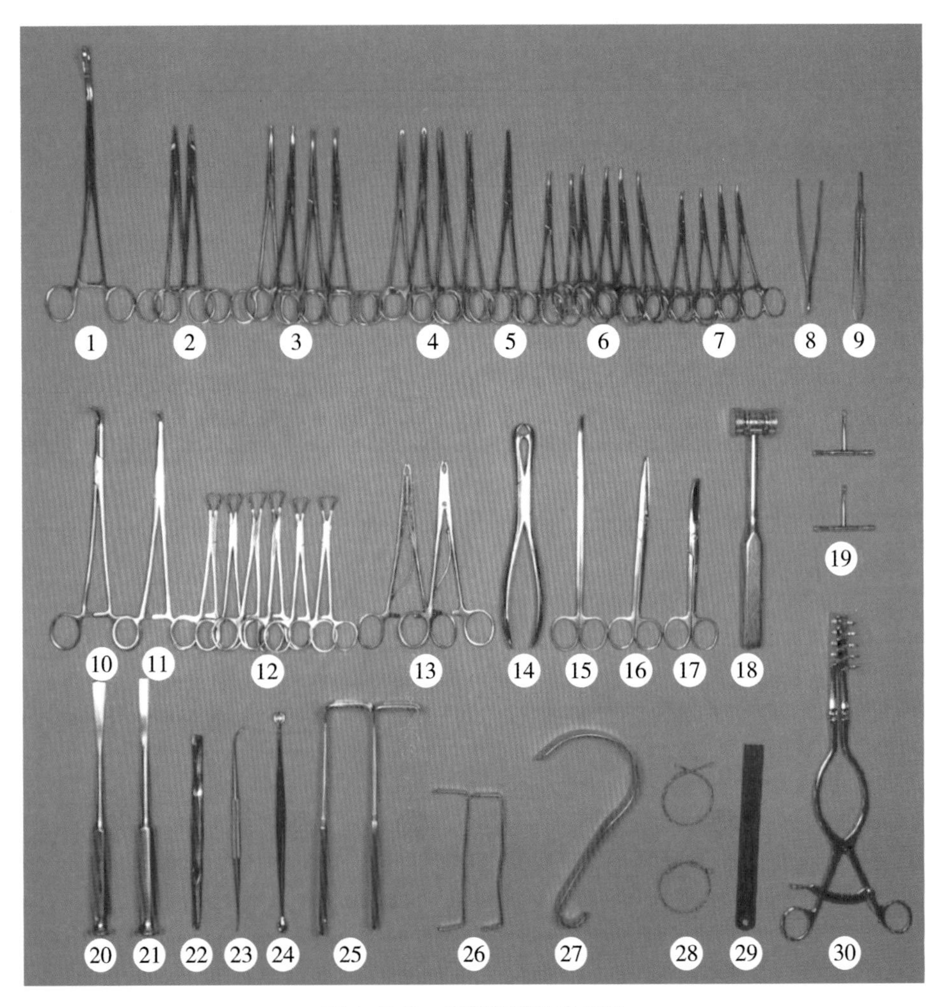

图 4-5-7　口腔科取腓骨器械

(八)口腔科取髂骨器械

1. 配置表　口腔科取髂骨器械见表4-5-8。

表4-5-8　口腔科取髂骨器械配置表

序号	名称	规格	描述	数量
1	持针器	180 mm(长度)	直,粗针	1
2	中弯钳	180 mm(长度)	弯,全齿	4
3	组织剪	160 mm(长度)	弯	1
4	刀柄	4号	/	1
5	骨锤	200 mm(长度)	140 g	1
6	尺子	150 mm(长度)	/	1
7	骨刀	230 mm(长度)	直,平刃,六角柄	2
8	骨剥	220 mm(长度)	弯,平刃	1
9	牙挺	6号,宽6 mm	弯头,空心,八角柄	1
10	刮匙	160 mm(长度)	直,双头	1
11	甲状腺拉钩	210 mm(长度)	17×31/17×43 (双头钩宽×深,mm)	2
合计				16

2. 配置图　口腔科取髂骨器械见图4-5-8。

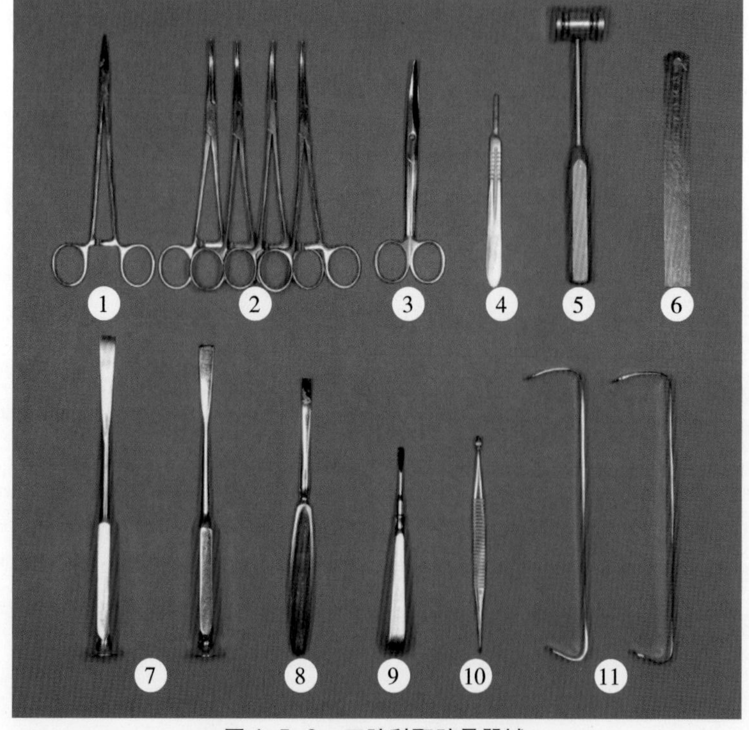

图4-5-8　口腔科取髂骨器械

(九)口腔显微器械16件

1. 配置表　口腔显微器械16件见表4-5-9。

表4-5-9　口腔显微器械16件配置表

序号	名称	规格	描述	数量
1	显微针持	140 mm(长度)	自锁,弯形	1
2	显微针持	160 mm(长度)	直形,簧式	1
3	显微针持	180 mm(长度)	直形	1
4	显微剪刀	140 mm(长度)	直形,簧式,圆柄	1
5	显微剪刀	160 mm(长度)	弯形,簧式	1
6	显微镊	140 mm(长度)	直形,圆柄	2
7	显微镊	160 mm(长度)	直形,平台,圆柄	1
8	显微蚊氏钳	125 mm(长度)	直蚊,全齿,精细	1
9	显微蚊氏钳	125 mm(长度)	弯蚊,全齿,精细	1
10	血管夹	16 mm×5.5 mm (长度×功能端宽度)	直,方尾	2
11	血管夹	20 mm(长度)	直	1
12	血管夹	37 mm(长度)	弯,结合式	2
13	血管夹	60 mm(长度)	弯,结合式	1
合计				16

2. 配置图　口腔显微器械16件见图4-5-9。

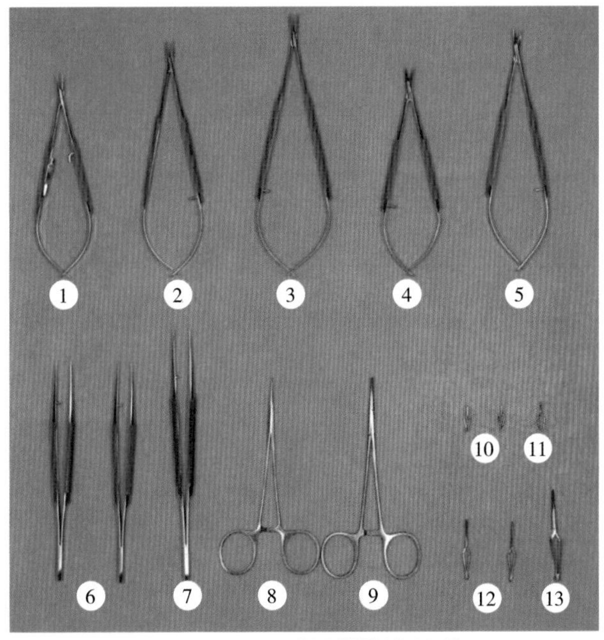

图4-5-9　口腔显微器械16件

二、专科补充器械

1. 钳式开口器　见图 4-5-10。

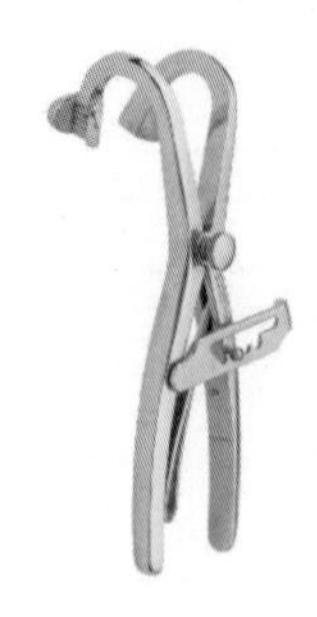

图 4-5-10　钳式开口器

2. 全麻开口器　见图 4-5-11。

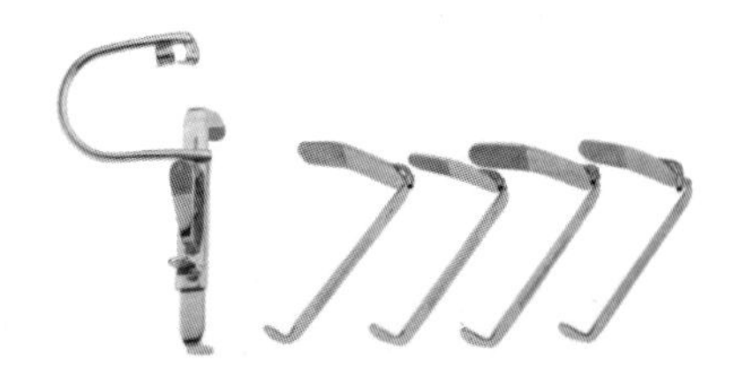

图 4-5-11　全麻开口器

三、手术器械组合应用

口腔科手术器械组合见表 4-5-10。

表 4-5-10　口腔科手术器械组合应用表

手术名称	器械名称	专科补充器械
腭裂修复术	腭裂包	
颌骨肿瘤切除术+游离皮瓣移植术	基本手术器械+取腓骨器械/取髂骨器械+口腔显微器械 16 件+颌面骨折器械 15 件	钳式开口器+动力系统
颌骨骨折手术	基本手术器械+颌面骨折器械 15 件	开口器+动力系统
正颌手术	基本手术器械+口腔正颌器械 17 件	动力系统
颞颌关节盘手术	基本手术器械+颌面骨折器械 15 件	
拔牙手术	基本手术器械+拔牙器械 16 件	

四、应用实例

1. 腭裂修复术　手术步骤及护理配合见表4-5-11。

表4-5-11　腭裂修复术步骤及护理配合

手术步骤	护理配合
1. 消毒及铺巾	清点手术台上所有物品并记录 递环钳、弯盘及碘伏纱布消毒皮肤，协助手术医师铺巾
2. 连接仪器设备及管路	连接电刀笔、双极电凝镊吸引器并固定
3. 局部止血注射	递全麻开口器牵开口腔，再次消毒口腔黏膜及鼻孔咽腔，放置生理盐水纱布，建立呼吸道隔离屏障 递盛有0.2%盐酸肾上腺素生理盐水溶液和5 mL注射器，在腭两侧、悬雍垂处局部注射
4. 切口	从腭舌弓外侧翼下颌韧带内侧开始绕过上颌结节的后内方至硬腭切开，沿牙龈缘约2 mm处向前切开粘骨膜到侧切牙
5. 剥离黏膜骨膜瓣	递腭黏膜剥离子和长无齿镊，在骨膜下分离黏膜骨膜瓣，分离至硬腭骨后缘形成两块硬腭的黏膜骨膜瓣，0.2%盐酸肾上腺素生理盐水纱布压迫创面止血
6. 松解腭大血管神经束	递长无齿镊和脑膜剪，在腭大孔穿出的腭大血管神经周围钝性分离其外周组织
7. 缝合	递7×17圆针、3-0号丝线成形缝合两侧黏膜骨膜瓣和犁骨黏膜瓣，缝合悬雍垂及软腭鼻侧黏膜，鼻侧打结；缝合肌层，使裂开的肌肉恢复其正常的解剖结构；递5×12圆针、4-0号丝线缝合口腔侧的软硬腭的黏膜层
8. 填碘仿纱条	将缝合好的黏膜瓣后退为软腭，两侧的创面填入碘仿纱条，凡士林纱布包裹碘仿纱条做成纱包，覆盖压迫腭部创面 取出咽腔纱布，移去开口器 清点手术台上所有物品并记录
9. 缝舌线	递7×17圆针、0号丝线做牙间拴扎固定纱包。于舌体前部缝线，口外打结 清点手术台上所有物品并记录

2. 舌恶性肿物切除术+游离皮瓣切取移植术　手术步骤及护理配合见表4-5-12。

表4-5-12　舌恶性肿物切除术+游离皮瓣切取移植术步骤及护理配合

手术步骤	护理配合
1. 消毒及铺巾	清点手术台上所有物品并记录 递环钳、弯盘及碘伏纱布消毒皮肤，协助手术医师铺巾。递碘伏纱布再次消毒口腔

续表 4-5-12

手术步骤	护理配合
2. 连接仪器设备及管路	连接电刀笔及吸引器并固定
3. 标记手术切口	递 5 mL 注射器针头蘸取亚甲蓝注射液在面部、颈部手术切口处画点标记
4. 切开皮肤、皮下组织	递 10 mL 注射器抽取 0.2% 盐酸肾上腺素注射液生理盐水 40 mL 皮下注射 递 10 号手术刀切开皮肤，纱布拭血，电刀笔切开皮下组织并止血
5. 清扫颈部淋巴结组织	递小弯钳，脑膜剪镊游离颈部淋巴组织；递 3-0 号丝线结扎出血点，必要时 7×17 圆针、3-0 号丝线缝扎
6. 游离暴露颈外静脉、颈内静脉、颈总动脉及迷走神经	递小弯钳、蚊氏钳游离血管、神经，3-0 号丝线结扎血管
7. 游离舌神经及舌下神经	递小弯钳游离包括颌下腺在内淋巴结、脂肪、结缔组织与颈部组织一并切除，递弯盘接标本
8. 断开下颌骨暴露舌部肿物	连接动力手柄，递持骨钳，断开下颌骨
9. 切除原发灶	递中弯钳，组织剪切除原发灶 递小弯钳、10 号手术刀在原发肿瘤切除后的边缘边界取小块组织分别行术中快速组织病理
10. 冲洗	递灭菌注射用水冲洗切口
11. 面颌、口腔消毒及铺巾	重新消毒、铺巾，更换手术器械
12. 标记前臂手术切口	递小弯钳蘸取亚甲蓝注射液做手术切口标记 递尺子依据口内切口大小测量取皮尺寸
13. 游离前臂皮瓣	设定气压止血带的参数，按充气键充气，告知麻醉医师，待压力升至设定值，告知手术医师 递 10 号手术刀切皮，小弯钳游离前臂皮瓣吻合血管
14. 腹部取皮	递亚甲蓝注射液标记皮瓣大小 递 10 号手术刀切皮，电刀笔止血 递 2-0 号可吸收缝线缝合腹部切口
15. 取游离皮瓣	递中弯钳及小弯钳夹闭桡动脉及头静脉，取下皮瓣
16. 前臂缝合	递 2-0 号丝线结扎动、静脉 生理盐水冲洗前臂 递 7×17 圆针、3-0 号丝线分层缝合
17. 植皮，封闭式负压引流	递 3-0 号可吸收缝线将皮片覆盖前臂皮肤缺损处 前臂植皮处采用封闭式负压引流

续表 4-5-12

手术步骤	护理配合
18. 血管吻合：桡动脉和面动脉（或甲状腺上动脉、颞动脉）吻合头静脉和颈内静脉分支（或颈外动脉分支）吻合	核对药品，递配制的冲洗液（盐酸利多卡因注射液 20 mL+肝素钠注射液 2 mL+0.9% 氯化钠注射液 500 mL）冲洗血管吻合口 递显微剪修剪吻合端血管 递显微针持、显微镊、8-0 号滑线吻合血管
19. 检查吻合口	递配制的冲洗液（盐酸利多卡因注射液 20 mL+肝素钠注射液 2 mL+0.9% 氯化钠注射液 500 mL）冲洗吻合口，观察有无渗血及皮瓣血运情况
20. 口内缝合	递 3-0 可吸收缝线将皮瓣与口底黏膜切缘和舌部进行缝合封闭口底
21. 下颌骨复位	递钛板、钛钉固定下颌骨两端
22. 放置引流管	递碘伏纱布消毒皮肤，递 11 号手术刀切小口，中弯钳引导，放置引流管，7×17 角针、2-0 号丝线固定引流管 清点手术台上所有物品并记录
23. 口外缝合	递 3-0 可吸收缝线缝合皮肤 清点手术台上所有物品并记录
24. 覆盖切口	递碘伏纱布消毒切口，覆盖纱布，粘贴敷贴，连接负压引流装置

第六节　神经外科手术器械

一、手术器械配置

（一）开颅探查器械

1. 配置表　开颅探查器械见表 4-6-1。

表 4-6-1　开颅探查器械配置表

序号	名称	规格	描述	数量
1	环钳	250 mm（长度）	弯，有齿	1
2	持针器	180 mm（长度）	直，粗针	3
3	组织钳	180 mm（长度）	直	8
4	小弯钳	140 mm（长度）	弯，全齿	8
5	布巾钳	140 mm（长度）	尖头	4
6	有齿镊	125 mm（长度）	1×2 钩	2
7	枪状镊	160 mm（长度）	枪状，带齿	2

续表 4-6-1

序号	名称	规格	描述	数量
8	刀柄	4 号	/	1
9	刀柄	7 号	/	1
10	脑膜剪	200 mm(长度)	弯,综合	1
11	线剪	180 mm(长度)	直	1
12	组织剪	160 mm(长度)	弯	1
13	乳突牵开器	180 mm×8° (长度×功能端角度)	活动式,4×3 钩,活节带齿	1 * 5
14	乳突牵开器	140 mm(长度)	固定式,3×4 钩,钝钩	1 * 3
15	头皮夹钳	160 mm(长度)	/	2 * 2
16	枪状镊	240 mm(长度)	枪状,直形	1
17	枪状镊	240 mm(长度)	枪状,直形	1
18	枪状镊	240 mm(长度)	枪状,直形	1
19	枪状镊	240 mm(长度)	1×2 钩,枪状	1
20	直脑外显微剪	240 mm(长度)	枪状,尖直头	1
21	吸引器	270 mm(长度)	可控缩口	1
22	吸引器	270 mm(长度)	可控缩口	1
23	吸引器	270 mm(长度)	可控缩口	1
24	脑穿针	90 mm(长度)	/	1
25	咬骨钳	240 mm×20° (长度×功能端角度)	弯头,双关节	1 * 6
26	咬骨钳	240 mm(长度)	直头,左侧角	1 * 6
27	咬骨钳	240 mm(长度)	/	1 * 6
28	神经剥离子	240 mm(长度)	带钩	1
29	黏膜剥离子	190 mm(长度)	双头,直	1
30	骨膜剥离子	220 mm(长度)	弯,平刃	1
31	骨膜剥离子	180 mm(长度)	弯,平刃	1
32	骨膜剥离子	180 mm(长度)	弯,扁柄	1
33	脑压板	200 mm×11 mm /13 mm (长度×功能端宽度)	普通	2
34	脑压板	200 mm×15 mm /18 mm (长度×功能端宽度)	普通	2
合计				58

注:* 号后面数字代表螺丝件数。

2. 配置图　开颅探查器械见图 4-6-1。

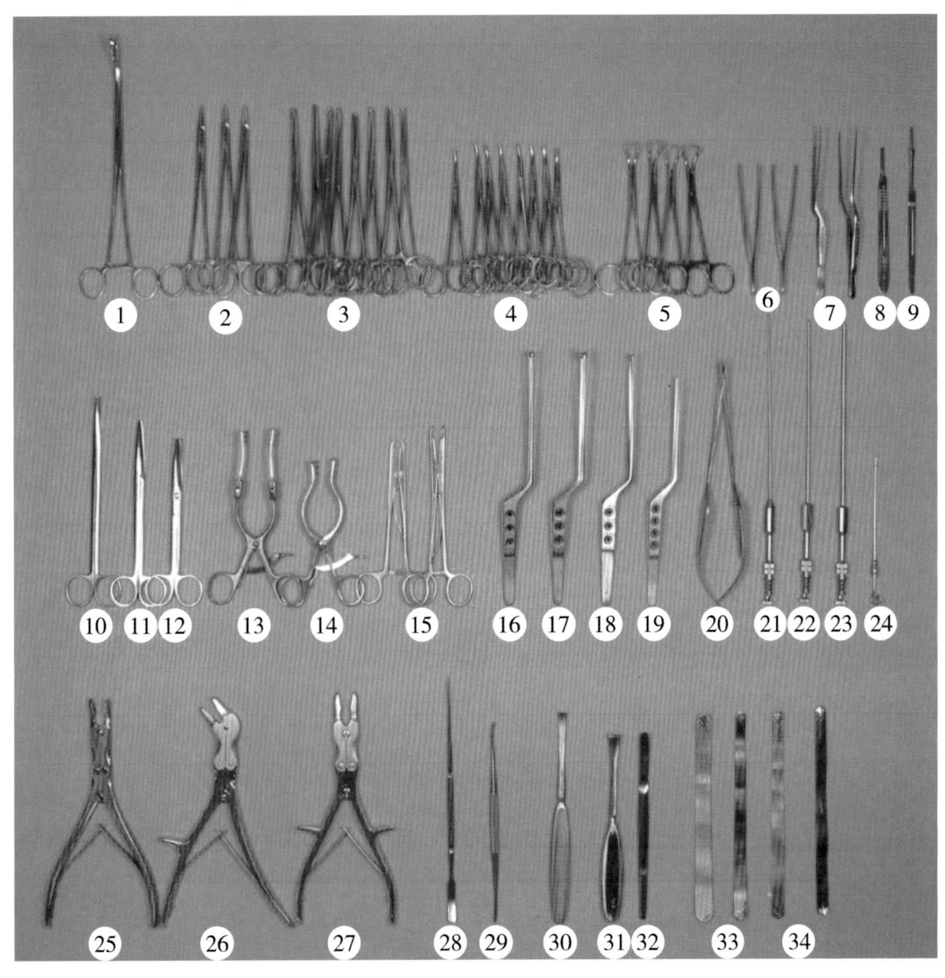

图 4-6-1　开颅探查器械

(二)经鼻蝶器械

1. 配置表　经鼻蝶器械见表 4-6-2。

表 4-6-2　经鼻蝶器械配置表

序号	名称	规格	描述	数量
1	环钳	250 mm(长度)	弯,有齿	1
2	持针器	180 mm(长度)	直,粗针	2
3	组织钳	160 mm(长度)	直	4
4	小弯钳	160 mm(长度)	弯,全齿	4
5	小直钳	160 mm(长度)	直,全齿	4
6	布巾钳	110 mm(长度)	尖头	4
7	线剪	180 mm(长度)	直	1

续表 4-6-2

序号	名称	规格	描述	数量
8	组织剪	180 mm(长度)	弯	1
9	脑膜剪	180 mm(长度)	弯,综合	1
10	刀柄	7 号	/	2
11	有齿镊	140 mm(长度)	1×2 钩	1
12	直髓核钳	200 mm(长度)	握柄式	1
13	转换式鼻窦咬骨钳	165 mm(长度)	可旋转,直形	1
14	枪状显微剪	165 mm(长度)	直,指圈,枪形,精细	1
15	鼻中隔镜	180 mm(长度)	/	1
16	甲状腺拉钩	210 mm(长度)	17×31/17×43 (双头钩宽×深,mm)	2
17	黏膜剥离子	190 mm(长度)	双头,弯	1
18	局麻针	7 号	扁桃体,弯	1
19	吸引器	270 mm(长度)	可控带套	2
20	吸引器	220 mm(长度)	可控缩口	1
21	吸引器	270 mm(长度)	可控缩口	1
22	取瘤镊	240 mm(长度)	枪状,直形,匙形	1
23	取瘤镊	240 mm(长度)	枪状,上弯	1
24	取瘤镊	240 mm(长度)	枪状,下弯	1
25	脑膜镊	225 mm(长度)	1×2 钩,枪状	1
26	脑膜镊	240 mm(长度)	枪状,无齿,精细型	1
27	显微刮匙	240 mm(长度)	枪形,上弯,直角,环状	1
28	显微刮匙	260 mm(长度)	枪状,直角,环状	1
29	显微刮匙	240 mm(长度)	枪形,下弯,环状	1
30	显微刮匙	240 mm(长度)	枪形,右弯,环状,双刃	1
31	显微刮匙	240 mm(长度)	枪形,上弯,直角,环状	1
32	显微刮匙	240 mm(长度)	枪形,上弯,直角,环状	1
33	显微脑刀	230 mm(长度)	枪状,尖角形	1
34	中隔刀	230 mm(长度)	枪状,镰式	1
35	显微剥离子	230 mm(长度)	枪状,左弯,锐	1
36	显微剥离子	240 mm(长度)	枪状,叶片状,直形	1
合计				52

2. 配置图　经鼻蝶器械见图 4-6-2。

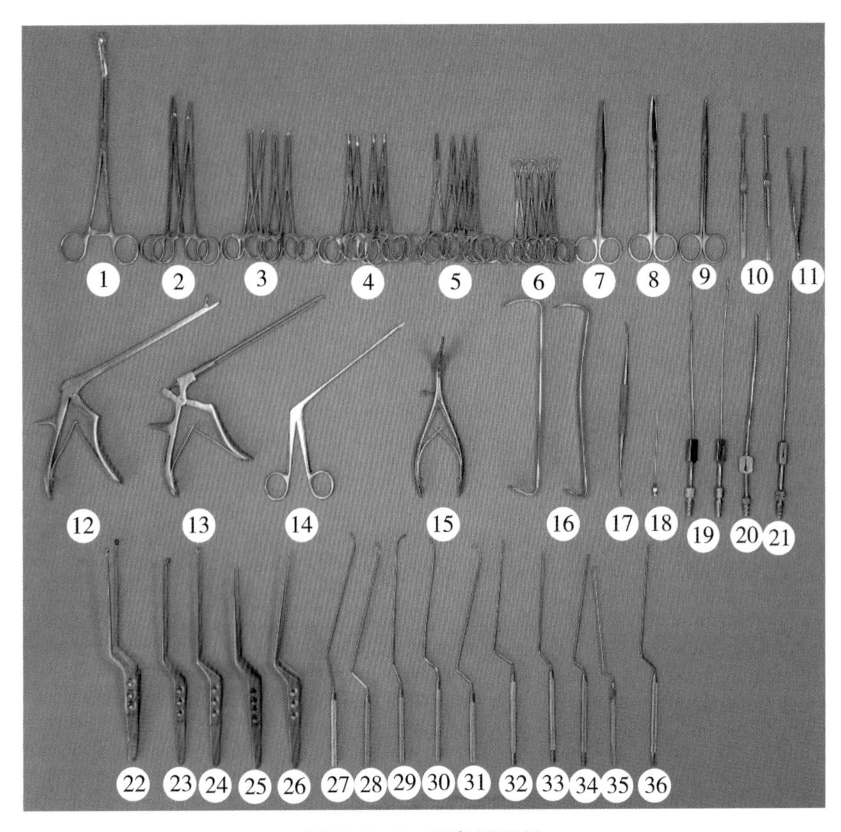

图 4-6-2　经鼻蝶器械

（三）垂体瘤器械 22 件

1. 配置表　垂体瘤器械 22 件见表 4-6-3。

表 4-6-3　垂体瘤器械 22 件配置表

序号	名称	规格	描述	数量
1	取瘤钳	130 mm×45°（长度×功能端角度）	管式，上弯，尖头	1
2	取瘤钳	130 mm（长度）	管式，直形，尖头	1
3	咬切钳	130 mm（长度）	管式，直形，反切	1
4	咬切钳	130 mm（长度）	管式，直形，尖头	1
5	剪刀	130 mm（长度）	管式，直形，长圆头	1
6	剪刀	130 mm（长度）	直形，管式	1
7	取瘤钳	130 mm（长度）	左弯，管式	1
8	剪刀	160 mm（长度）	管式，直形，尖头	1

续表 4-6-3

序号	名称	规格	描述	数量
9	鼻甲剪	160 mm×45° （长度×功能端角度）	管式，角弯，尖圆头	1
10	椎板咬骨钳	200 mm（长度）	普通型	1
11	取瘤钳	200 mm（长度）	直	1
12	电凝吸引器	330 mm（长度）	弯	1
13	剥离子	180 mm（长度）	/	1
14	刮匙吸引器	190 mm（长度）	单头，弯，环形	1
15	刮匙	190 mm（长度）	单头，弯，环形	1
16	刮匙	190 mm（长度）	单头，弯，环形	1
17	刮匙	170 mm（长度）	直，有孔，圆刃	1
18	刮匙	170 mm（长度）	直，有孔，圆刃	1
19	剥离子	190 mm（长度）	/	1
20	伸缩刀	2.5 mm（刃长）	直形伸缩式	1
21	吸引器	150 mm（长度）	/	1
22	吸引器	150 mm（长度）	/	1
合计				22

2. 配置图　垂体瘤器械 22 件见图 4-6-3。

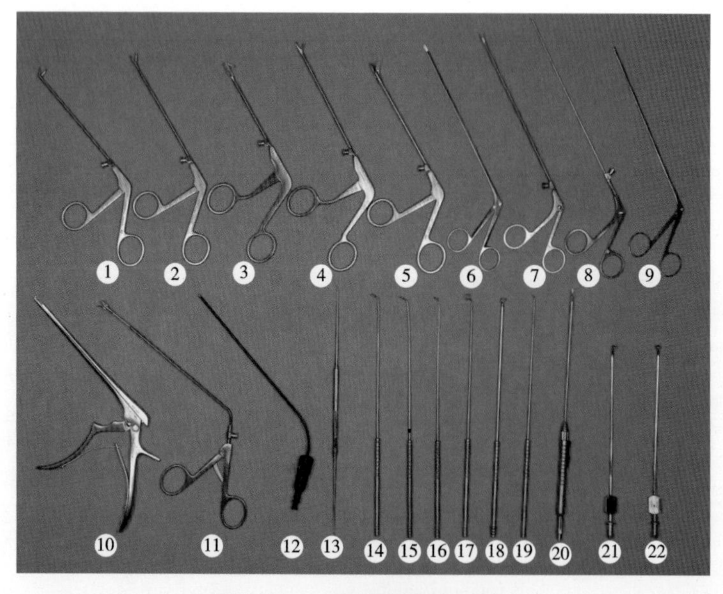

图 4-6-3　垂体瘤器械 22 件

(四)脑室镜器械 7 件

1. 配置表　脑室镜器械 7 件见表 4-6-4。

表 4-6-4　脑室镜器械 7 件配置表

序号	名称	规格	描述	数量
1	取瘤钳	300 mm(长度)	/	1
2	抓钳	300 mm(长度)	/	1
3	取瘤钳	300 mm(长度)	/	1
4	剪刀	300 mm(长度)	直头	1
5	电凝电极	300 mm(长度)	/	1
6	内芯	/	配套外鞘使用	1
7	外鞘	130 mm(长度)	/	1
合计				7

2. 配置图　脑室镜器械 7 件见图 4-6-4。

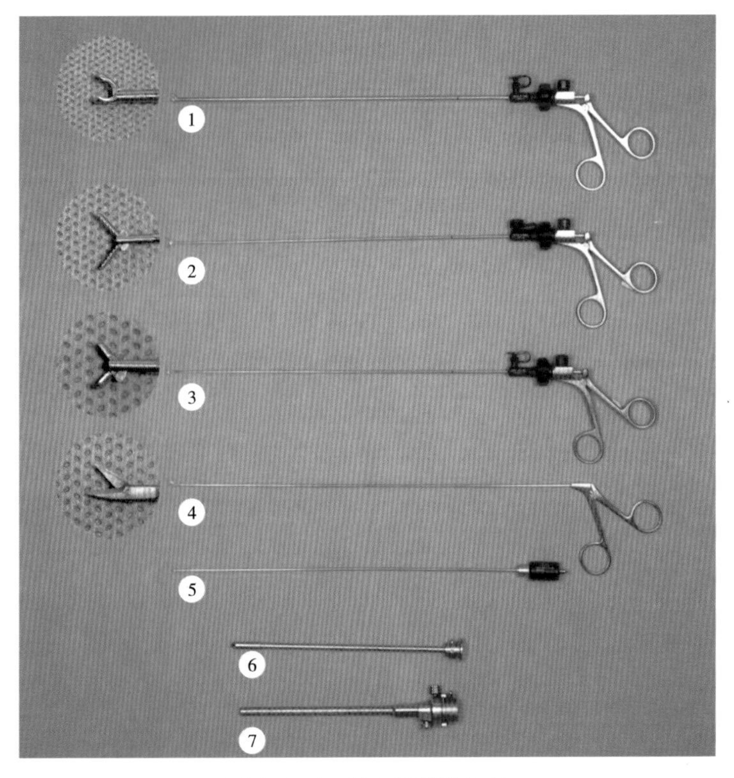

图 4-6-4　脑室镜器械 7 件

(五)钻孔器械

1. 配置表　钻孔器械见表4-6-5。

表4-6-5　钻孔器械配置表

序号	名称	规格	描述	数量
1	环钳	250 mm(长度)	弯,有齿	1
2	持针器	180 mm(长度)	直,粗针	1
3	中弯钳	180 mm(长度)	弯,全齿	2
4	小弯钳	140 mm(长度)	弯,全齿	2
5	小直钳	140 mm(长度)	直,全齿	2
6	组织钳	160 mm(长度)	直	2
7	布巾钳	140 mm(长度)	尖头	4
8	刀柄	7 号	/	1
9	有齿镊	140 mm(长度)	1×2 钩	1
10	枪状镊	160 mm(长度)	枪状,带齿	1
11	线剪	180 mm(长度)	直	1
12	组织剪	160 mm(长度)	弯	1
13	乳突牵开器	170 mm(长度)	3×3 钝钩,活节带齿	1
14	乳突牵开器	140 mm(长度)	固定式,3×4 钩,钝钩	1
15	咬骨钳	180 mm×20° (长度×功能端角度)	弯头,双关节	1
16	骨膜剥离子	220 mm(长度)	弯,平刃	1
17	黏膜剥离子	1 号,200 mm(长度)	弯/弯,双头,滚花柄	1
18	脑穿针	90 mm(长度)	/	1
19	吸引器	270 mm(长度)	可控带套	1
20	颅钻+钻头	350 mm(长度)	/	2
合计				28

2. 配置图　钻孔器械见图 4-6-5。

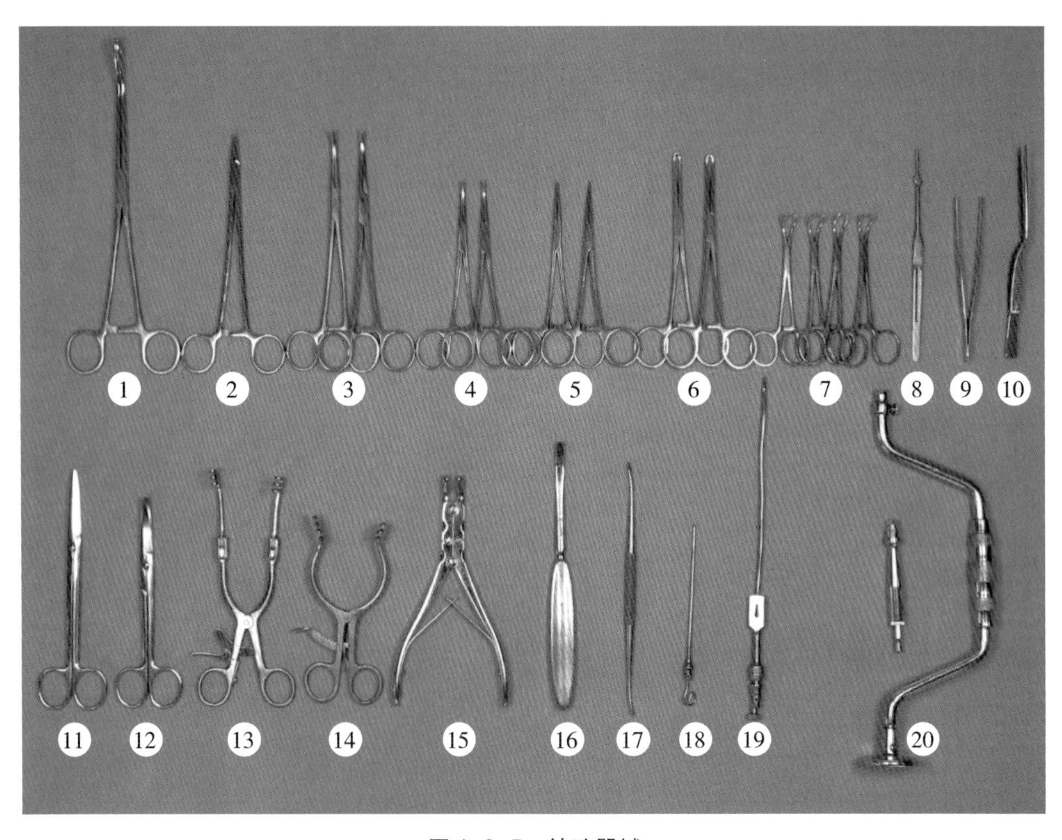

图 4-6-5　钻孔器械

(六)脑室腹腔分流器械

1. 配置表　脑室腹腔分流器械见表 4-6-6。

表 4-6-6　脑室腹腔分流器械配置表

序号	名称	规格	描述	数量
1	持针器	180 mm(长度)	直,粗针	1
2	大弯钳	220 mm(长度)	弯,全齿	2
3	中弯钳	180 mm(长度)	弯,全齿	2
4	组织钳	180 mm(长度)	直	2
5	有齿镊	140 mm(长度)	1×2 钩	1
6	刀柄	4 号	/	1
7	甲状腺拉钩	210 mm(长度)	17 mm×31 mm /17 mm×43 mm(双头钩宽×深)	2
合计				11

2. 配置图　脑室腹腔分流器械见图 4-6-6。

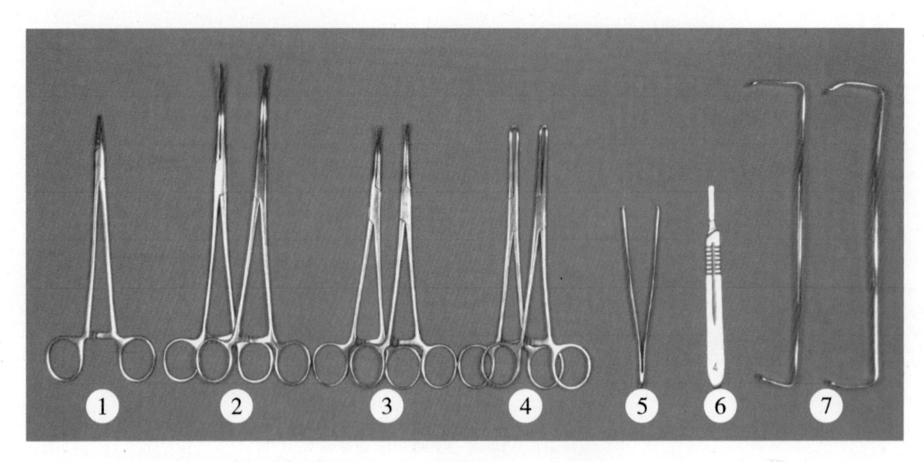

图 4-6-6　脑室腹腔分流器械

(七)脑外搭桥 6 件

1. 配置表　脑外搭桥器械 6 件见表 4-6-7。

表 4-6-7　脑外搭桥器械 6 件配置表

序号	名称	规格	描述	数量
1	显微镊	160 mm(长度)	直形,圆柄	2
2	显微镊	160 mm(长度)	直形,平台,圆柄	1
3	显微剪刀	160 mm(长度)	直形,簧式	1
4	显微剪刀	160 mm(长度)	弯形,簧式	1
5	显微弯钳	160 mm(长度)	弯形,簧式	1
合计				6

2. 配置图　脑外搭桥器械 6 件见图 4-6-7。

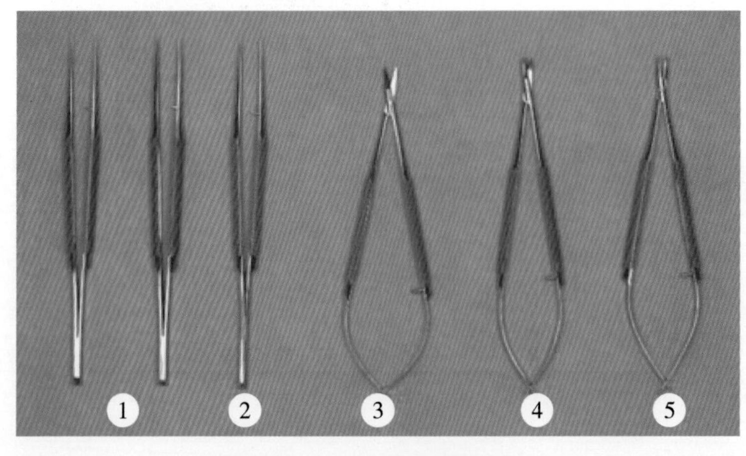

图 4-6-7　脑外搭桥器械 6 件

(八)脑外椎管器械 9 件

1. 配置表　脑外椎管器械 9 件见表 4-6-8。

表 4-6-8　脑外椎管器械 9 件配置表

序号	名称	规格	描述	数量
1	椎板咬骨钳	200 mm(长度)	普通型	1
2	椎板咬骨钳	230 mm(长度)	普通型	1
3	直髓核钳	220 mm(长度)	握柄式	1
4	牛角钩	170 mm(长度)	单钩,钝钩,直角弯	1
5	牛角钩	210 mm(长度)	单钩,钝钩,直角弯	1
6	浅颈椎开展器	280 mm(长度)	活动式,4×4 钩,钝钩,直形	1
7	深颈椎开展器	300 mm(长度)	活动式,5×6 钩,活节带齿,钝	1
8	棘突咬骨钳	240 mm(长度)	直,双关节	1
9	脑膜齿镊	200 mm(长度)	直型,2×3 钩	1
合计				9

2. 配置图　脑外椎管器械 9 件见图 4-6-8。

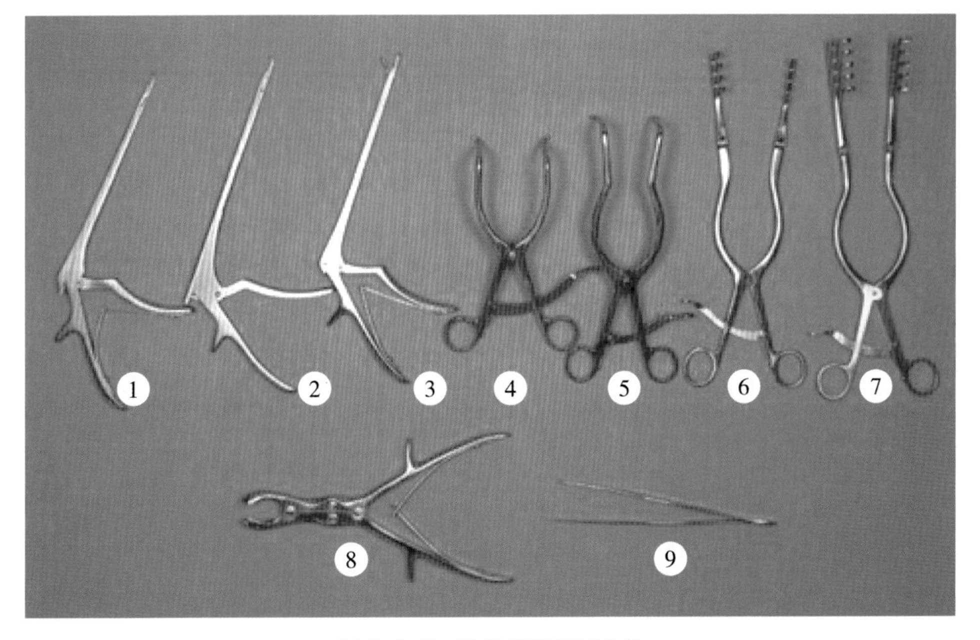

图 4-6-8　脑外椎管器械 9 件

二、专科补充器械

1. 显微剥离子　见图 4-6-9。

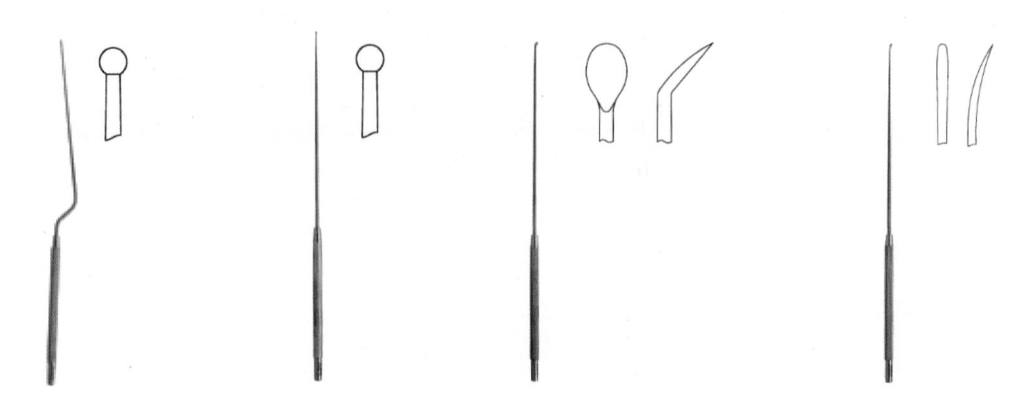

图 4-6-9　显微剥离子

2. 神经刮匙　见图 4-6-10。

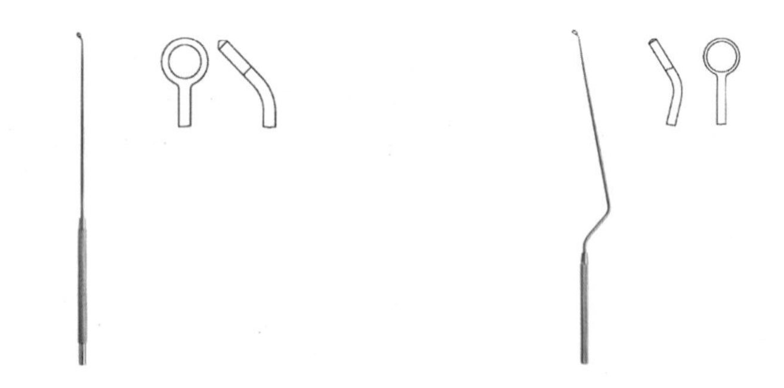

图 4-6-10　神经刮匙

3. 神经外科头架　见图 4-6-11。

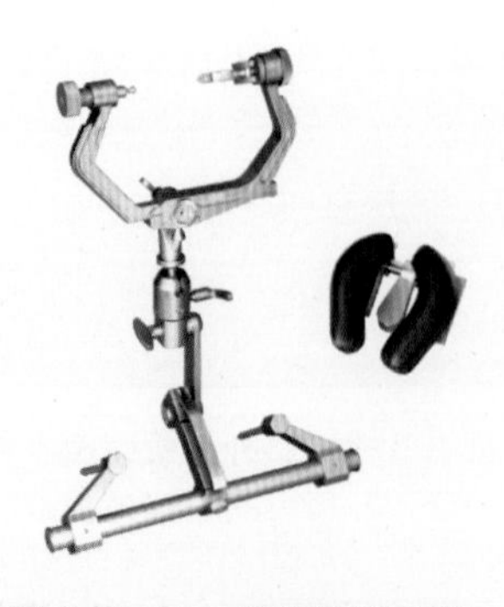

图 4-6-11　神经外科头架

4. 动脉瘤夹钳　见图 4-6-12。

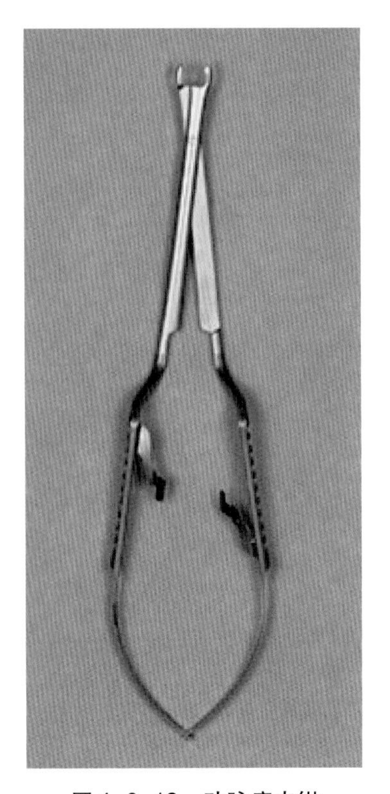

图 4-6-12　动脉瘤夹钳

5. 垂体窥镜　见图 4-6-13。

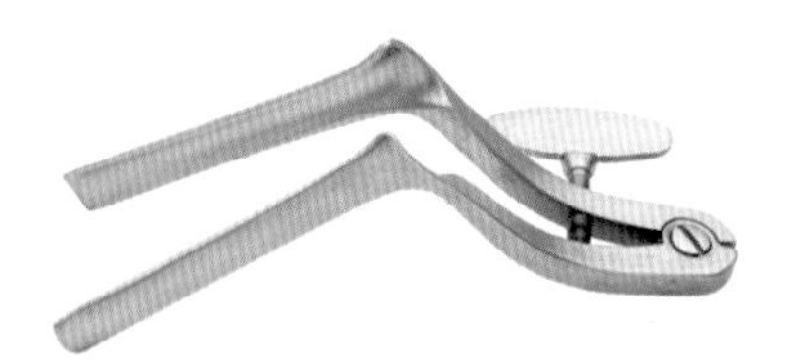

图 4-6-13　垂体窥镜

三、手术器械组合应用

神经外科手术器械组合见表 4-6-9。

表 4-6-9 神经外科手术器械组合应用表

手术名称	器械名称	专科补充器械
颅内病变切除术、颅内血肿清除术、颅骨骨瘤切除术、颅骨修补术	开颅探查器械	/
颅内动脉瘤夹闭术	开颅探查器械	动脉瘤夹镊、显微剥离子、头架
经鼻蝶显微镜下鞍区占位病变切除术	经鼻蝶器械	垂体窥镜、鼻蝶磨钻两件
经颅内镜经鼻蝶鞍区占位病变切除术	经鼻蝶器械+垂体瘤器械 22 件	/
颞浅动脉-大脑中动脉吻合术、颞浅动脉贴敷术	开颅探查器械+脑外搭桥器械 6 件	/
脑室腹腔分流手术	脑室腹腔分流器械+钻孔器械	/
经颅内镜脑室肿瘤切除术	开颅探查器械+脑室镜器械 7 件	/
脑室钻孔术、头皮肿物切除术	钻孔器械	/

四、应用实例

1. 颅内动脉瘤夹闭术　手术步骤及护理配合见表 4-6-10。

表 4-6-10 颅内动脉瘤夹闭术步骤及护理配合

手术步骤	护理配合
1. 消毒及铺巾	清点手术台上所有物品并记录 递环钳、弯盘及碘伏纱布消毒皮肤，协助手术医师铺巾
2. 连接仪器设备及管路	连接电刀笔、双极电凝镊、电钻及吸引器并固定
3. 逐层切开皮肤、皮下组织及帽状腱膜	递 22 号刀切开皮肤，递纱布按压于切口两侧，电刀笔逐层切开并止血，递头皮夹止血
4. 以锐性分离法将皮瓣沿帽状腱膜下游离并翻开，固定皮瓣	递 22 号刀锐性游离皮瓣，双极电凝止血，递骨膜剥离子协助 递生理盐水纱布覆盖皮瓣 递 9×24 圆针、0 号丝线悬吊皮瓣，递皮筋、组织钳固定，暴露颅骨
5. 颅骨钻孔	连接电钻，递颅钻钻孔，注射器抽取生理盐水冲洗骨屑 黏膜剥离子清除钻孔处骨屑，递骨蜡止血，冲洗创面
6. 去除骨瓣	递 50 mL 注射器抽取生理盐水冲洗术区 更换铣刀，递黏膜剥离子、骨蜡、咬骨钳，去除骨瓣用盐水纱布擦拭干净后用湿纱布包裹，妥善保存 递明胶海绵，填塞于骨缘和硬脑膜之间

续表 4-6-10

手术步骤	护理配合
7. 清理术野，悬吊硬脑膜	递电钻安装合适钻头骨缘打孔，脑压板垫于脑膜上方以防损伤脑膜及脑组织 50 mL 注射器抽取生理盐水冲洗硬脑膜 协助手术医师冲洗双手 递 5×12 圆针、3-0 号丝线穿过骨孔将骨缘处脑膜固定于颅骨上，预防术后硬膜外血肿 递 11 号刀切开硬脑膜，脑膜剪和小弯钳用于扩大切口 递 5×12 圆针、3-0 号丝线悬吊硬脑膜暴露脑组织 脑棉片覆盖于显露出的脑组织表面 根据手术需要更换中号或小号吸引器头
8. 暴露动脉瘤	协助套显微镜无菌保护套，并保持无菌状态 更换吸引器头，递双极电凝镊、显微剪刀解剖外侧裂，向额叶与颞叶方向轻推脑组织，显露颈内动脉，并向颈内动脉远端分离解剖，逐渐暴露动脉瘤 递显微剥离子，轻轻插入瘤颈两旁，探出一条通路，以利于动脉瘤夹的通过
9. 夹闭动脉瘤	递合适的动脉瘤夹（如难度较大，则先予以临时阻断夹阻断载瘤动脉，此时需计时）
10. 检查夹闭效果	检查动脉瘤夹的位置，观察有无出血，递明胶海绵、脑棉片、止血材料充分止血 如术中需要，静脉推注造影剂，显微镜下观察夹闭效果
11. 罂粟碱浸润术区血管	盐酸罂粟碱注射液+10 mL 生理盐水冲洗浸润载瘤动脉，预防血管痉挛，充分止血
12. 缝合硬脑膜	协助将显微镜移出手术区 递线剪，剪开悬吊线 清点手术台上所有物品并记录 递 5-0 号可吸收缝线缝合硬脑膜，50 mL 注射器抽取生理盐水冲洗 缝合后覆盖整块湿明胶海绵 传递人工硬脑膜重建脑膜解剖结构
13. 逐层关闭切口	将骨瓣用骨连接片及螺钉固定于原处 清点手术台上所有物品并记录 递小弯钳、9×24 圆针、0 号丝线缝合肌肉层 递 9×24 圆针、2-0 号丝线缝合皮下组织 递碘伏纱布消毒皮肤，9×24 角针、2-0 号丝线缝合皮肤 清点手术台上所有物品并记录
14. 覆盖切口	递碘伏纱布消毒切口，覆盖纱布，粘贴敷贴

2. 神经内镜下经鼻蝶入路鞍区占位病变切除术　手术步骤及护理配合见表4-6-11。

表 4-6-11　神经内镜下经鼻蝶入路鞍区占位病变切除术步骤及护理配合

手术步骤	护理配合
1. 消毒及铺巾	清点手术台上所有物品并记录 递环钳、弯盘及碘伏纱布消毒皮肤,协助手术医师铺巾 用稀释 10 倍碘伏盐水约 20 mL 消毒浸泡鼻腔,粘贴医用手术薄膜
2. 连接仪器设备及管路	连接单极电刀笔、双极电凝镊、内镜、电钻及吸引器并固定 安装鼻蝶手术专用附件,连接镜头
3. 选择入路鼻腔	递小直钳打开鼻腔处的医用手术薄膜,吸引器吸除碘伏盐水,遵医嘱配制盐酸肾上腺素加入适量生理盐水中,浸泡脑棉片,用于扩充鼻腔黏膜及止血
4. 确定入路方向,放置鼻内窥器	递剥离子触摸蝶窦下壁、前壁,寻找蝶窦开口,如肿瘤明显偏向一侧,则宜选择肿瘤生长偏向的鼻腔入路,放置鼻内窥器
5. 蝶窦开窗	递 11 号刀切开鼻中隔根部和蝶窦腹侧壁黏膜 递髓核钳咬除鼻中隔 扩大骨窗时递电钻磨除较厚的骨质 旋转咬骨钳及枪状咬骨钳进一步扩大骨窗
6. 鞍底开窗	递枪状咬骨钳及旋转咬骨钳咬除蝶窦隔 确定开窗位置后递电钻扩大鞍底开窗 用 20 mL 注射器抽取生理盐水冲洗术腔
7. 核实手术方向及诊断	递 1 mL 注射器 7 号局麻针头或穿刺刀穿刺鞍内,以排除鞍内动脉瘤和手术方向偏斜;如抽出陈旧性血液或肿瘤组织则可以明确诊断 递各种型号刮匙和取瘤镊或者取瘤钳夹取瘤体组织
8. 处理瘤床	递小脑棉片、双极电凝、明胶海绵止血 如无脑脊液漏则不需要填塞蝶鞍和蝶窦 如术中出现脑脊液漏则需取自体肌肉和脂肪,覆盖漏液部位,然后填充明胶海绵,充分止血
9. 处理鼻腔	清点手术台上所有物品并记录 递人工硬脑膜覆盖 止血材料填塞鼻腔,加压止血 必要时填塞碘仿纱条 清点手术台上所有物品并记录

第七节　甲状腺外科手术器械

一、手术器械配置

(一)甲状腺器械

1. 配置表　甲状腺器械见表 4-7-1。

表 4-7-1　甲状腺器械配置表

序号	名称	规格	描述	数量
1	环钳	250 mm(长度)	弯,有齿	1
2	持针器	180 mm(长度)	直,粗针	3
3	中弯钳	180 mm(长度)	弯,全齿	6
4	组织钳	160 mm(长度)	直	10
5	小弯钳	140 mm(长度)	弯,全齿	10
6	布巾钳	110 mm(长度)	尖头	2
7	蚊氏钳	125 mm(长度)	直蚊,全齿	1
8	蚊氏钳	125 mm(长度)	弯蚊,全齿	7
9	小直钳	140 mm(长度)	直,全齿	2
10	直角钳	220 mm(长度)	圆弯 R12×16,半齿,竖齿	1
11	精细分离钳	200 mm(长度)	弯,全齿	1
12	有齿镊	140 mm(长度)	1×2 钩	1
13	有齿镊	125 mm(长度)	1×2 钩	2
14	刀柄	7 号	/	1
15	刀柄	4 号	/	1
16	精细组织剪	200 mm(长度)	弯,综合	1
17	线剪	180 mm(长度)	直	2
18	小甲拉钩	117 mm、120 mm(长度)	2	
19	甲状腺拉钩	210 mm(长度)	17 mm×31 mm /17 mm×43 mm(双头钩宽×深)	2
合计				56

2. 配置图　甲状腺器械见图 4-7-1。

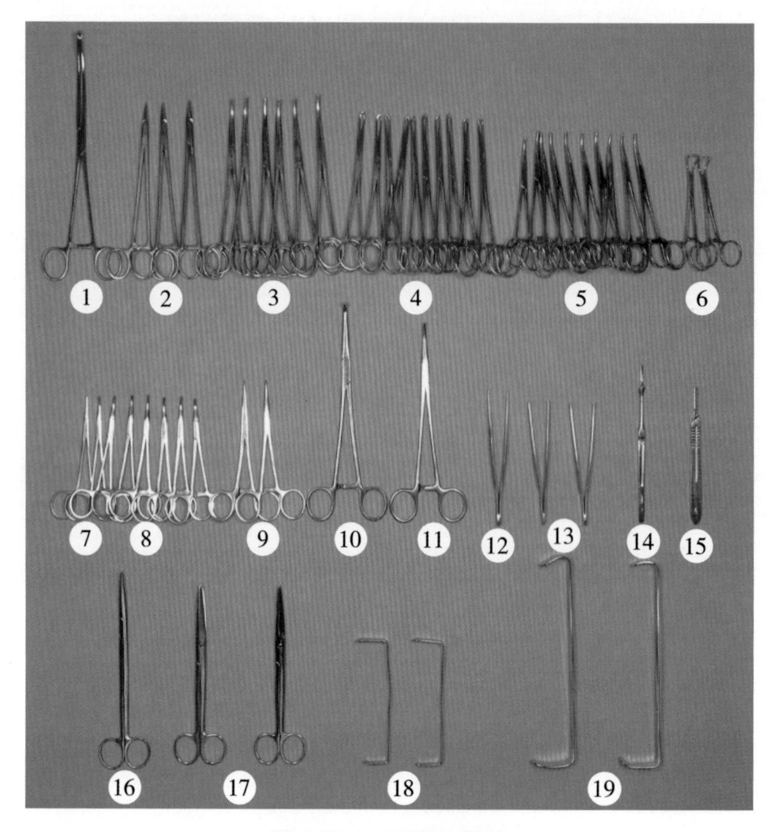

图 4-7-1　甲状腺器械

(二) 甲状腺腔镜器械 35 件

1. 配置表　甲状腺腔镜器械 35 件见表 4-7-2。

表 4-7-2　甲状腺腔镜器械 35 件配置表

序号	名称	规格	描述	数量
1	环钳	250 mm(长度)	弯,有齿	1
2	持针器	160 mm(长度)	直,粗针	1
3	大弯钳	220 mm(长度)	弯,全齿	1
4	中弯钳	180 mm(长度)	弯,全齿	2
5	小弯钳	140 mm(长度)	弯,全齿	2
6	组织钳	180 mm(长度)	直	6
7	布巾钳	160 mm(长度)	尖头	4
8	线剪	180 mm(长度)	直	1
9	眼科剪	100 mm(长度)	弯尖	1
10	有齿镊	125 mm(长度)	1×2 钩	1

续表 4-7-2

序号	名称	规格	描述	数量
11	刀柄	7 号	/	1
12	胆囊抓钳	330 mm(长度)	/	1
13	弯分离钳	330 mm(长度)	/	1
14	神经探测钳	/	/	1
15	腔镜持针器	330 mm(长度)	/	1
16	注水器	330 mm(长度)	/	1
17	钢尺	150 mm(长度)	/	1
18	电凝钩	330 mm(长度)	/	1
19	分离棒	350 mm(长度)	/	1
20	吸引器	250 mm(长度)	/	1
21	拉钩	250 mm(长度)	/	1
22	拉钩	250 mm(长度)	/	1
23	穿刺器	10.5 mm(直径)	圆筒式	1
24	穿刺器	5.5 mm(直径)	圆筒式	2
合计				35

2. 配置图　甲状腺腔镜器械 35 件见图 4-7-2。

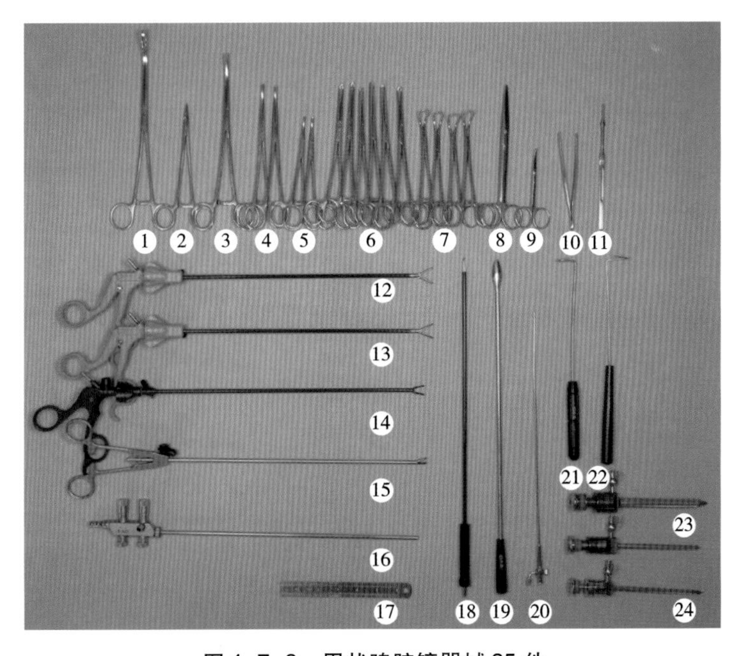

图 4-7-2　甲状腺腔镜器械 35 件

二、手术器械组合应用

甲状腺手术器械组合见表4-7-3。

表4-7-3 甲状腺手术器械组合应用表

手术名称	器械名称
甲状腺手术	甲状腺器械
腔镜甲状腺手术	甲状腺腔镜器械35件

三、应用实例

腔镜下右甲状腺切除术(经乳晕切口)手术步骤及护理配合见表4-7-4。

表4-7-4 腔镜下右甲状腺切除术(经乳晕切口)手术步骤及护理配合

手术步骤	护理配合
1. 消毒及铺巾	清点手术台上所有物品并记录 递环钳、弯盘及碘伏纱布消毒皮肤,协助手术医师铺巾
2. 连接仪器设备及管路	连接单极电凝线、双极电凝线、腔镜设备、冲洗管及吸引器并固定 打开腹腔镜,调节白平衡
3. 在预定手术区皮下注射含肾上腺素生理盐水溶液(1支+500 mL生理盐水),切口	递11号手术刀,在右侧乳晕内侧切口,递注射器连接注水器
4. 建立置管通道及部分操作空间	递分离棒钝性分离皮下组织,置入12 mm穿刺器,置入腔镜 递11号手术刀在左右乳晕上缘分别做5 mm切口,置入5 mm穿刺器,连接二氧化碳(建腔压力3 mmHg,流量3 L/min,建腔后压力6 mmHg,流量20 L/min)
5. 游离皮下至颈前区,上至甲状软骨上缘,两侧至胸锁乳突肌前缘	递无损伤抓钳,超声刀,在腔镜监视下紧贴胸肌筋膜浅层分离皮下疏松组织,至胸骨上凹脂肪,沿深面切开,沿颈阔肌深面继续游离至颈前区,暴露右侧甲状腺
6. 切除右侧甲状腺,探测喉返神经	递弯分离钳,超声刀离断甲状腺上动脉及中下极血管丛,将甲状腺向内牵拉,暴露后侧,保留甲状旁腺及其血供,切除病变甲状腺
7. 整体移除标本	递胆囊抓钳夹标本取出袋,将甲状腺标本塞入后从乳晕内侧口拉出
8. 创面检查,检查有无出血,放置引流	递吸引器,创面冲洗,检查有无活动性出血,电凝钩止血 递弯分离钳夹引流管置于气管前,角针、丝线固定 清点手术台上所有物品并记录
9. 关闭切口	递针线逐层缝合切口 清点手术台上所有物品并记录
10. 覆盖切口	递碘伏纱布消毒切口,覆盖纱布,粘贴敷贴

第八节　乳腺外科手术器械

一、手术器械配置

（一）乳腺旋切器械

1. 配置表　乳腺旋切器械见表4-8-1。

表4-8-1　乳腺旋切器械配置表

序号	名称	规格	描述	数量
1	环钳	250 mm（长度）	弯，有齿	1
2	中弯钳	180 mm（长度）	弯，全齿	1
3	精细镊	140 mm（长度）	直，精细型	1
4	有齿镊	140 mm（长度）	1×2 钩	1
5	局麻针	9号	/	1
6	小药杯	40 mL	/	1
合计				6

2. 配置图　乳腺旋切器械见图4-8-1。

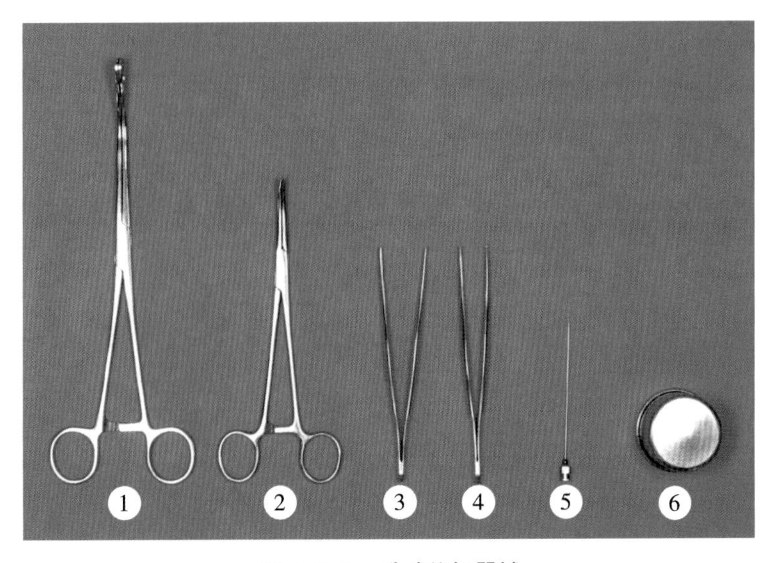

图4-8-1　乳腺旋切器械

（二）乳腺器械

1. 配置表　乳腺器械见表4-8-2。

表4-8-2　乳腺器械配置表

序号	名称	规格	描述	数量
1	环钳	250 mm（长度）	弯，有齿	1
2	持针器	180 mm（长度）	直，粗针	3
3	中弯钳	180 mm（长度）	弯，全齿	10
4	小弯钳	140 mm（长度）	弯，全齿	10
5	小直钳	140 mm（长度）	直，全齿	6
6	蚊氏钳	125 mm（长度）	弯蚊，全齿	4
7	有齿镊	125 mm（长度）	1×2 钩	2
8	无齿镊	125 mm（长度）	直	1
9	无齿镊	200 mm（长度）	直	1
10	组织钳	200 mm（长度）	直	5
11	组织钳	180 mm（长度）	直	5
12	布巾钳	140 mm（长度）	尖头	6
13	精细组织剪	200 mm（长度）	弯，综合	1
14	精细组织剪	180 mm（长度）	弯	1
15	线剪	180 mm（长度）	直	2
16	刀柄	7 号	/	1
17	刀柄	4 号	/	1
18	甲状腺拉钩	210 mm（长度）	17 mm×31 mm /17 mm×43 mm（双头钩宽×深）	2
19	小 S 拉钩	200 mm（长度）	S 形	1
合计				63

2. 配置图　　乳腺器械见图 4-8-2。

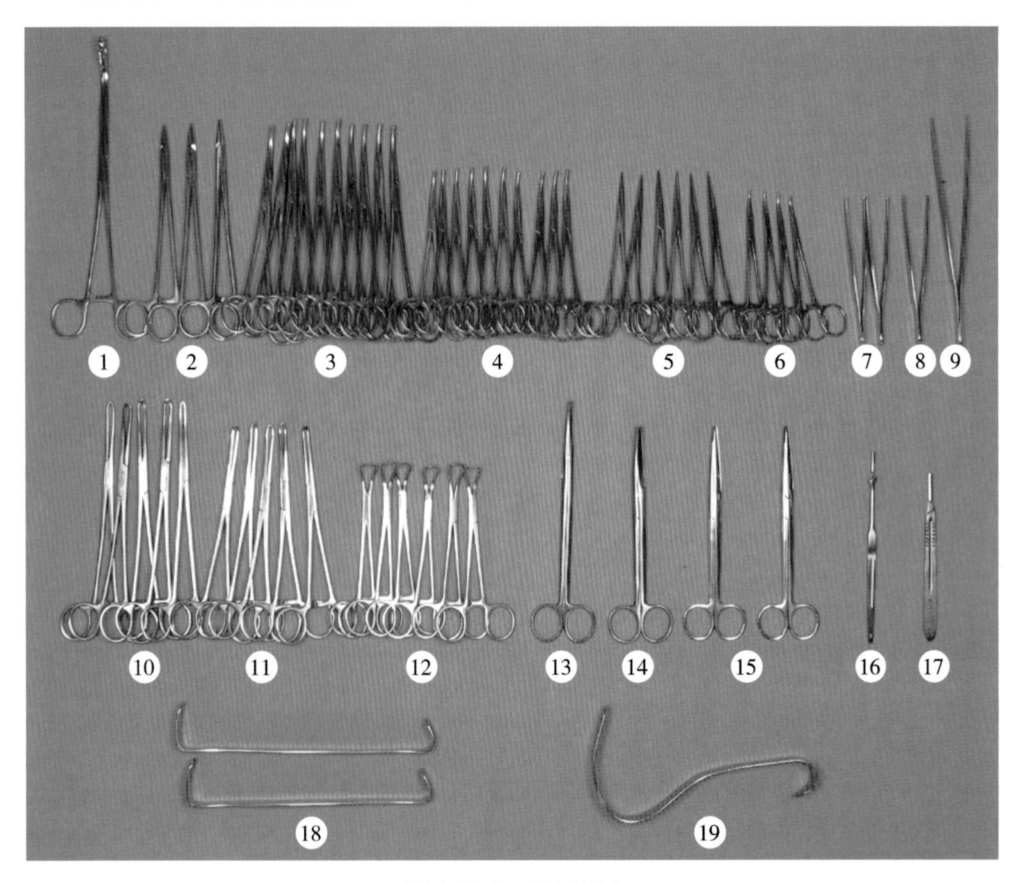

图 4-8-2　乳腺器械

二、专科补充器械

放疗机适配器见图 4-8-3。

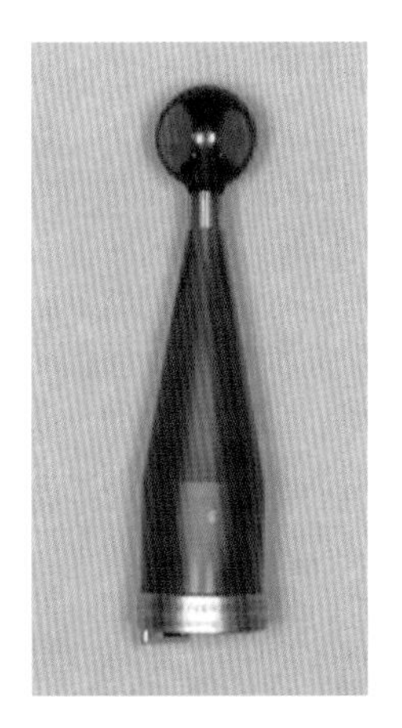

图 4-8-3　放疗机适配器

三、手术器械组合应用

乳腺器械组合见表 4–8–3。

表 4–8–3 乳腺器械组合应用表

手术名称	器械名称	专科补充器械
乳腺肿瘤微创旋切术	乳腺旋切器械	
乳腺肿物切除术、乳腺癌手术	乳腺器械	
乳腺癌保乳手术联合术中放疗	乳腺器械	放疗机适配器

四、应用实例

乳腺癌保乳手术联合术中放疗步骤及护理配合见表 4–8–4。

表 4–8–4 乳腺癌保乳手术联合术中放疗步骤及护理配合

手术步骤	护理配合
1. 消毒及铺巾	清点手术台上所有物品并记录 递环钳、弯盘及碘伏纱布消毒皮肤，协助手术医师铺巾，碘伏纱布再次消毒
2. 连接仪器设备	连接电刀笔、吸引器及超声刀并固定
3. 依次切开皮肤、皮下组织	递环钳碘伏纱布消毒 递 10 号手术刀切开皮肤 递电刀笔分离组织止血，纱布拭血 递组织钳、中弯钳和小弯钳夹持组织、分离组织
4. 探查肿块部位	递甲状腺拉钩牵开组织，暴露肿块位置
5. 游离肿块	递分离钳夹组织，电凝止血或递 2–0 号丝线结扎止血，纱布拭血，电刀笔切除肿块
6. 取出标本，等待快速病理学检查结果	手术医师、洗手护士和巡回护士三方共同确认标本名称，由巡回护士及时送检 生理盐水湿纱布覆盖手术切口 使用过的手术器械应放置在指定区域内，做好术中隔离
7. 取原发灶周边组织，及前哨淋巴结	快速病理学检查结果提示为恶性时，5 mL 注射器抽取亚甲蓝注射液或 1 mL注射器抽取纳米碳注射液皮下注射 递小直钳取原发灶切缘，按顺序摆放 递 10 号手术刀、小弯钳切取前哨淋巴结 前哨、切缘未见转移病灶
8. 术中放疗	递适配器，连接放疗机 适配器放入瘤床后，递针线缝合荷包，保证瘤床周围腺体与球形适配器紧密接触 选择合适参数进行放疗后，撤去放疗机

续表 4-8-4

手术步骤	护理配合
9. 止血、冲洗，放置引流	冲洗，电凝止血或递小弯钳、丝线结扎止血或针线缝扎血管 递 11 号手术刀、针线放置引流管并固定
10. 缝合包扎覆盖切口	递 4-0 号可吸收缝线缝合切口

第九节　胸外科手术器械

一、手术器械配置

（一）开胸器械

1. 配置表　开胸器械见表 4-9-1。

表 4-9-1　开胸器械配置表

序号	名称	规格	描述	数量
1	环钳	250 mm（长度）	弯，有齿	1
2	环钳	250 mm（长度）	弯，无齿	1
3	环钳	250 mm（长度）	直，有齿	1
4	持针器	250 mm（长度）	直，粗针	2
5	持针器	180 mm（长度）	直，粗针	3
6	大弯钳	240 mm（长度）	弯，全齿	4
7	中弯钳	220 mm（长度）	弯，全齿	4
8	小弯钳	180 mm（长度）	弯，全齿	4
9	游离钳	230 mm（长度）	Ⅱ式	1
10	直角钳	220 mm（长度）	圆弯 R12×16，半齿，竖齿	1
11	组织钳	180 mm（长度）	直	4
12	小弯钳	140 mm（长度）	弯，全齿	4
13	肺钳	200 mm（长度）	直	1
14	肺钳	200 mm（长度）	直	1
15	线剪	250 mm（长度）	直	1
16	组织剪	250 mm（长度）	弯，综合	1

续表 4-9-1

序号	名称	规格	描述	数量
17	线剪	180 mm(长度)	直	1
18	平镊	250 mm(长度)	直	1
19	无损伤镊	250 mm(长度)	直	1
20	有齿镊	125 mm(长度)	1×2 钩	2
21	刀柄	7 号	/	1
22	刀柄	4 号	/	1
23	吸引器	265 mm(长度)	角弯	1
24	甲状腺拉钩	210 mm(长度)	20 mm×55 mm /11 mm×36 mm(双头钩宽×深),双头反向	1
25	甲状腺拉钩	210 mm(长度)	17 mm×31 mm /17 mm×43 mm(双头钩宽×深)	1
26	开胸器	260 mm(长度)	胸骨	1 * 1
合计				45

注:* 号后面数字代表螺丝件数。

2. 配置图　开胸器械见图 4-9-1。

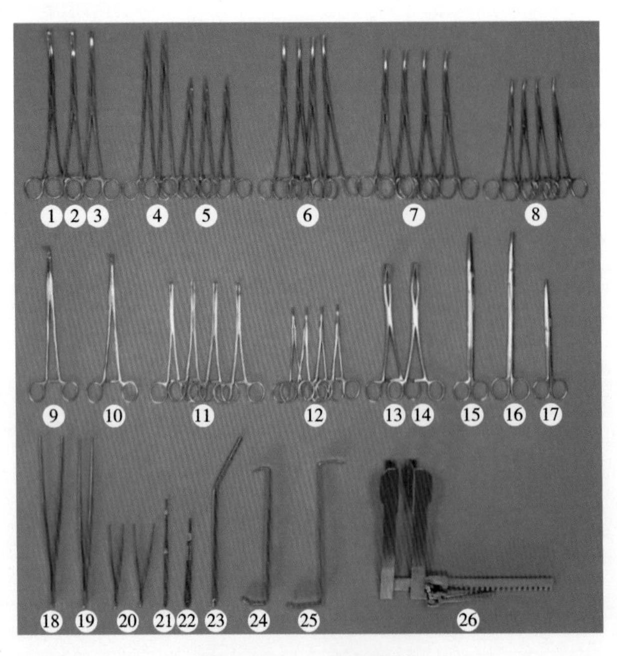

图 4-9-1　开胸器械

(二)胸腔镜器械

1. 配置表　胸腔镜器械见表4-9-2。

表4-9-2　胸腔镜器械配置表

序号	名称	规格	描述	数量
1	持针器	250 mm(长度)	直,粗针	1
2	持针器	180 mm(长度)	直,粗针	1
3	环钳	250 mm(长度)	弯,有齿	2
4	环钳	250 mm(长度)	弯,无齿	2
5	大弯钳	220 mm(长度)	弯,全齿	4
6	中弯钳	180 mm(长度)	弯,全齿	4
7	组织钳	180 mm(长度)	直	4
8	小弯钳	140 mm(长度)	弯,全齿	4
9	线剪	250 mm(长度)	直	1
10	组织剪	250 mm(长度)	弯,综合	1
11	线剪	180 mm(长度)	直	1
12	直角钳	240 mm×90° (长度×功能端角度)	角弯,全齿	1
13	游离钳	230 mm(长度)	Ⅱ式	1
14	枪状镊	160 mm(长度)	枪状,带齿	1
15	有齿镊	125 mm(长度)	1×2 钩	2
16	刀柄	7 号	/	1
17	甲状腺拉钩	210 mm(长度)	17 mm×31 mm /17 mm×43 mm(双头钩宽×深)	2
18	开胸器	260 mm(长度)	胸骨	1 * 1
合计				34

注: * 号后面数字代表螺丝件数。

2. 配置图　胸腔镜器械见图 4-9-2。

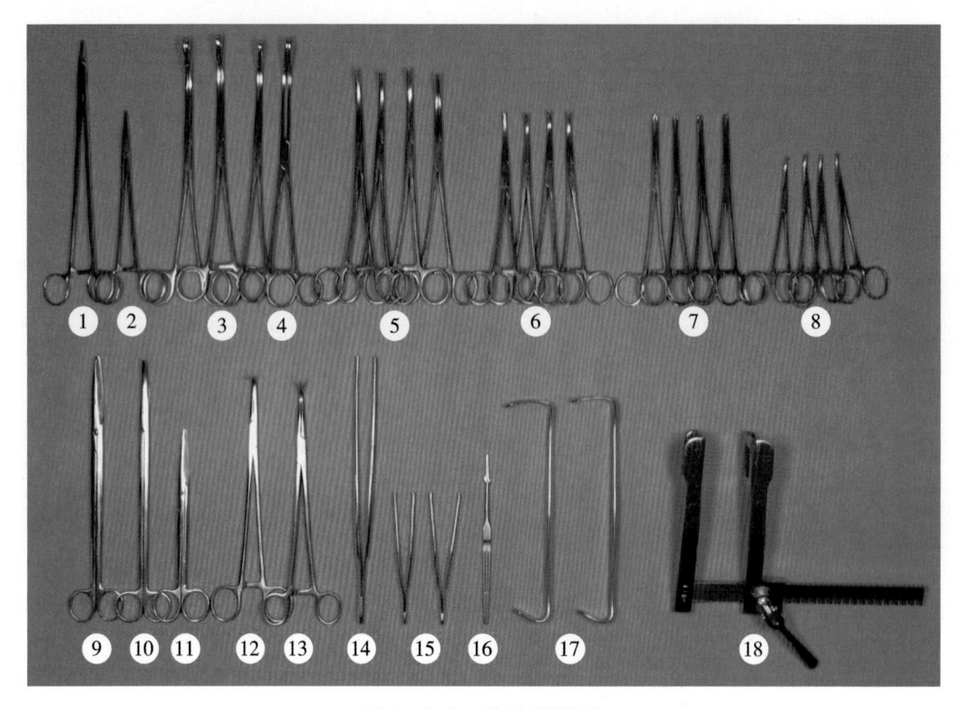

图 4-9-2　胸腔镜器械

（三）胸腔镜器械 13 件

1. 配置表　胸腔镜器械 13 件见表 4-9-3。

表 4-9-3　胸腔镜器械 13 件配置表

序号	名称	规格	描述	数量
1	胆囊抓钳	330 mm(长度)	/	1
2	弯分离钳	330 mm(长度)	/	1
3	弯分离剪	330 mm(长度)	/	1
4	紫 Hem-o-lok 钳	330 mm(长度)	/	1
5	黄 Hem-o-lok 钳	330 mm(长度)	/	1
6	三叶钳	350 mm(长度)	扇形,五爪	1
7	腔镜持针	330 mm(长度)	/	1
8	推结器	1 号,330 mm(长度)	/	1
9	电凝钩	330 mm(长度)	/	1
10	吸引器	330 mm(长度)	圆盘式	1
11	穿刺器	12.5 mm(直径)	圆筒式	1

续表 4-9-3

序号	名称	规格	描述	数量
12	穿刺器	10.5 mm(直径)	圆筒式	1
13	穿刺器	5.5 mm(直径)	圆筒式	1
合计				13

2. 配置图　胸腔镜器械 13 件见图 4-9-3。

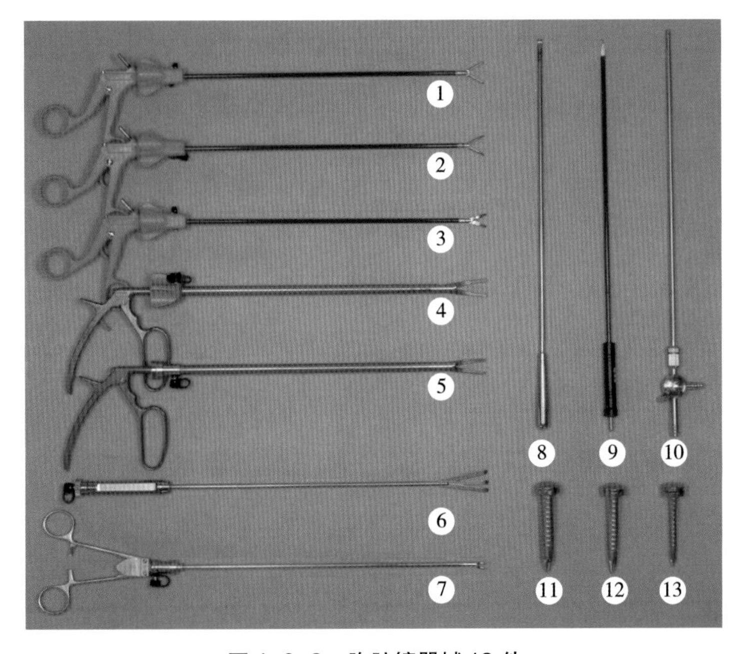

图 4-9-3　胸腔镜器械 13 件

(四)食管胸腔镜器械 23 件

1. 配置表　食管胸腔镜器械 23 件见表 4-9-4。

表 4-9-4　食管胸腔镜器械 23 件配置表

序号	名称	规格	描述	数量
1	鸭嘴钳	330 mm(长度)	/	1
2	鸭嘴钳	330 mm(长度)	/	1
3	肠钳	345 mm(长度)	/	1
4	无损伤抓钳	330 mm(长度)	/	1
5	弯分离钳	330 mm(长度)	/	1
6	弯分离剪	330 mm(长度)	/	1
7	黄 Hem-o-lok 钳	330 mm(长度)	/	1

续表 4-9-4

序号	名称	规格	描述	数量
8	紫 Hem-o-lok 钳	330 mm(长度)	/	1
9	绿 Hem-o-lok 钳	330 mm(长度)	/	1
10	三叶钳	350 mm(长度)	扇形,五爪	1
11	持针器	330 mm(长度)	/	1
12	推结器	380 mm(长度)	/	1
13	电凝钩	330 mm(长度)	/	1
14	吸引器	330 mm(长度)	圆盘式	1
15	转换器	5 ~ 10 mm(直径)	/	2
16	布巾钳	140 mm(长度)	尖头	2
17	穿刺器	10.5 mm(直径)	圆筒式	2
18	穿刺器	5.5 mm(直径)	圆筒式	3
合计				23

2. 配置图　食管胸腔镜器械 23 件见图 4-9-4。

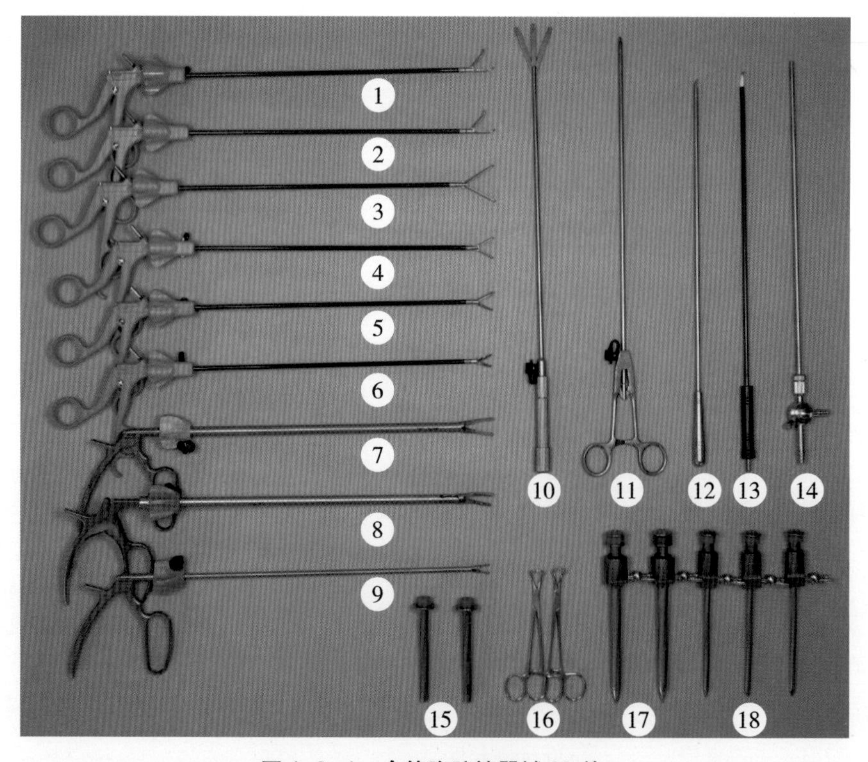

图 4-9-4　食管胸腔镜器械 23 件

(五)胸外双关节器械

1. 配置表 胸外双关节器械见表4-9-5。

表4-9-5 胸外双关节器械配置表

序号	名称	规格	描述	数量
1	吸引器(带帽)	450 mm(长度)	弯形喇叭头,小切口	1
2	推结器	380 mm(长度)	/	1
3	电凝钩	330 mm×25° (长度×功能端角度)	不规则弯	1
4	双关节环钳	340 mm (长度)	滑板式,弯,有齿,小切口	1
5	双关节直角钳	330 mm×90° (长度×功能端角度)	滑板式,弯,1×2 齿	1
6	双关节直角钳	330 mm×90° (长度×功能端角度)	滑板式,弯,1×2 齿	1
7	双关节斜角钳	330 mm×60° (长度×功能端角度)	滑板式,圆弯,1×2 齿	1
8	双关节大弯钳	330 mm(长度)	滑板式,圆弯,1×2 齿	1
9	双关节大弯钳	330 mm(长度)	滑板式,圆弯,1×2 齿	1
10	双关节蛇头钳	310 mm(长度)	滑板式,弯,有槽,小切口	1
11	双关节持针器	340 mm(长度)	滑板式,弯,细针,镶片 0.3 mm(齿牙间距)	1
合计				11

2. 配置图 胸外双关节器械见图4-9-5。

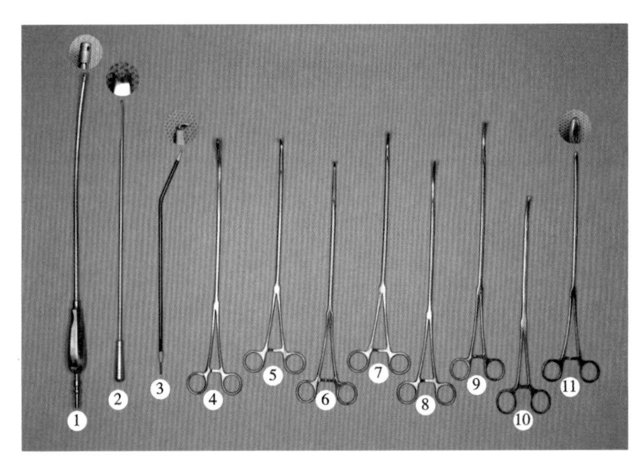

图4-9-5 胸外双关节器械

二、专科补充器械

荷包钳　见图 4-9-6。

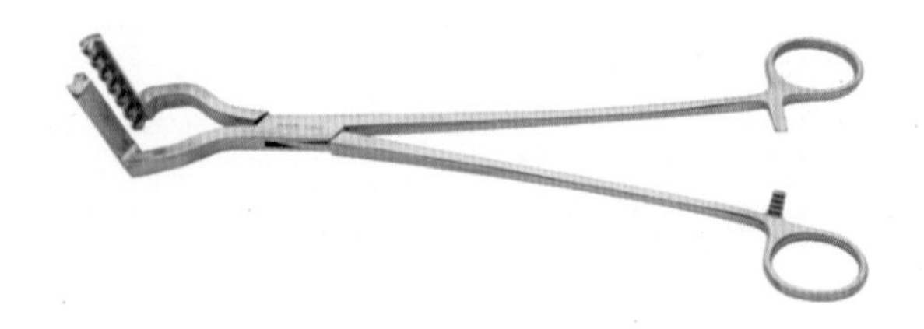

图 4-9-6　荷包钳

三、手术器械组合应用

胸外科器械组合见表 4-9-6。

表 4-9-6　胸外科器械组合应用表

手术名称	器械名称	专科补充器械
经胸腔镜肺、纵隔、胸膜手术	胸腔镜器械+胸腔镜 13 件/胸外双关节器械	
开胸肺、纵隔、胸膜手术	开胸器械	
经胸腔镜食管癌根治术	开胸器械+食管胸腔镜 23 件	荷包钳
开胸食管癌根治术	开胸器械	荷包钳

四、应用实例

1. 经胸腔镜肺癌根治术　手术步骤及护理配合见表 4-9-7。

表 4-9-7　经胸腔镜肺癌根治术步骤及护理配合

手术步骤	护理配合
1. 消毒及铺巾	清点手术台上所有物品并记录 递环钳、弯盘及碘伏纱布消毒皮肤，协助手术医师铺巾 碘伏纱布再次消毒，粘贴医用手术薄膜
2. 连接仪器设备及管路	连接电刀笔、胸腔镜及吸引器并固定 打开胸腔镜，调节白平衡
3. 建立操作通道，置入镜头	递 11 号刀在第 4/5 肋间切开皮肤 递中弯钳、电刀笔逐层切开至胸腔 递纱布拭血，递切口牵开保护器保护切口 置入镜头，递中弯钳夹纱布固定镜头

续表 4-9-7

手术步骤	护理配合
4. 探查病变，分离肺周围粘连组织	递双关节环钳牵拉肺组织辅助暴露肺门 递腔镜吸引器、电凝钩分离粘连组织 及时清理电凝钩上的焦痂
5. 游离肺门肺静脉、肺动脉并切断相应的血管	递腔镜吸引器、超声刀游离血管间隙 递双关节血管钳钝性分离血管间隙后夹线送至血管间隙，递小弯钳胸腔外固定线尾 递血管切割吻合器离断血管
6. 游离支气管周围结缔组织，切除病变，清扫淋巴结	递腔镜吸引器、双关节血管钳，钝性分离气管 递气管切割闭合器离断气管 递双关节淋巴结钳、超声刀清扫淋巴结
7. 止血，胸腔冲洗	递电刀笔止血，温灭菌注射用水或生理盐水冲洗胸腔
8. 肺充气试验，检查支气管残端是否漏气	递生理盐水 500～600 mL 倒入胸腔，麻醉医师膨胀肺叶配合通气试验，检查是否漏气
9. 放置胸腔引流管	递碘伏纱布消毒皮肤，11 号刀切开皮肤 递 13×24 角针、0 号丝线固定胸腔引流管 清点手术台上所有物品并记录
10. 逐层关闭胸腔	递 13×34 圆针、双 1 号丝线缝合肋间，关闭胸腔 清点手术台上所有物品并记录 13×24 圆针、1 号丝线，0 号丝线缝合肌肉层 13×24 圆针、2-0 号丝线缝合皮下 10×28 角针、2-0 号丝线缝合皮肤 清点手术台上所有物品并记录
11. 覆盖切口	递碘伏纱布消毒切口，覆盖纱布，粘贴敷贴

2. 胸、腹腔镜辅助食管癌根治术　手术步骤及护理配合见表 4-9-8。

表 4-9-8　胸、腹腔镜辅助食管癌根治术步骤及护理配合

手术步骤	护理配合
1. 消毒及铺巾	清点手术台上所有物品并记录 递环钳、弯盘及碘伏纱布消毒皮肤，协助手术医师铺巾 碘伏纱布再次消毒，粘贴医用手术薄膜
2. 连接仪器设备及管路	连接电刀笔、胸腔镜及吸引器并固定 打开胸腔镜，调节白平衡
3. 建立操作孔，置入镜头	递 11 号刀，于腋中线第 7 肋间切开皮肤，置入 10 mm 穿刺器，置入胸腔镜镜头于腋前线第 4 肋间、肩胛下线第 6 肋间、第 9 肋间，分别置入 2 个 5 mm 穿刺器和 1 个 12 mm 穿刺器

续表 4-9-8

手术步骤	护理配合
4. 探查病变食管,游离食管,确认有无外侵,清扫淋巴结	递鸭嘴钳、腔镜长持针器夹"花生米""进行钝性分离,充分暴露后纵隔 递超声刀游离食管清理淋巴结,纱布拭血,电凝钩止血 及时清理电凝钩及超声刀上的焦痂
5. 游离并切断奇静脉	递 Hem-o-lok 钳夹结扎钉结扎奇静脉后离断
6. 游离中下 1/3 食管	递腔镜持针器夹持 0 号丝线,分离钳辅助进行食管悬吊,游离中下1/3 食管
7. 止血、放置引流	电凝钩止血,放置引流管,递 10×28 角针、0 号丝线固定 清点手术台上所有物品
8. 逐层关闭切口	递 10×28 圆针、0 号丝线及 10×28 角针、2-0 号丝线缝合切口
9. 覆盖切口	递碘伏纱布消毒切口,覆盖纱布,粘贴敷贴
10. 转为平卧位后消毒及铺巾	递环钳、弯盘及碘伏纱布消毒皮肤,协助手术医师铺巾,粘贴医用手术薄膜
11. 连接仪器设备及管路	连接电刀笔、胸腔镜及吸引器并固定 打开胸腔镜,调节白平衡
12. 建立操作通道,置入镜头	递布巾钳提起脐上皮肤,递 11 号刀切开皮肤,分别置入 10 mm、12 mm、5 mm穿刺器,置入胸腔镜镜头
13. 游离胃	调节手术床为头高脚底位 递腔镜鸭嘴钳、腔镜抓钳、超声刀游离胃周围组织 递 Hem-o-lok 钳夹结扎钉结扎胃动脉
14. 颈部切口,游离颈部食管	调平手术床 递碘伏纱布消毒颈部 递 22 号刀切开颈部皮肤,递中弯钳、组织钳协助牵拉,2-0 号丝线结扎出血点 递甲状腺拉钩牵开皮肤,暴露术野 电刀笔游离颈部食管 递 2 把大弯钳,长组织剪剪断食管。组织钳夹碘伏纱布消毒断端 递中弯钳辅助,圆针 1 号丝线缝扎胸段食管断端,另一根 1 号丝线 与单独 1 根 1 号丝线一并打结,递小弯钳夹住线尾
15. 腹部正中切口,建立管状胃	递碘伏纱布消毒腹部 递 22 号刀切开腹部皮肤,纱布拭血,电刀笔依次切开逐层组织,将胸段食管及胃从腹部切口拉出,线剪剪断连线,中弯固定贯穿胸腔线尾 递 2-0 号丝线结扎胃旁血管分支 递切割吻合器进行管状胃成型,弯盘盛放标本 递无损伤镊,5×12 圆针、3-0 号丝线加固包埋,使残胃成管状 递圆针 1 号丝线在管状胃头端进行缝线,将线尾与腹腔的线尾一起打结

续表 4-9-8

手术步骤	护理配合
16. 重建食管	递中弯钳夹持牵拉出管状胃至颈部切口 递荷包钳、荷包线在颈段食管缝合包，中弯钳夹持吻合器钉砧头放入荷包内，圆针 2-0 丝线加固 递组织钳 3 把夹持胃底组织，电刀笔切开胃底，一次性吸引器头抽吸胃内残余内容物，组织钳夹碘伏纱布消毒。递吻合器管身用碘伏浸湿，进行吻合 递切割吻合器切断食管残端，弯盘接取标本
17. 加固颈部吻合口	递无损伤镊、3-0 号可吸收线或 5×12 圆针、3-0 号丝线加固吻合口
18. 留置胃管，营养管	递石蜡油润滑胃管及营养管前端后，自鼻腔插入
19. 缝合腹部、颈部切口	腹部缝合：递 13×24 圆针、0 号丝线缝合肌层；13×24 圆针、2-0 号丝线缝合皮下；13×24 角针、2-0 号丝线缝合皮肤 颈部缝合：递 7×17 圆针、2-0 号丝线缝合肌层；7×17 角针、2-0 号丝线缝合皮下 在关闭颈部、腹部切口前后及缝合皮肤后，清点手术台上所有物品并记录
20. 覆盖切口	递碘伏纱布消毒切口，覆盖纱布，粘贴敷贴

第十节 心脏外科手术器械

一、手术器械配置

（一）成人体外器械

1. 配置表　成人体外器械见表 4-10-1。

表 4-10-1　成人体外器械配置表

序号	名称	规格	描述	数量
1	胸骨牵开器	240 mm（长度）	双叶，可转，胸骨	1 * 5
2	环钳	250 mm（长度）	弯，有齿	1
3	持针器	250 mm（长度）	直，细针，镶片 0.3 mm（齿牙间距）	1
4	持针器	220 mm（长度）	直，细针，镶片 0.3 mm（齿牙间距）	1
5	持针器	200 mm（长度）	直，细针，镶片 0.3 mm（齿牙间距）	1

续表 4-10-1

序号	名称	规格	描述	数量
6	持针器	180 mm(长度)	直,粗针	2
7	钢丝结扎钳	190 mm(长度)	镶片	1
8	管钳	180 mm(长度)	/	2
9	中弯钳	180 mm(长度)	弯,全齿	10
10	扣克钳	180 mm(长度)	直,全齿,有钩	10
11	组织钳	160 mm(长度)	直	4
12	布巾钳	160 mm(长度)	尖头	4
13	线剪	250 mm(长度)	直	1
14	精细组织剪	200 mm(长度)	弯,综合	1
15	线剪	180 mm(长度)	直	1
16	组织剪	160 mm(长度)	弯	1
17	蚊氏钳	125 mm(长度)	弯蚊,全齿	14
18	蚊氏钳	125 mm(长度)	直蚊,全齿	4
19	游离钳	230 mm(长度)	Ⅱ式	1
20	游离钳	230 mm(长度)	Ⅲ式	1
21	直角钳	220 mm×90° (长度×功能端角度)	角弯,全齿	1
22	心耳钳	240 mm(长度)	/	1
23	主动脉阻断钳	190 mm(长度)	弯	1
24	持瓣钳	260 mm(长度)	/	1
25	老虎钳	200 mm(长度)	虎头	1
26	无损伤镊	250 mm(长度)	直	1
27	无损伤镊	250 mm(长度)	直	2
28	无损伤镊	250 mm(长度)	直	1
29	有齿镊	125 mm(长度)	1×2 钩	2
30	心脏拉钩	220 mm(长度)	/	1
31	心脏拉钩	220 mm(长度)	/	1
32	心脏拉钩	200 mm(长度)	/	1
33	心脏拉钩	200 mm(长度)	/	1
34	心脏拉钩	200 mm(长度)	/	1
35	心脏拉钩	200 mm(长度)	/	1

续表 4-10-1

序号	名称	规格	描述	数量
36	心脏拉钩	200 mm(长度)	/	1
37	心脏拉钩	180 mm(长度)	/	1
38	心脏拉钩	130 mm×90° (长度×功能端角度)	角弯,钝头	1
39	心脏拉钩	230 mm(长度)	球头	1
40	心脏拉钩	260 mm(长度)	直型	1
41	甲状腺拉钩	210 mm(长度)	17 mm×31 mm /17 mm× 43 mm(双头钩宽×深)	1
42	脑压板	200 mm×15 mm /18mm (长度×功能端宽度)	普通	1
43	刀柄	7 号	/	2
44	刀柄	4 号	/	1
45	勺子	/	/	1
46	粗线绳	/	/	1
47	小药杯	40 mL	/	1
48	红色橡胶管	14 号、16 号	/	4
合计				96

注:红色橡胶管 14 号、16 号各 2 个;＊号后面数字代表螺丝数量。

(2)配置图　成人体外器械见图 4-10-1。

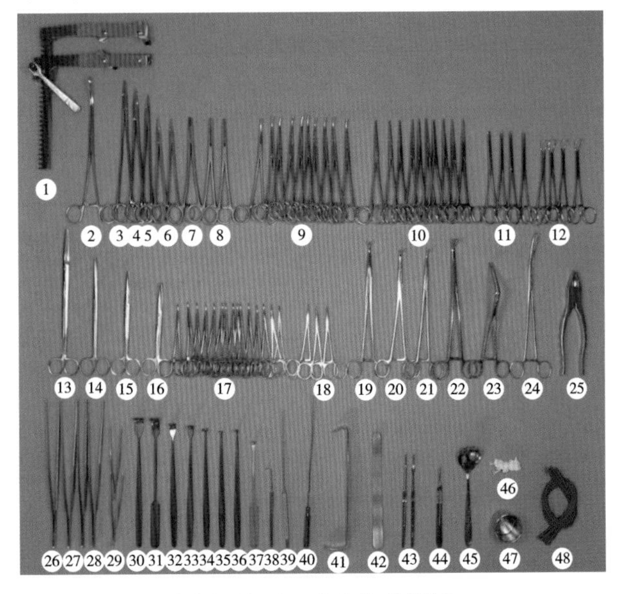

图 4-10-1　成人体外器械

(二)小儿体外器械

1.配置表　小儿体外器械见表4-10-2。

表4-10-2　小儿体外器械配置表

序号	名称	规格	描述	数量
1	环钳	250 mm(长度)	弯,有齿	1
2	持针器	220 mm(长度)	直,粗针,镶片0.5 mm(齿牙间距)	1
3	持针器	200 mm(长度)	直,粗针,镶片0.5 mm(齿牙间距)	2
4	持针器	180 mm(长度)	直,粗针	2
5	中弯钳	180 mm(长度)	弯,全齿	10
6	扣克钳	140 mm(长度)	直,全齿,有钩	4
7	扣克钳	180 mm(长度)	直,全齿,有钩	4
8	组织钳	180 mm(长度)	直	6
9	蚊氏钳	125 mm(长度)	弯蚊,全齿	17
10	蚊氏钳	125 mm(长度)	直蚊,全齿	1
11	线剪	250 mm(长度)	直	1
12	精细组织剪	200 mm(长度)	弯,综合	1
13	线剪	180 mm(长度)	直	1
14	组织剪	160 mm(长度)	弯	1
15	管钳	180 mm(长度)	/	2
16	游离钳	230 mm(长度)	Ⅲ式	1
17	心耳钳	205 mm(长度)	/	1
18	游离钳	230 mm(长度)	Ⅲ式	1
19	直角钳	200 mm(长度)	/	1
20	主动脉阻断钳	160 mm(长度)	直	1
21	持瓣钳	260 mm(长度)	/	1
22	有齿镊	140 mm(长度)	1×2 钩	2
23	刀柄	7号	/	2
24	刀柄	4号	/	1
25	布巾钳	140 mm(长度)	尖头	4
26	吸引器	270 mm(长度)	可控带套	1

续表 4-10-2

序号	名称	规格	描述	数量
27	无损伤镊	250 mm(长度)	直,无损伤	1
28	无损伤镊	220 mm(长度)	直,无损伤	1
29	无损伤镊	200(长度)	直,无损伤	1
30	无损伤镊	180 mm(长度)	直,无损伤	1
31	心脏拉钩	210 mm×90° (长度×功能端角度)	直型,球头	1
32	心脏拉钩	260 mm(长度)	直型	1
33	心脏拉钩	140 mm(长度)		1
34	心脏拉钩	200 mm(长度)	/	1
35	心脏拉钩	200 mm(长度)	/	1
36	心脏拉钩	200 mm(长度)	/	1
37	心脏拉钩	184 mm(长度)	10 mm×5.5 mm /20 mm× 6.5 mm(双头钩宽×深)	2
38	甲状腺拉钩	210 mm(长度)	17 mm×31 mm /17 mm× 43 mm(双头钩宽×深)	1
39	脑压板	200 mm×15 mm /18 mm (长度×功能端宽度)	/	1
40	勺子	/	/	1
41	小药杯	40 mL	/	1
42	红色橡胶管	/	/	4
43	细线绳	/	/	4
合计				94

注:红色橡胶管 12 号、14 号各 2 个。

2. 配置图　小儿体外器械见图 4-10-2。

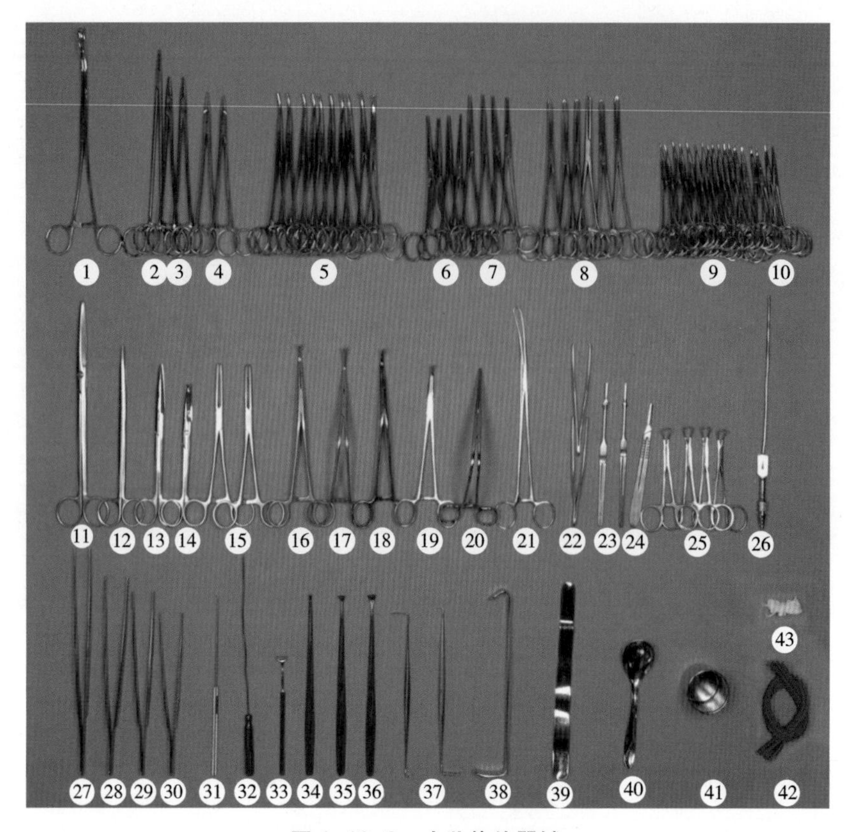

图 4-10-2　小儿体外器械

（三）婴幼儿体外器械

1. 配置表　婴幼儿体外器械见表 4-10-3。

表 4-10-3　婴幼儿体外器械配置表

序号	名称	规格	描述	数量
1	环钳	250 mm(长度)	直,有齿	1
2	持针器	200 mm(长度)	直,粗针,镶片 0.5 mm (齿牙间距)	2
3	持针器	180 mm(长度)	直,粗针	3
4	中弯钳	180 mm(长度)	弯,全齿	10
5	扣克钳	180 mm(长度)	直,全齿,有钩	2
6	组织钳	180 mm(长度)	直	8
7	蚊氏钳	125 mm(长度)	弯蚊,全齿	17
8	蚊氏钳	125 mm(长度)	直蚊,全齿	1
9	线剪	250 mm(长度)	直	1

续表 4-10-3

序号	名称	规格	描述	数量
10	线剪	180 mm(长度)	直	1
11	组织剪	180 mm(长度)	弯	1
12	精细组织剪	180 mm(长度)	弯,综合	1
13	管钳	180 mm(长度)	/	2
14	游离钳	230 mm(长度)	Ⅲ式	1
15	心耳钳	200 mm(长度)	双齿	1
16	主动脉阻断钳	180 mm(长度)	双角弯,双齿	1
17	直角钳	180 mm(长度)	/	1
18	有齿镊	140 mm(长度)	1×2 钩	2
19	刀柄	7 号	/	2
20	刀柄	4 号	/	1
21	布巾钳	140 mm(长度)	尖头	4
22	吸引器	270 mm(长度)	可控带套	1
23	无损伤镊	220 mm(长度)	直,无损伤	1
24	无损伤镊	200 mm(长度)	直,无损伤	1
25	无损伤镊	200 mm(长度)	直,无损伤	1
26	无损伤镊	180 mm(长度)	直,无损伤	1
27	心脏拉钩	130 mm×1 mm×8 mm) (长度×钩直径×钩深)	肌腱	1
28	心脏拉钩	230 mm(长度)	球头	1
29	心脏拉钩	260 mm(长度)	直形	1
30	心脏拉钩	180 mm(长度)	/	1
31	心脏拉钩	184 mm(长度)	7 mm×5.5 mm /8 mm× 6.5 mm(双头钩宽×深)	1
32	心脏拉钩	184 mm(长度)	10 mm×5.5 mm /20 mm× 6.5 mm(双头钩宽×深)	1
33	心脏拉钩	180 mm(长度)	/	1
34	心脏拉钩	220 mm(长度)	单头圆弯	1
35	甲状腺拉钩	210 mm(长度)	17 mm×31 mm /17 mm× 43 mm(双头钩宽×深)	1
36	脑压板	230 mm×11 mm /13 mm (长度×功能端宽度)	/	1

续表 4-10-3

序号	名称	规格	描述	数量
37	勺子	/	/	1
38	小药杯	40 mL	/	1
39	红色橡胶管	/	/	4
40	细线绳	/	/	1
合计				85

注:红色橡胶管 10 号、12 号各 2 个。

2. 配置图　婴幼儿体外器械见图 4-10-3。

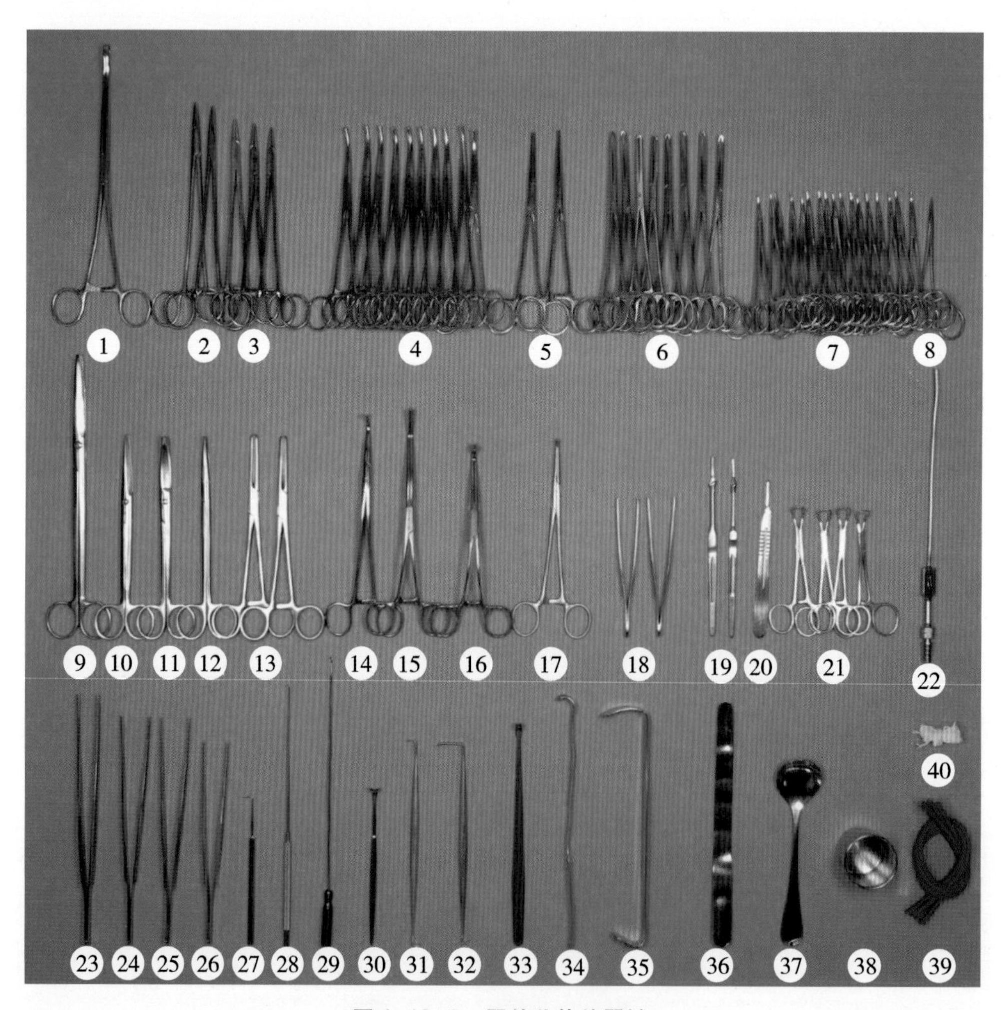

图 4-10-3　婴幼儿体外器械

（四）架桥器械20件

1. 配置表　架桥器械20件见表4-10-4。

表4-10-4　架桥器械20件配置表

序号	名称	规格	描述	数量
1	乳内牵开器	250 mm（长度）	四活叶带齿，转动，乳内	1
2	红钛夹钳	190 mm（长度）	/	1
3	侧壁钳	210 mm（长度）	/	1
4	笔式持针器	200 mm（长度）	直头，自锁	1
5	笔式持针器	225 mm（长度）	直形，自锁	1
6	角度剪	200 mm×125°（长度×功能端角度）	/	1
7	角度剪	180 mm×25°（长度×功能端角度）	/	1
8	精细剪	160 mm（长度）	弯尖，解剖型，特快型	1
9	显微圈镊	210 mm（长度）	直形，环形，镶金钢砂，圆柄	2
10	显微有齿镊	200 mm（长度）	直形，有齿	1
11	无损伤镊	240 mm×40°（长度×功能端角度）	无损伤，乳内	1
12	黏膜剥离子	240 mm（长度）	/	1
13	血管探子	190 mm（长度）	血管	1
14	血管探子	190 mm（长度）	血管	1
15	橄榄针头	80 mm（长度）	/	1
16	血管夹	50 mm（长度）	反力式，直，横齿	1
17	血管夹	50 mm（长度）	直，反力式	1
18	血管夹	50 mm（长度）	弯，横齿，微型弹簧	1
19	血管夹	50 mm（长度）	角弯，反力式	1
合计				20

2. 配置图　架桥器械 20 件见图 4-10-4。

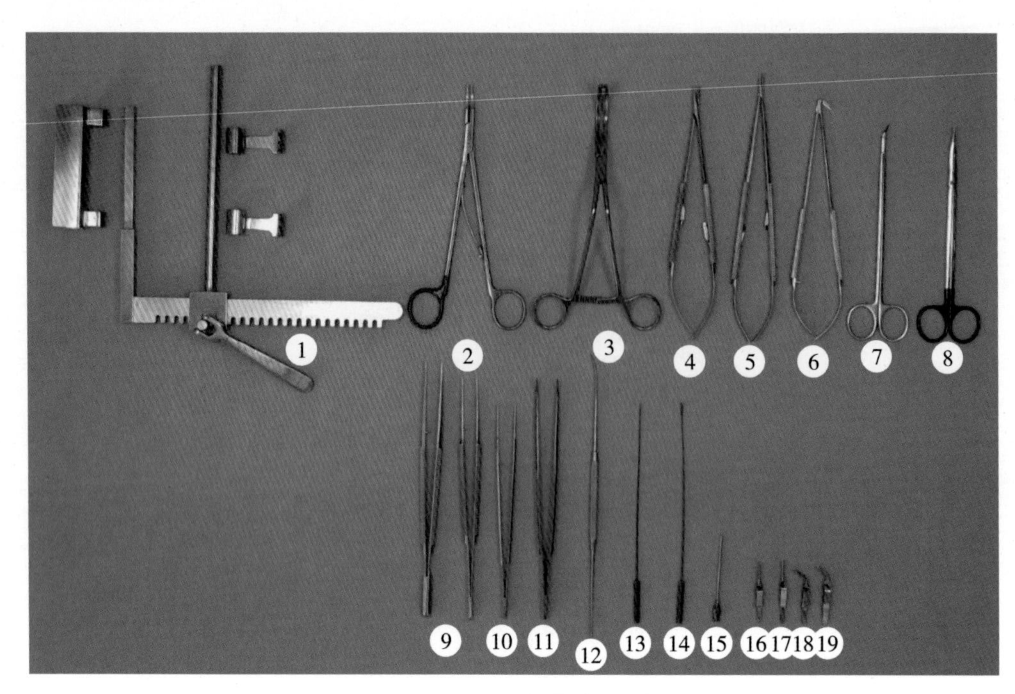

图 4-10-4　架桥器械 20 件

(五)取大隐静脉器械

1. 配置表　取大隐静脉器械见表 4-10-5。

表 4-10-5　取大隐静脉器械配置表

序号	名称	规格	描述	数量
1	持针器	180 mm(长度)	直,粗针	2
2	蚊氏钳	125 mm(长度)	弯蚊,全齿	11
3	蚊氏钳	125 mm(长度)	直蚊,全齿	1
4	直角钳	180 mm×90° (长度×功能端角度)	角弯,全齿	1
5	精细组织剪	200 mm(长度)	弯,综合	1
6	线剪	180 mm(长度)	直	1
7	有齿镊	140 mm(长度)	1×2 钩	1
8	精细镊	200 mm(长度)	直形,有齿	1
9	刀柄	4 号	/	1
10	甲状腺拉钩	210 mm(长度)	17 mm×31 mm /17 mm× 43 mm(双头钩宽×深)	1
合计				21

2. 配置图　取大隐静脉器械见图 4-10-5。

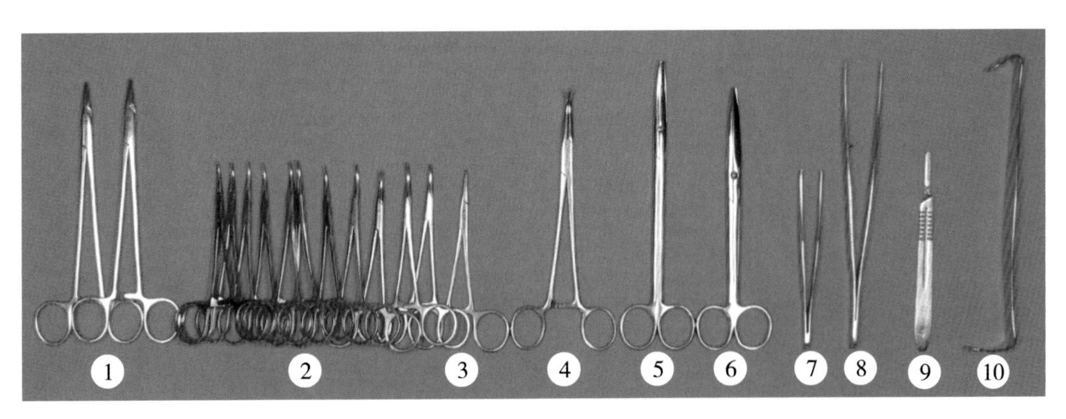

图 4-10-5　取大隐静脉器械

(六)心外胸腔镜器械 9 件

1. 配置表　心外胸腔镜器械 9 件见表 4-10-6。

表 4-10-6　心外胸腔镜器械 9 件配置表

序号	名称	规格	描述	数量
1	持针器	250 mm(长度)	直,单开,镶片,握笔管式	1
2	主动脉阻断钳	360 mm(长度)	滑板式,圆弯,1×2 齿	1
3	微创咬骨钳	300 mm(长度)	指圈式	1
4	腔镜持针器	330 mm(长度)	/	1
5	瓣膜持针器	250 mm(长度)	弯,单开,镶片,握笔管式	1
6	瓣膜剪	250 mm(长度)	弯,双开,握笔管式	1
7	瓣膜无创钳	250 mm(长度)	直头,单开,握笔管式	1
8	推结器	250 mm×45° (长度×功能端角度)	上翘,单开,握笔管式	1
9	神经血管拉钩	360 mm(长度)	直形,球头,小切口	1
合计				9

2. 配置图　心外胸腔镜器械 9 件见图 4-10-6。

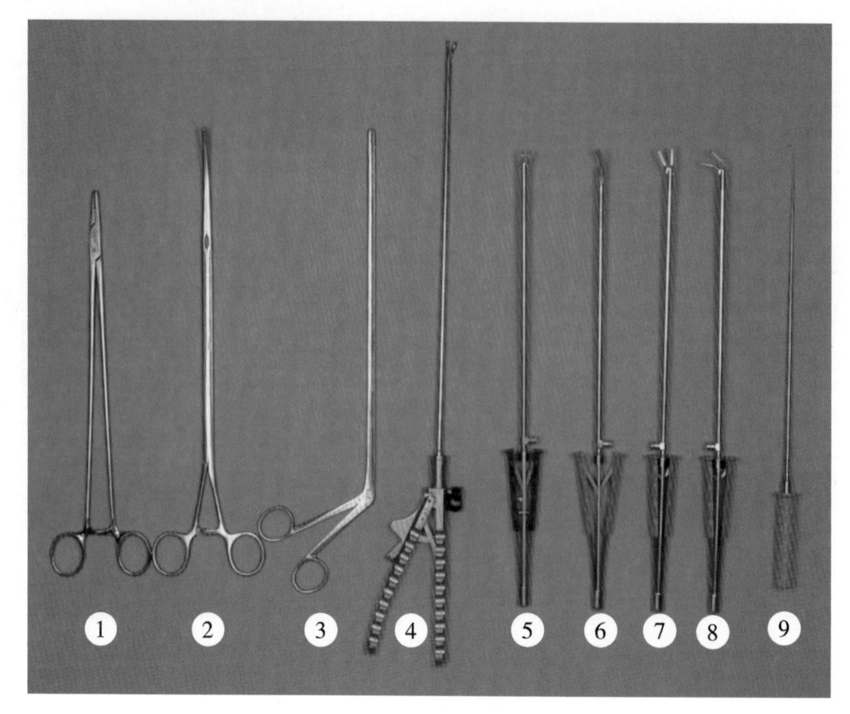

图 4-10-6　心外胸腔镜器械 9 件

(七)心外大血管器械 12 件

1. 配置表　心外大血管器械 12 件见表 4-10-7。

表 4-10-7　心外大血管器械 12 件配置表

序号	名称	规格	描述	数量
1	管钳	180 mm(长度)	/	2
2	心耳钳	180 mm(长度)	/	1
3	阻断钳	220 mm(长度)	直,弯柄,单齿	1
4	阻断钳	200 mm(长度)	弯	1
5	阻断钳	130 mm(长度)	弯	2
6	阻断钳	120 mm(长度)	弯	1
7	无损伤镊	220 mm(长度)	直,无损伤	1
8	无损伤镊	180 mm(长度)	直,无损伤	1
9	笔式持针器	225 mm(长度)	直形,自锁	1
10	乳突牵开器	140 mm(长度)	固定式,3×4 钩,钝钩	1
合计				12

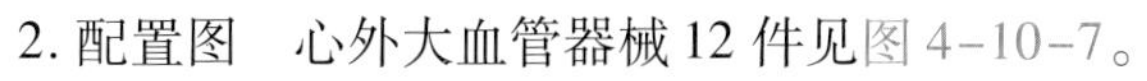
2. 配置图　心外大血管器械 12 件见图 4-10-7。

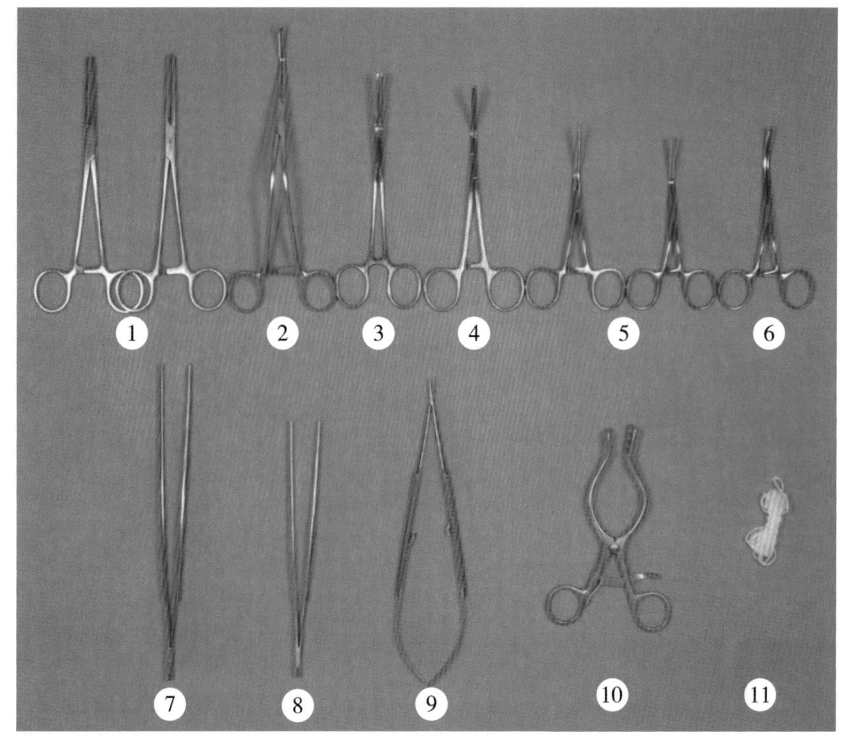

图 4-10-7　心外大血管器械 12 件

（八）小儿体外器械 9 件

1. 配置表　小儿体外器械 9 件见表 4-10-8。

表 4-10-8　小儿体外器械 9 件配置表

序号	名称	规格	描述	数量
1	金柄持针器	180 mm（长度）	直，细针，镶片 0.3 mm（齿牙间距）	1
2	主动脉阻断钳	140 mm（长度）	/	1
3	心耳钳	125 mm（长度）	1×2 齿，角弯	1
4	直角钳	140 mm×110°（长度×功能端角度）	角弯，全齿	1
5	金柄剪刀	125 mm（长度）	弯尖，解剖型	1
6	笔式持针器	200 mm（长度）	自锁，直型	1
7	笔式持针器	230 mm（长度）	自锁，直型	1
8	圈镊	160 mm（长度）	直型，环形，扁柄	1
9	精细镊	200 mm（长度）	直形，有齿，大柄花	1
合计				9

2. 配置图　小儿体外器械 9 件见图 4-10-8。

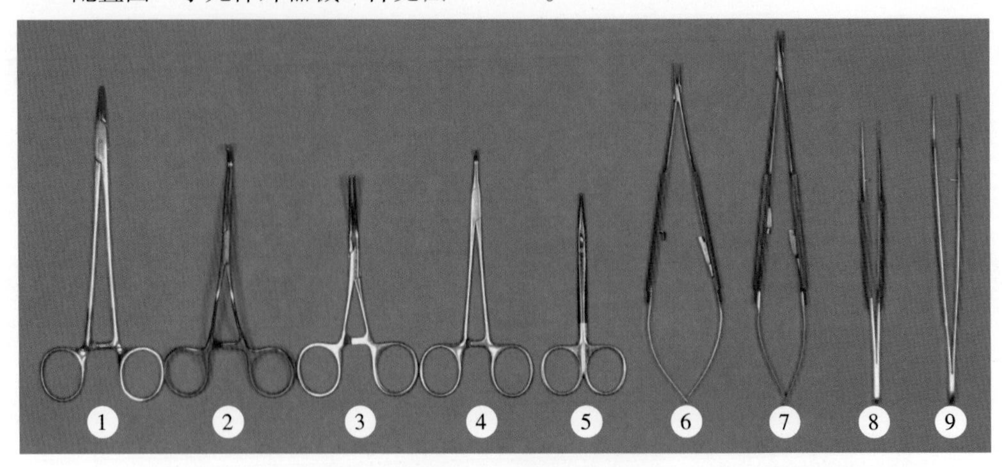

图 4-10-8　小儿体外器械 9 件

二、专科补充器械

1. 测瓣器　见图 4-10-9。

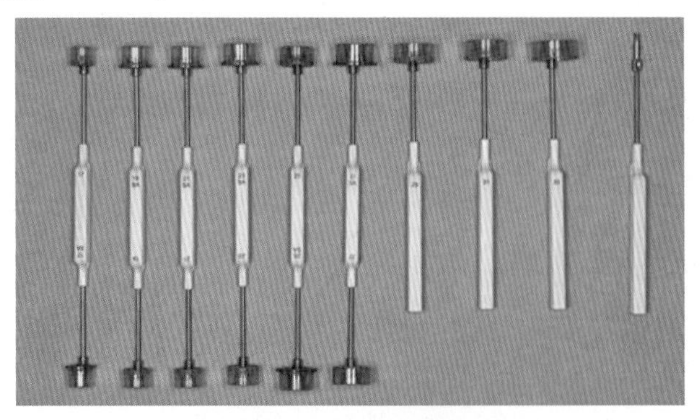

图 4-10-9　测瓣器

2. 摆线圈　见图 4-10-10。

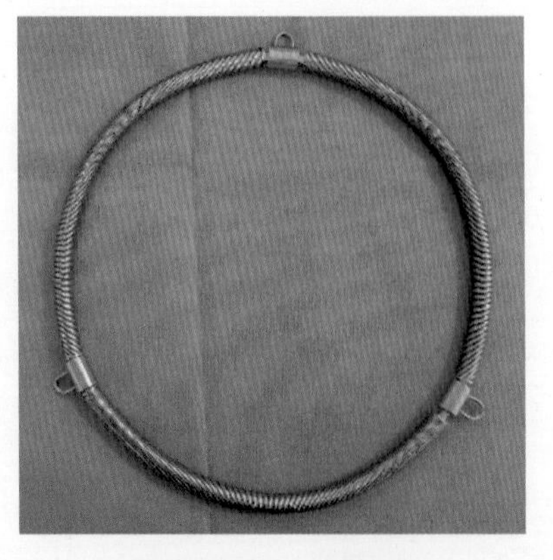

图 4-10-10　摆线圈

三、手术器械组合应用

心脏外科手术器械组合见表 4-10-9。

表 4-10-9　心脏外科手术器械组合应用表

手术名称	器械名称	专科补充器械
冠状动脉搭桥手术	成人体外器械+架桥器械 20 件+取大隐静脉器械	
心瓣膜置换和成型手术	成人体外器械	测瓣器、摆线圈
心间隔手术	成人体外器械	
主动脉夹层手术	成人体外器械+大血管器械 12 件	测瓣器
微创小切口房间隔缺损修补术	成人体外器械+心外胸腔镜器械 9 件	
小儿先心手术	小儿体外器械+小儿心外器械 9 件	
婴幼儿先心手术	婴幼儿体外器械+小儿心外器械 9 件	

四、应用实例

1. 非体外循环下冠状动脉搭桥术　手术步骤及护理配合见表 4-10-10。

表 4-10-10　非体外循环下冠状动脉搭桥术步骤及护理配合

手术步骤	护理配合
1. 消毒及铺巾	清点手术台上所有物品并记录 无菌手刷、弯盘及碘伏纱布消毒皮肤，协助手术医师铺巾 碘伏纱布再次消毒，粘贴医用手术薄膜
2. 连接仪器设备及管路	连接电刀笔及吸引器并固定
3. 正中切口，打开胸腔	递 22 号刀切开皮肤，电刀笔止血，长纱拭血 递胸骨锯，纵向劈开胸骨，骨蜡涂抹断面止血 递甲状腺拉钩拉开胸骨，电凝胸骨前后骨膜出血点
4. 取乳内动脉	根据要求调节电刀笔的功率，调节手术床的位置 递乳内开胸器、乳内镊、电刀笔游离乳内动脉 递红钛夹钳夹闭乳内动脉两侧小分支，电刀笔止血 递中弯钳夹持乳内动脉远端，静脉剪剪断乳内动脉远端并观察血流情况 递血管钳夹闭取好的乳内动脉断端，钳线结扎远端，罂粟碱纱布包裹取好的乳内动脉血管

续表 4-10-10

手术步骤	护理配合
5. 取大隐静脉血管	22 号刀切开内踝皮肤,精细镊、组织剪分离大隐静脉,蚊式钳、4-0 号丝线结扎分支出血点,血管夹夹闭血管近心端 递橄榄针头注射器抽取稀释后的罂粟碱防止血管痉挛,充盈血管观察血管情况,取下的大隐静脉用罂粟碱纱布包裹
6. 切开心包,暴露心脏	两块长纱保护胸骨,更换普通开胸器牵开胸腔 递无损伤镊、电刀笔切开心包 10×28 圆针、1 号丝线悬吊心包,4 ~6 针,递蚊式钳固定丝线尾端
7. 血管桥与冠状动脉分支跨病变远端吻合	打开 CO_2 连接瓶、加压输血器温盐水,保持喷雾导管的喷雾状态 递心脏固定器固定心脏表面待吻合冠状动脉,精细器械修剪乳内动脉,蚊式钳固定乳内动脉于开胸器前端的湿长纱上 递静脉剪、冠状动脉角度剪修剪乳内动脉 递 15 号刀在冠状动脉吻合部做切口,钝针头、橡皮蚊式钳固定,阻断冠状动脉血流 递 15 号动脉刀,切开需吻合冠状动脉,静脉剪、冠状动脉角度剪修剪需吻合冠状动脉,7-0号(8 mm)滑线吻合远端冠状动脉血管 同上依次进行远端冠状动脉吻合
8. 血管桥近端与主动脉近端吻合	待麻醉医师降血压,递侧壁钳夹持需吻合的主动脉侧 递 11 号刀于主动脉壁切口,打孔器打孔,递 6-0 号(13 mm)滑线进行血管近端吻合,神经拉钩紧线
9. 止血、冲洗,放置引流	递电刀笔止血,无菌生理盐水冲洗创面 递 11 号刀在胸壁上切口,中弯钳引出引流管,10×28 角针、1 号丝线固定引流管 清点手术台上所有物品并记录
10. 逐层关闭胸腔	递钢丝钳、胸骨钢丝缝合胸骨,钢丝剪截断多余钢丝,撤去胸部体位垫 清点手术台上所有物品并记录 2-0 号圆针可吸收缝线缝合肌肉及皮下组织 3-0 号角针可吸收缝线缝合皮肤 清点手术台上所有物品并记录
11. 覆盖切口	递碘伏纱布消毒皮肤,粘贴敷贴

2. 微创小切口房缺修补术　手术步骤及护理配合见表 4-10-11。

表 4-10-11　微创小切口房缺修补术步骤及护理配合

手术步骤	护理配合
1. 消毒及铺巾	清点手术台上所有物品并记录 递环钳、弯盘及碘伏纱布消毒皮肤,协助手术医师铺巾 碘伏纱布再次消毒,粘贴医用手术薄膜

续表 4-10-11

手术步骤	护理配合
2. 连接仪器设备及管路	连接电刀笔、吸引器及体外除颤电极并固定 协助手术医师固定体外管道
3. 游离股动脉，股静脉	递22号刀切开皮肤，电刀笔游离皮下，乳突撑开器暴露切口，游离股动脉和股静脉，递直角钳、2-0号丝线结扎细小分支 5-0号（13 mm）滑线缝股动脉和股静脉荷包，橡胶套管蚊式钳固定荷包线
4. 小切口打开胸腔	递22号刀切开皮肤，电刀笔逐层打开胸腔并止血，长纱拭血，切口牵开保护器
5. 建立体外循环	换长电刀头，打开心包，0号涤纶编织线悬吊心包，每悬吊一针递蚊式钳固定于切口两侧，6～8针 递介入穿刺针穿刺股动脉，血管鞘进行扩皮，插入导丝，股动脉插管芯穿过导丝再次扩张穿刺处血管，动脉插管芯拔出，装进插管，穿过导丝插入股动脉，回收导丝 递管钳夹闭插管以防血液溅出，连接股动脉管路，0号钳线固定插管，10×28角针0号丝线加固插管，同法插股静脉插管 游离上、下腔静脉，细阻断带套上、下腔静脉，中弯钳固定阻断带 微创持针器夹持3-0号（26 mm）滑线穿毡片缝灌注针荷包，插灌注针，递0号丝线固定灌注针，拔出针芯，递三通阀，连接体外灌注管路
6. 阻断主动脉	递11号刀切开皮肤，中弯钳扩张，放入微创阻断钳阻断主动脉
7. 房间隔缺损修补	递11号刀，微创剪刀剪开右房，3-0号涤纶编织线3～4针悬吊心壁 递修剪后心包补片，蚊式钳固定心包补片，微创持针器夹持4-0号（13 mm）滑线连续缝合，推结器打结，微创剪刀剪线 递5-0号（17 mm）滑线缝合右心房
8. 开放上、下腔静脉	松开阻断带，开放上、下腔静脉
9. 撤去体外循环	递3-0号（26 mm）滑线或者4-0号（17 mm）滑线再缝一个荷包，用长的橡胶套管、蚊式钳固定，撤去灌注插管 撤股静脉和股动脉插管 股动脉荷包处用5-0号（13 mm）滑线半线缝合止血
10. 放置引流管	递碘伏纱布消毒切口，递11号刀在胸壁上切口，中弯钳钳引出引流管，10×28角针、0号丝线固定 清点手术台上所有物品并记录
11. 止血，逐层关闭胸腔	电刀笔止血，13×24圆针、0号丝线关胸 清点手术台上所有物品并记录 2-0号圆针可吸收缝线缝合肌肉及皮下组织 3-0号角针可吸收缝线缝合皮肤 清点手术台上所有物品并记录
12. 覆盖切口	递碘伏纱布消毒皮肤，覆盖纱布，粘贴敷贴

第十一节　胃肠、肝胆胰脾外科手术器械

一、手术器械配置

(一)深部剖腹探查器械

1. 配置表　深部剖腹探查器械见表4-11-1。

表4-11-1　深部剖腹探查器械配置表

序号	名称	规格	描述	数量
1	环钳	250 mm(长度)	弯,有齿	1
2	环钳	250 mm(长度)	弯,无齿	1
3	持针器	250 mm(长度)	直,粗针	2
4	持针器	220 mm(长度)	直,粗针,镶片0.5 mm(齿牙间距)	1
5	持针器	180 mm(长度)	直,粗针	3
6	大弯钳	220 mm(长度)	弯,全齿	4
7	中弯钳	180 mm(长度)	弯,全齿	14
8	组织钳	180 mm(长度)	直	10
9	组织钳	200 mm(长度)	直	4
10	线剪	250 mm(长度)	直	1
11	组织剪	250 mm(长度)	弯,综合	1
12	精细组织剪	200 mm(长度)	弯,综合	1
13	线剪	180 mm(长度)	直	1
14	小弯钳	140 mm(长度)	弯,全齿	8
15	布巾钳	140 mm(长度)	尖头	4
16	直角钳	220 mm(长度)	直角	1
17	直角钳	220 mm×90°(长度×功能端角度)	角弯,全齿	2
18	甲状腺拉钩	210 mm(长度)	17 mm×31 mm /17 mm×43 mm(双头钩宽×深)	1
19	无损伤镊	250 mm(长度)	直,无损伤	1

续表 4-11-1

序号	名称	规格	描述	数量
20	无齿镊	250 mm(长度)	直	1
21	无齿镊	125 mm(长度)	直	1
22	有齿镊	125 mm(长度)	1×2 钩	2
23	刀柄	7 号	/	1
24	刀柄	4 号	/	1
25	深腹勾	200 mm(长度)	S 形	1
26	深腹勾	250 mm(长度)	S 形	1
27	深腹勾	300 mm(长度)	S 形	1
合计				70

2. 配置图　深部剖腹探查器械见图 4-11-1。

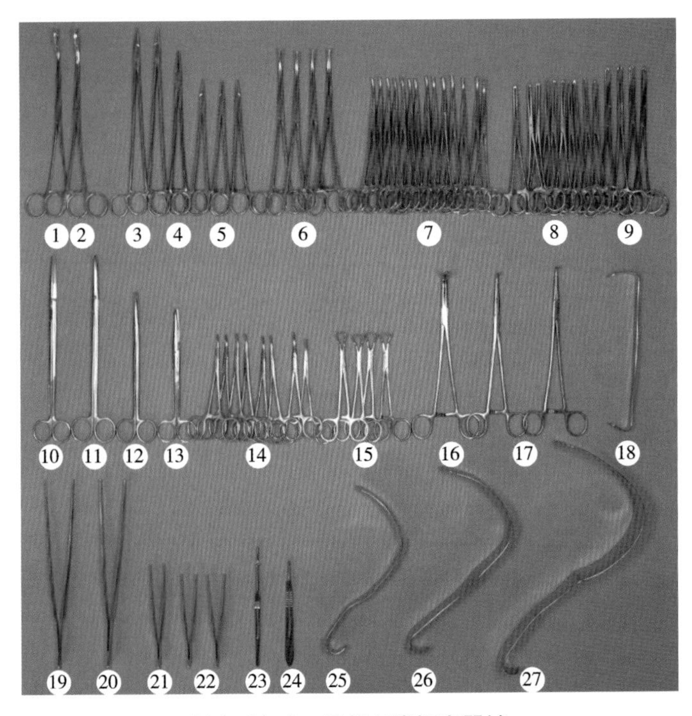

图 4-11-1　深部剖腹探查器械

(二)腹腔镜常规器械

1. 配置表　腹腔镜常规器械见表 4-11-2。

表 4-11-2 腹腔镜常规器械配置表

序号	名称	规格	描述	数量
1	环钳	250 mm(长度)	弯,有齿	1
2	环钳	250 mm(长度)	弯,无齿	1
3	持针器	180 mm(长度)	直,粗针	1
4	大弯钳	220 mm(长度)	弯,全齿	2
5	中弯钳	180 mm(长度)	弯,全齿	2
6	组织钳	160 mm(长度)	直	4
7	小直钳	140 mm(长度)	直,全齿	2
8	小弯钳	140 mm(长度)	弯,全齿	2
9	布巾钳	160 mm(长度)	尖头	6
10	线剪	180 mm(长度)	直	1
11	有齿镊	140 mm(长度)	1×2 钩	1
12	刀柄	7 号	/	1
13	甲状腺拉钩	210 mm(长度)	17 mm×31 mm /17 mm×43 mm(双头钩宽×深)	2
合计				26

2. 配置图　腹腔镜常规器械见图 4-11-2。

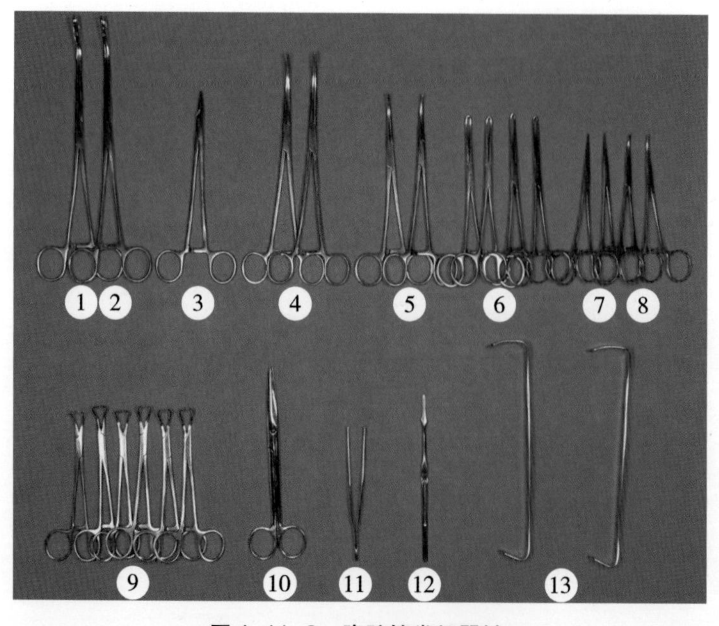

图 4-11-2　腹腔镜常规器械

(三)胃肠腔镜器械

1. 配置表　胃肠腔镜器械见表4-11-3。

表4-11-3　胃肠腔镜器械配置表

序号	名称	规格	描述	数量
1	环钳	250 mm(长度)	弯,有齿	1
2	环钳	250 mm(长度)	弯,无齿	1
3	持针器	250 mm(长度)	直,粗针	2
4	持针器	180 mm(长度)	直,粗针	2
5	组织钳	160 mm(长度)	直	10
6	中弯钳	180 mm(长度)	弯,全齿	10
7	刀柄	4号	/	1
8	刀柄	7号	/	1
9	大弯钳	220 mm(长度)	弯,全齿	4
10	小弯钳	140 mm(长度)	弯,全齿	4
11	布巾钳	140 mm(长度)	尖头	4
12	直角钳	220 mm(长度)	弯柄,半齿	1
13	直角钳	220 mm×90°(长度×功能端角度)	角弯,全齿	1
14	直角钳	220 mm×90°(长度×功能端角度)	角弯,全齿	1
15	无齿镊	250 mm(长度)	直	1
16	无损伤镊	250 mm(长度)	直,无损伤	1
17	有齿镊	125 mm(长度)	1×2钩	2
18	线剪	250 mm(长度)	直	1
19	组织剪	250 mm(长度)	弯,综合	1
20	精细组织剪	220 mm(长度)	弯,综合	1
21	线剪	180 mm(长度)	直	1
22	甲状腺拉钩	210 mm(长度)	17×31/17×43(双头钩宽×深,mm)	1
23	深腹勾	200 mm(长度)	S形	1
24	深腹勾	250 mm(长度)	S形	1
25	深腹勾	300 mm(长度)	S形	1
合计				55

2. 配置图　胃肠腔镜器械见图 4-11-3。

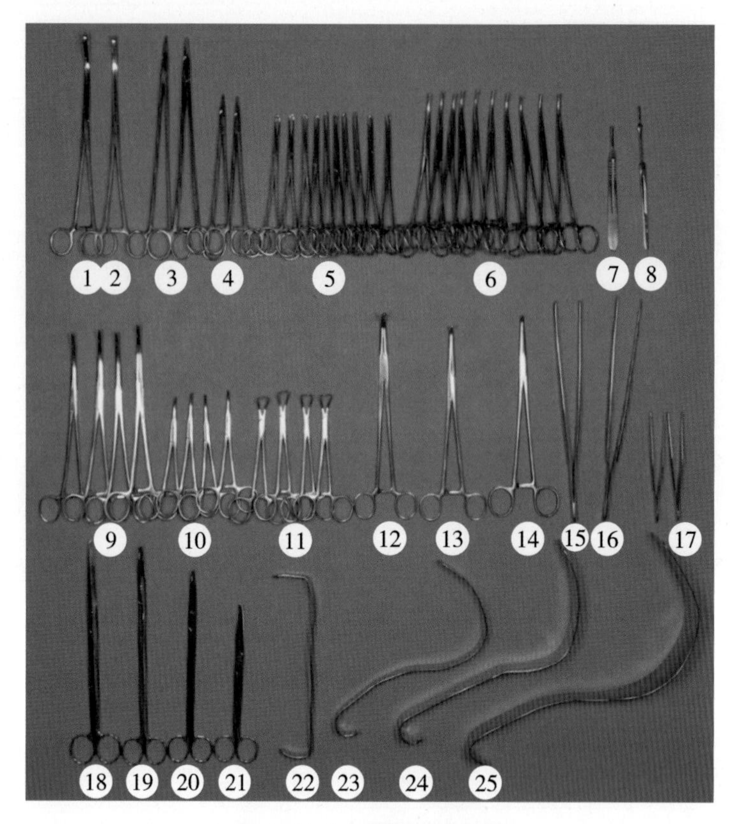

图 4-11-3　胃肠腔镜器械

(四)普外腔镜器械 14 件

1. 配置表　普外腔镜器械 14 件见表 4-11-4。

表 4-11-4　普外腔镜器械 14 件配置表

序号	名称	规格	描述	数量
1	胆囊抓钳	330 mm(长度)	/	1
2	鸭嘴钳	330 mm(长度)	/	1
3	弯分离钳	330 mm(长度)	/	1
4	肠钳	345 mm(长度)	/	1
5	肠钳	345 mm(长度)	/	1
6	弯分离剪	330 mm(长度)	/	1
7	直分离剪	330 mm(长度)	/	1
8	紫 Hem-o-lok 钳	330 mm(长度)	/	1
9	振翅	330 mm(长度)	/	1

续表 4-11-4

序号	名称	规格	描述	数量
10	吸水管	330 mm(长度)	圆盘式	1
11	电凝钩	330 mm(长度)	/	1
12	气腹针	120 mm(长度)	/	1
13	穿刺器	5.5 mm(直径)	圆筒式	1
14	穿刺器	10.5 mm(直径)	圆筒式	1
合计				14

2. 配置图　普外腔镜器械 14 件见图 4-11-4。

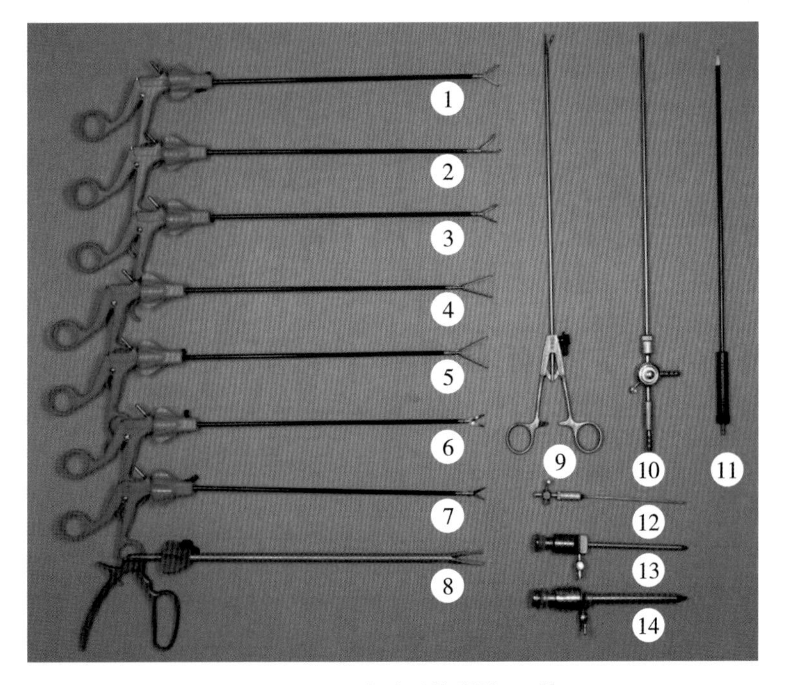

图 4-11-4　普外腔镜器械 14 件

（五）肝胆腔镜器械 18 件

1. 配置表　肝胆腔镜器械 18 件见表 4-11-5。

表 4-11-5　肝胆腔镜器械 18 件配置表

序号	名称	规格	描述	数量
1	肠钳	345 mm(长度)	/	2
2	直角钳	330 mm(长度)	/	1
3	直剪	330 mm(长度)	/	1

续表 4-11-5

序号	名称	规格	描述	数量
4	直角钳	330 mm(长度)	/	1
5	弯分离钳	330 mm(长度)	/	1
6	胆囊抓钳	330 mm(长度)	/	1
7	鸭嘴钳	330 mm(长度)	/	1
8	组织弯剪	330 mm(长度)	/	1
9	紫 Hem-o-lok	330 mm(长度)	/	1
10	绿 Hem-o-lok	330 mm(长度)	/	1
11	电凝钩	330 mm(长度)	/	1
12	电凝棒	330 mm(长度)	/	1
13	吸引器	330 mm(长度)	圆盘式	1
14	持针器	330 mm(长度)	/	1
15	穿刺器	5.5 mm(直径)	圆筒式	1
16	穿刺器	10.5 mm(直径)	圆筒式	1
17	连发钛夹钳	330 mm(长度)	/	1
合计				18

2. 配置图　肝胆腔镜器械 18 件见图 4-11-5。

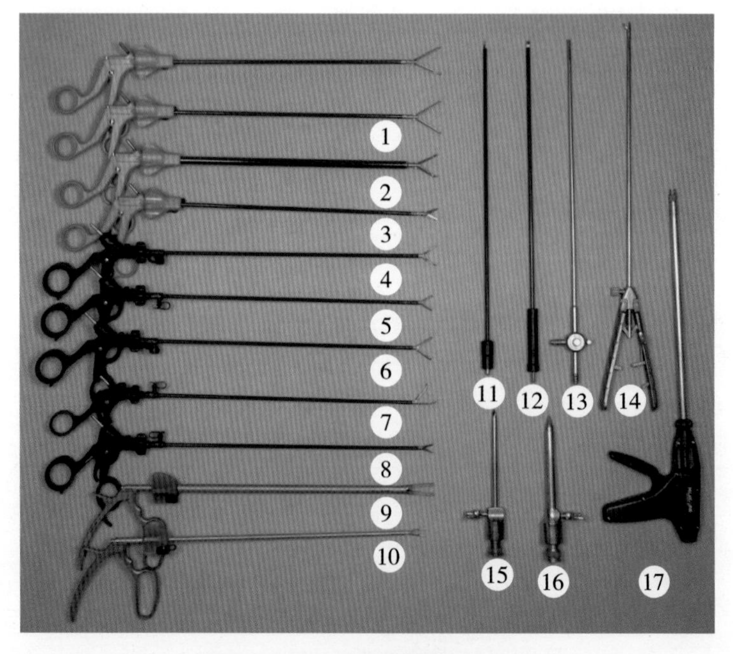

图 4-11-5　肝胆腔镜器械 18 件

(六)肛肠器械 11 件

1. 配置表　肛肠器械 11 件见表 4-11-6。

表 4-11-6　肛肠器械 11 件配置表

序号	名称	规格	描述	数量
1	牵开器	/	/	4
2	刮匙	200 mm(长度)	双头	1
3	内口探针	160 mm(长度)	角弯	1
4	挂线探针	160 mm(长度)	弯形	1
5	脓肿切开器	110 mm(长度)	镰状	1
6	探针	180 mm×2 mm /3 mm (长度×功能端宽度)	双球头	1
7	探针	200 mm×2.5 mm /2.5 mm (长度×功能端宽度)	双头	1
8	橄榄针头	90 mm(长度)	直	1
合计				11

2. 配置图　肛肠器械 11 件见图 4-11-6。

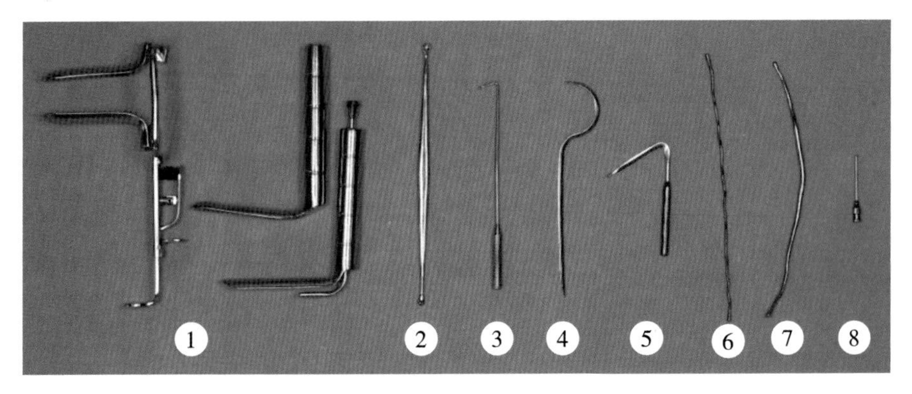

图 4-11-6　肛肠器械 11 件

(七)胆道器械 17 件

1. 配置表　胆道器械 17 件见表 4-11-7。

表 4-11-7　胆道器械 17 件配置表

序号	名称	规格	描述	数量
1	取石钳	240 mm(长度)	弯,叠鳃式,胆	1
2	取石钳	220 mm(长度)	弯,叠鳃式,有齿,胆	2
3	取石钳	210 mm(长度)	弯,穿鳃式,胆	1

续表 4-11-7

序号	名称	规格	描述	数量
4	取石钳	210 mm(长度)	弯,穿鳃式,胆	1
5	胆囊钳	210 mm(长度)	倒齿	1
6	胆道刮匙	280 mm(长度)	单头	1
7	胆道刮匙	280 mm(长度)	单头	1
8	胆道探子	300 mm(长度)	/	1
9	胆道探子	300 mm(长度)	/	1
10	胆道探子	300 mm(长度)	/	1
11	胆道探子	300 mm(长度)	/	1
12	胆道探子	300 mm(长度)	/	1
13	胆道探子	300 mm(长度)	/	1
14	胆道探子	300 mm(长度)	/	1
15	胆道探子	300 mm(长度)	/	1
16	胆道探子	300 mm(长度)	/	1
合计				17

2. 配置图　胆道器械 17 件见图 4-11-7。

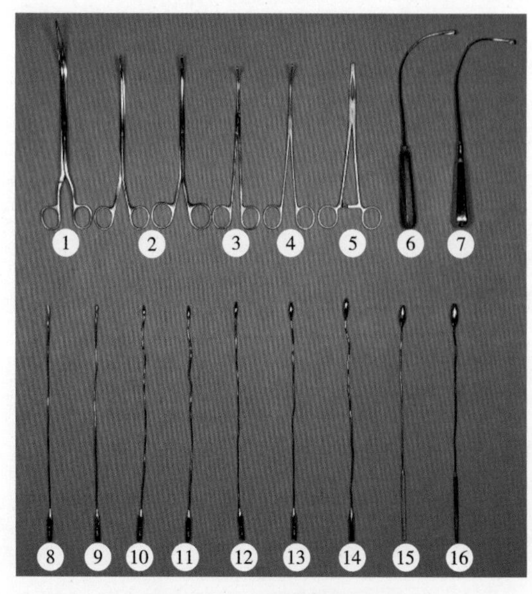

图 4-11-7　胆道器械 17 件

(八)血管吻合器械

1. 配置表　血管吻合器械23件见表4-11-8。

表4-11-8　血管吻合器械23件配置表

序号	名称	规格	描述	数量
1	金柄持针器	220 mm(长度)	直窄,无损伤针, 镶片0.2 mm(齿牙间距)	2
2	蚊氏钳	125 mm(长度)	弯蚊,全齿	8
3	精细组织剪	180 mm(长度)	弯,窄头,带齿	1
4	角度剪	180 mm(长度)	/	1
5	无损伤镊	220 mm(长度)	直,无损伤	1
6	无损伤镊	250 mm(长度)	直,无损伤	1
7	哈巴狗钳	60 mm(长度)	反力式,弯,横齿	2
8	心耳钳	245 mm(长度)	/	1
9	心耳钳	235 mm(长度)	/	1
10	直角钳	260 mm×100° (长度×功能端角度)	角弯,全齿	1
11	直角钳	220 mm×90° (长度×功能端角度)	角弯,全齿	1
12	无损伤组织钳	200 mm(长度)	直	2
13	阻断钳	160 mm(长度)	1×2齿,角弯,髂血管	1
合计				23

注:阻断带×1;黑线绳×2。

2. 配置图　血管吻合器械23件见图4-11-8。

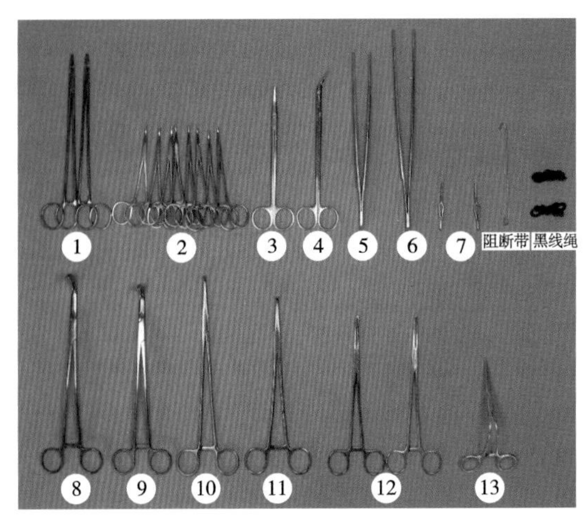

图4-11-8　血管吻合器械23件

二、专科补充器械

1. 腹壁牵开器　见图 4-11-9。

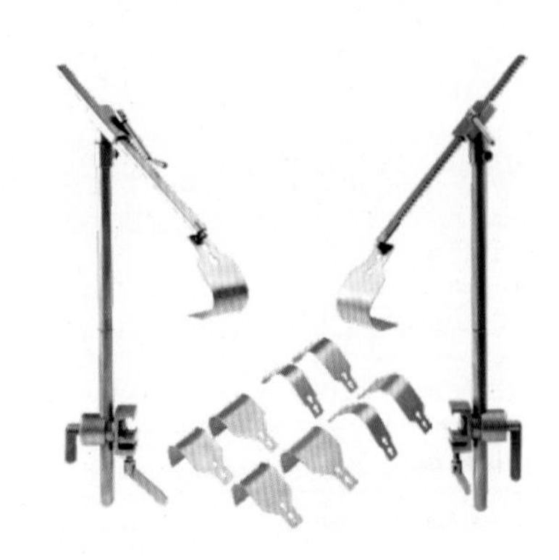

图 4-11-9　腹壁牵开器

2. 肠钳　见图 4-11-10。

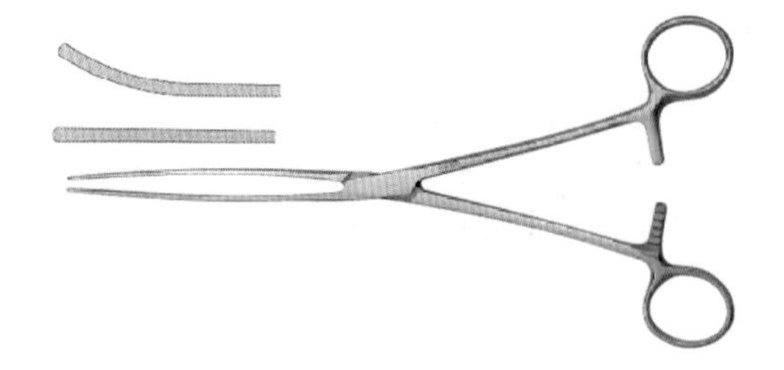

图 4-11-10　肠钳

三、手术器械组合应用

胃肠、肝胆胰脾外科手术器械组合见表 4-11-9。

表 4-11-9　胃肠、肝胆胰脾外科手术器械组合应用表

手术名称	器械名称	专科补充器械
开腹胃、肠手术	深部剖腹探查器械	腹壁牵开器、紫夹钳、连发钛夹钳、肠钳
开腹脾脏手术及胰体尾切除术	深部剖腹探查器械	腹壁牵开器
开腹肝脏手术	深部剖腹探查器械	阻断带、腹壁牵开器

续表 4-11-9

手术名称	器械名称	专科补充器械
胆总管探查术+T 管引流术	深部剖腹探查器械	胆道器械 17 件、腹壁牵开器
胰十二指肠手术、胆管癌根治术	深部剖腹探查器械+血管吻合器械	胆道器械 17 件、腹壁牵开器、肠钳、荷包钳
经腹腔镜胃肠腔镜手术	胃肠腔镜器械+普外腔镜器械 14 件	连发钛夹钳、荷包钳、自动腹勾、绿 Hem-o-lok
经腹腔镜经腹会阴联合直肠癌手术	深部剖腹探查器械+普外腔镜器械 14 件+基本手术器械(见本章第五节)	肠钳
经腹腔镜肝脏手术	胃肠腔镜器械+肝胆腔镜器械 18 件	
经腹腔镜胆囊切除术	腹腔镜常规器械+肝胆腔镜器械 18 件	
肛瘘切除术、肛周脓肿切除术	肛肠器械 11 件+基本手术器械(见本章第五节)	

四、应用实例

1. 经腹腔镜全胃切除术　手术步骤及护理配合见表 4-11-10。

表 4-11-10　经腹腔镜全胃切除术步骤及护理配合

手术步骤	护理配合
1. 消毒及铺巾	清点手术台上所有物品并记录 递环钳碘伏纱布消毒皮肤,协助手术医师铺巾
2. 连接仪器设备及管路	连接电刀笔、超声刀、腹腔镜及吸引器并用组织钳固定
3. 建立气腹	递两把大布巾钳提起脐部皮肤,11 号手术刀脐上切口,气腹针进入腹腔,确定穿刺成功,连接气腹管,开启气腹机充气
4. 置穿刺器,建立镜头孔和操作孔	递 10 mm 穿刺器置入脐部切口,插入镜头,探查腹腔及盆腔,确定病变部位 递 11 号手术刀切口,分别在左侧锁骨中线肋缘下 2 cm 处及左侧平脐外侧 5 cm 处分别置入一个 12 mm 和 5 mm 穿刺器,对侧对称位置置入 2 个 5 mm穿刺器
5. 分离大网膜	递弯分离钳、腔镜肠钳辅助,超声刀沿横结肠表面向左分离大网膜至结肠肝曲 递 Hem-o-lok 夹和钛夹夹闭胃网膜右血管,胃右、胃左血管和胃后血管

续表 4-11-10

手术步骤	护理配合
6. 游离脾门、食管下段及胃壁，腹腔镜下离断十二指肠	递腔镜弯分离钳、腔镜肠钳辅助，超声刀沿横结肠表面向左分离大网膜至结肠脾曲 递 Hem-o-lok 夹和钛夹夹闭胃网膜处血管，胃短血管，递腔镜下一次性切割闭合器离断十二指肠
7. 撤去腔镜器械，取上腹部正中切口，逐层切开暴露腹腔	递有齿镊辅助，递 22 号手术刀切皮，纱布拭血，递甲状腺拉钩牵开组织，电刀笔依次切开皮下各层组织并止血 纱布护皮，递切口牵开器牵开切口，更换长电刀头
8. 切断食管，放置吻合器钉砧头	递心耳钳下拉食管，纱垫置于胃食管下保护周围组织，防止污染 退胃管（至 35 ~ 40 cm），固定防止脱出 递荷包钳夹和直角钳夹闭食管，距肿瘤近 4 cm 左右切断食管 递钳夹碘伏纱布消毒食管残端，穿入荷包线 递组织剪离断食管，取出标本 递碘伏纱布消毒食管残端 松荷包钳，递组织钳提起食管，碘伏纱布消毒食管，放入吻合器钉砧头，收紧荷包，小弯钳夹线尾
9. 加固十二指肠，行食管空肠 Roux-en-Y 吻合	3-0 号可吸收线加固十二指肠残端 递小弯钳，分离裁剪小肠系膜，结扎小肠系膜血管 递腹腔镜下一次性切割闭合器，距离屈氏韧带约 15 cm 离断闭合小肠 距离近端小肠残端约 2 cm，距离远端小肠约 50 cm 对系膜侧肠壁分别取 1 cm小孔，碘伏纱布消毒，递腹腔镜下一次性切割闭合器行小肠侧侧吻合，3-0 号倒刺线关闭小肠共同开口，3-0 号可吸收线间断缝合加固吻合口 打开小肠残端，递 24 /26 号吻合器行食管空肠吻合 送胃管、营养管：双 10 号线打结，系线于胃管头端，拔出胃管，于胃管头端侧孔放入营养管，牵拉胃管，将胃管及营养管送入食管空肠吻合口下方 递腹腔镜下一次性切割闭合器闭合小肠残端，3-0 号可吸收线加固食管空肠吻合口及小肠残端
10. 冲洗腹腔、止血，放置引流管	温生理盐水冲洗腹腔，电刀笔止血 消毒皮肤，递 11 号手术刀切口，中弯钳引导放置引流管，10×28 角针、0 号丝线固定 清点手术台上所有物品并记录
11. 逐层关闭腹腔	递 4 把中弯钳提腹膜，10×28 圆针、1 号丝线缝合腹膜关闭体腔 清点手术台上所有物品并记录 递中弯钳辅助，10×28 圆针、1 号丝线或 0 号丝线缝合筋膜及肌肉 准备温生理盐水冲洗切口，碘伏纱布消毒切口处 递中弯钳辅助，10×28 圆针、2-0 号丝线（或 2-0 可吸收线）缝合皮下组织 有齿镊辅助，10×28 角针、2-0 号丝线缝皮 清点手术台上所有物品并记录
12. 覆盖切口	递碘伏纱布消毒切口，覆盖纱布，粘贴敷贴

2. 胆总管探查T管引流术+取石冲洗　手术步骤及护理配合见表4-11-11。

表4-11-11　胆总管探查T管引流术+取石冲洗步骤及护理配合

手术步骤	护理配合
1. 消毒及铺巾	清点手术台上所有物品并记录 递环钳、弯盘及碘伏纱布消毒皮肤，协助手术医师铺巾 碘伏纱布再次消毒，粘贴医用手术薄膜
2. 连接仪器设备及管路	连接电刀笔及吸引器并固定
3. 右上腹直肌切口，逐层切开腹壁	递22号刀切皮，中弯钳、有齿镊辅助，干长纱拭血，电刀笔逐层切开并止血，2-0号丝线结扎止血 递甲状腺拉钩牵开组织，充分暴露术野 递两把中弯钳将腹膜提起，切开或剪开腹膜，电刀笔将其完全打开，暴露腹腔
4. 探查腹腔，显露肝十二指肠韧带及胆囊颈	递无菌生理盐水清洗术者双手 递切口牵开保护器牵开腹壁，S拉勾牵开显露术野，湿纱垫保护组织，递无损伤镊、中弯钳辅助，电刀笔分离周围组织，必要时递钳夹丝线结扎或针线缝扎止血
5. 游离胆囊管及胆囊动脉，切除胆囊	递小直角钳，分离胆囊周围粘连组织，显露胆囊颈，中弯钳夹闭胆囊颈，组织剪剪断，保留侧缝扎，切除胆囊，妥善保管取下的标本
6. 缝合胆囊床，冲洗腹腔，止血	递电刀笔止血，7×17圆针、2-0号丝线间断缝合
7. 切开胆总管	递小直角钳、电刀笔，分离胆总管周围组织，6×14圆针、3-0号丝线在胆总管左右两侧各缝一针做牵引线，5 mL注射器穿刺，确认胆管位置，递11号刀纵行切开胆总管
8. 探查胆道取石	递取石钳取石，不同型号胆道探子探查左右肝管、胆总管及胆总管下段
9. 冲洗胆道，放置胆总管引流管	50 mL注射器抽吸温生理盐水，10/12号红色橡胶管或吸痰管反复冲洗胆总管 放置“T”型管，递可吸收线缝合胆总管，50 mL注射器抽吸温生理盐水注入“T”管检测胆总管情况 术中接触过胆汁的器械注意隔离
10. 冲洗腹腔，放置引流	碘伏纱布消毒手术区域皮肤，递11号手术刀切小口，中弯钳引导，放置28号引流管，10×28角针、0号丝线固定引流管并连接引流袋 清点手术台上所有物品并记录
11. 逐层关闭腹腔	递组织钳提起腹膜，10×28圆针、1号线缝合腹膜 清点手术台上所有物品并记录 递10×28圆针、0号、2-0号丝线，10×28角针、2-0号丝线逐层关闭切口 清点手术台上所有物品并记录

3. 腹腔镜辅助经腹会阴联合直肠癌根治术(Miles 手术) 手术步骤及护理配合见表4-11-12。

表 4-11-12 Miles 手术步骤及护理配合

手术步骤	护理配合
1. 消毒及铺巾	清点手术台上所有物品并记录 递环钳、弯盘及碘伏纱布消毒皮肤,协助手术医师铺巾碘伏纱布再次消毒
2. 连接仪器设备及管路	连接电刀笔、超声刀、腹腔镜及吸引器并固定 打开腹腔镜,调节白平衡
3. 建立气腹	递两把大布巾钳提起脐部皮肤,11 号手术刀脐上切小口,气腹针穿刺进入腹腔,确定穿刺成功,连接气腹管,开启气腹机充气
4. 置穿刺器,建立镜头孔和操作孔。	递 10 mm 穿刺器置入脐上切口,插入镜头,探查腹腔及盆腔,确定肿瘤的位置 递 11 号手术刀分别在左右中腹稍偏下方切小口置入 5 mm 穿刺器,于耻骨联合上方偏右切小口置入 12 mm 主操作孔
5. 调整体位	头低脚高,右倾,将小肠置于上腹,纱布隔离保护小肠
6. 处理肠系膜下血管,清扫血管周围淋巴结	递 Hem-o-lok 钳及钛夹,离断组织及血管,防止出血 及时清理超声刀头的结痂 递腔镜吸引器抽吸超声刀切割产生的烟雾,保证术野清晰
7. 游离乙状结肠,游离直肠壁,打开腹膜返折处直至盆底	递抓钳牵拉组织及暴露肠管 递分离钳、超声刀游离直肠壁,打开腹膜返折处直至盆底,牵拉肠管继续向下游离
8. 悬吊子宫或膀胱	递倒刺线或滑线,腹壁缝合器将线牵拉至腹壁外,小弯钳固定
9. 处理直肠系膜,切断闭合远端直肠	递涂抹石蜡油润滑后的腔镜弧形切割吻合器,切断闭合肠管
10. 切除病变组织	连接第 2 套吸引器和电刀笔,铺置小托盘,放于会阴处 递碘伏纱布再次消毒会阴区皮肤 递组织钳、电刀笔距肛门 2 ~ 3 cm 做梭形切口切断肛尾韧带,肛提肌、盆膈直肠周围组织,取出病变组织
11. 会阴术区缝扎止血	3-0 号可吸收缝线缝扎出血点
12. 盆底放置引流管,关闭会阴切口	递碘伏纱布消毒手术区域皮肤,11 号手术刀切小口,中弯钳引导放置引流管,10×28 角针、0 号丝线固定 清点手术台上所有物品并记录 递中弯钳、有齿镊辅助,针线逐层关闭 清点手术台上所有物品并记录

续表 4-11-12

手术步骤	护理配合
13. 人工肛门腹壁造瘘口	递碘伏纱布消毒皮肤 递 22 号手术刀在左下腹做圆切口 递小弯钳、电刀笔建立人工肛门腹壁造瘘口，单极电凝止血 拉出近端乙状结肠固定于腹壁上，递 7×17 圆针、2-0 丝线缝合侧腹膜孔及乙状结肠和腹壁各层
14. 重新建立气腹检查肠管是否扭转，关闭盆底	递腔镜肠钳夹持肠管，检查肠管是否扭转 递腔镜分离钳和腔镜持针器带 3-0 号可吸收缝线关闭盆底肌层，线尾打结
15. 止血，冲洗腹腔	递生理盐水冲洗腹腔，吸引器吸净，超声刀止血 关闭气腹，排尽余气，拔出穿刺器 递碘伏纱布消毒手术区域皮肤，11 号手术刀切小口，中弯钳引导放置引流管，10×28 角针、0 号丝线固定 清点手术台上所有物品并记录
14. 关闭切口	碘伏纱布消毒，10×28 角针、2-0 号丝线关闭切口 清点手术台上所有物品并记录
15. 开放造口	固定凡士林纱条，线剪裁剪造口袋并敷贴固定

第十二节　泌尿外科手术器械

一、手术器械配置

（一）泌尿腔镜器械 14 件

1. 配置表　泌尿腔镜器械 14 件见表 4-12-1。

表 4-12-1　泌尿腔镜器械 14 件配置表

序号	名称	规格	描述	数量
1	弯分离钳	330 mm（长度）	/	1
2	弯分离钳	330 mm（长度）	/	1
3	胆囊抓钳	330 mm（长度）	/	1
4	直角钳	330 mm（长度）	/	1
5	弯分离剪	330 mm（长度）	/	1

续表 4-12-1

序号	名称	规格	描述	数量
6	黄 Hem-o-lok 钳	330 mm(长度)	/	1
7	吸水管	330 mm(长度)	圆盘式	1
8	持针器	330 mm(长度)	/	1
9	穿刺器	10.5 mm(直径)	圆筒式	1
10	穿刺器	5.5 mm(直径)	圆筒式	1
11	电凝钩	330 mm(长度)	/	1
12	电凝棒	330 mm(长度)	/	1
13	安全穿刺器	10.5 mm(直径)	圆筒式	1
14	转换器	5~10 mm(直径)	/	1
合计				14

2. 配置图　泌尿腔镜器械 14 件见图 4-12-1。

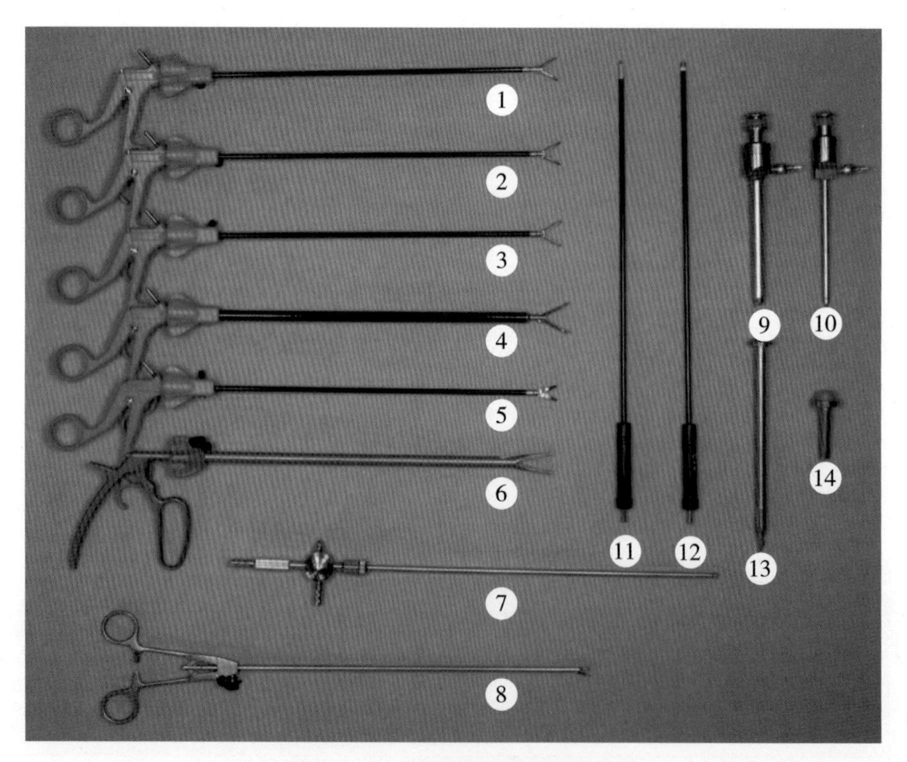

图 4-12-1　泌尿腔镜器械 14 件

(二)电切器械

1. 配置表　电切器械见表4-12-2。

表4-12-2　电切器械配置表

序号	名称	规格	描述	数量
1	短线剪	180 mm(长度)	直	1
2	中弯钳	180 mm(长度)	弯,全齿	2
合计				3

2. 配置图　电切器械见图4-12-2。

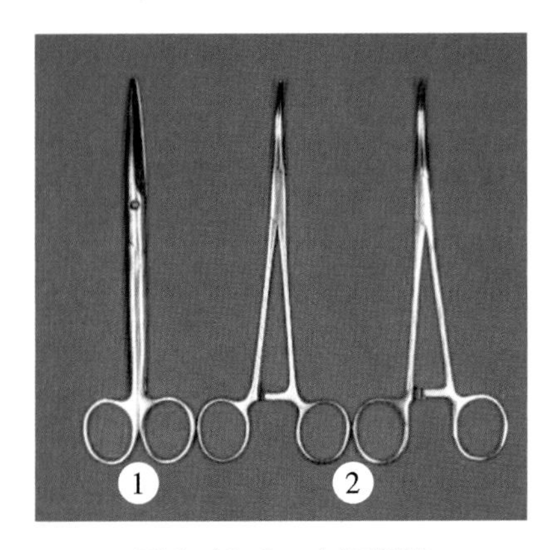

图4-12-2　电切器械

(三)等离子电切器械6件

1. 配置表　等离子电切器械6件见表4-12-3。

表4-12-3　等离子电切器械6件配置表

序号	名称	数量
1	外鞘	1
2	内鞘	1
3	闭孔器	1
4	冲水接头	1
5	转接头	1
6	工作手件	1
合计		6

2. 配置图　等离子电切器械 6 件见图 4-12-3。

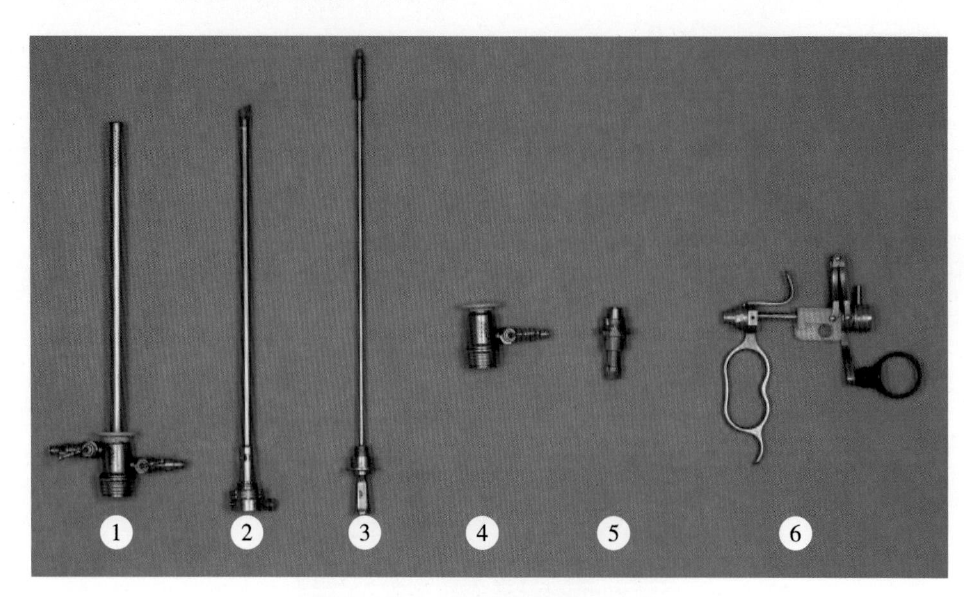

图 4-12-3　等离子电切器械 6 件

（四）尿道冷切器械 5 件

1. 配置表　尿道冷切器械 5 件见表 4-12-4。

表 4-12-4　尿道冷切器械 5 件配置表

序号	名称	数量
1	工作手件	1
2	冷切鞘	1
3	闭孔器	1
4	冷切圆刀	1
5	冷切长刀	1
合计		5

2. 配置图　尿道冷切器械 5 件见图 4-12-4。

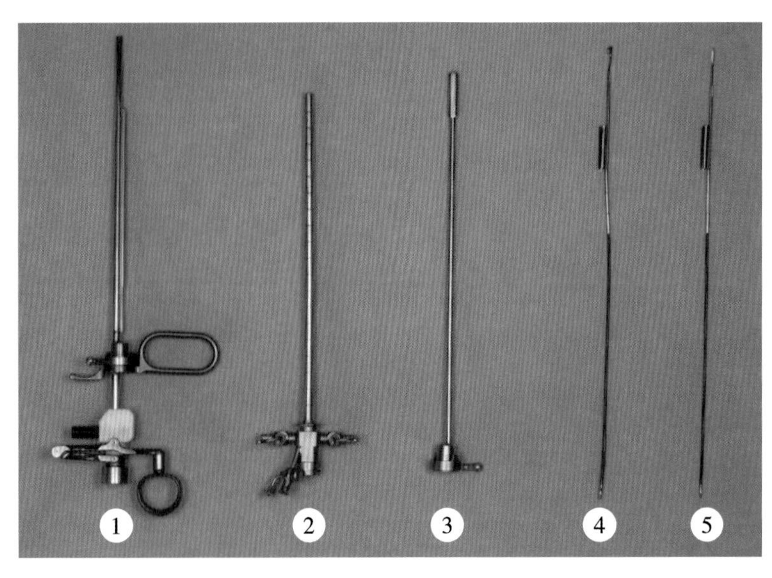

图 4-12-4　尿道冷切器械 5 件

（五）膀胱电切器械 6 件

1. 配置表　膀胱电切器械 6 件见表 4-12-5。

表 4-12-5　膀胱电切器械 6 件配置表

序号	名称	数量
1	工作手件	1
2	外鞘	1
3	内鞘	1
4	闭孔器	1
5	电切环	2
合计		6

2. 配置图　膀胱电切器械 6 件见图 4-12-5。

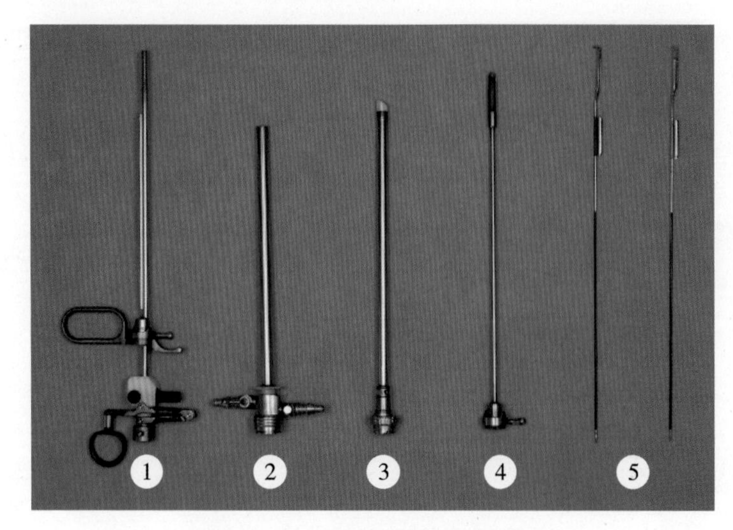

图 4-12-5　膀胱电切器械 6 件

（六）经皮肾镜器械 14 件

1. 配置表　经皮肾镜器械 14 件见表 4-12-6。

表 4-12-6　经皮肾镜器械 14 件配置表

序号	名称	数量
1	肾镜取石钳	1
2	拉杆天线	1
3	金属扩皮器	5
4	肾镜鞘	1
5	探针鞘	1
6	回弹帽	1
7	扳手	2
8	弹道探针	2
合计		14

注：扳手 8 号、5 号各 1 个。

2. 配置图　经皮肾镜器械 14 件见图 4-12-6。

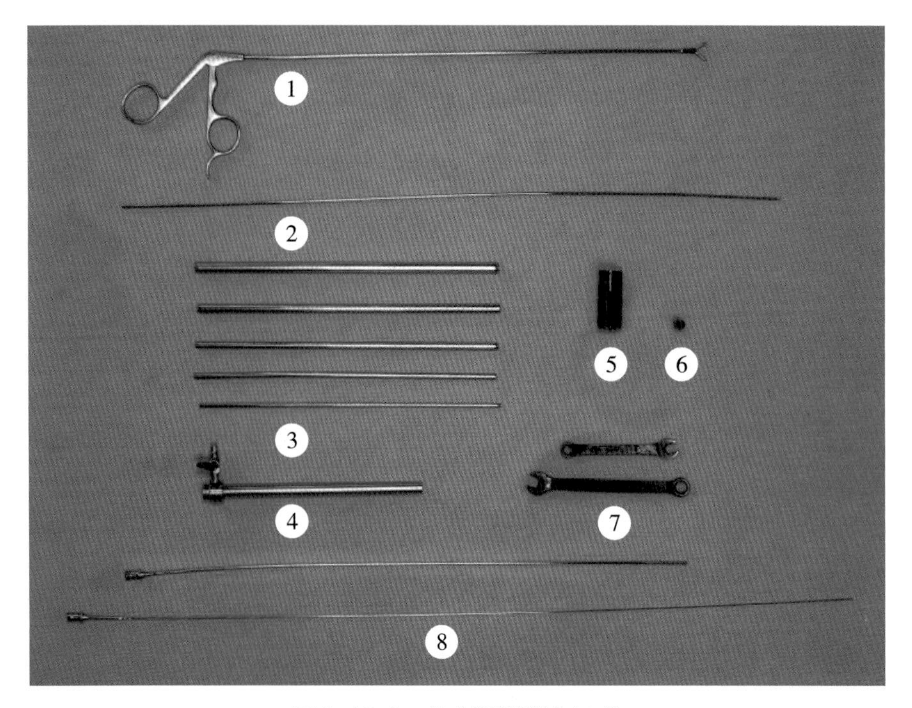

图 4-12-6　经皮肾镜器械 14 件

二、手术器械组合应用

泌尿外科手术器械组合见表 4-12-7。

表 4-12-7　泌尿外科手术器械组合应用表

手术名称	器械名称
腹腔镜辅助膀胱癌根治性切除术+回肠膀胱术	深部剖腹探查器械(见本章第十一节)+泌尿腔镜器械 14 件
经腹腔镜肾脏、输尿管手术	腹腔镜常规器械(见本章第十一节)+泌尿腔镜器械 14 件
经皮肾镜碎石取石术	锥镜器械(见本章第十五节)+经皮肾镜器械 14 件
经输尿管镜输尿管结石钬激光治疗术	电切器械+钬激光光纤
经尿道前列腺等离子电切术	电切器械+等离子电切器械 6 件

三、应用实例

1. 腹腔镜辅助根治性膀胱全切术+回肠膀胱术　步骤及护理配合见表 4-12-8。

表 4-12-8　腹腔镜辅助根治性膀胱全切术+回肠膀胱术步骤及护理配合

手术步骤	护理配合
1. 消毒及铺巾	清点手术台上所有物品并记录 递环钳、弯盘及碘伏纱布消毒皮肤,协助手术医师铺巾
2. 连接仪器设备及管路	连接电刀笔、超声刀、腹腔镜、吸引器并固定 打开腹腔镜,调节白平衡
3. 建立气腹	递两把大布巾钳提起脐部皮肤,11 号手术刀脐下切小口,旋转推进带保护穿刺针达腹腔,确定穿刺成功,退出针芯,连接气腹管,开启气腹机充气
4. 置穿刺器,建立镜头孔和操作孔	递 10 mm 穿刺器置入脐切口,插入腹腔镜镜头,探查腹腔及盆腔,确定肿瘤的位置 递 11 号手术刀在左、右、中腹稍偏下方切小口置入 5 mm 穿刺器、12 mm 穿刺器各 1 个,于耻骨联合上方偏右切小口置入 12 mm 穿刺器主操作孔
5. 游离输尿管	递腔镜分离钳、腔镜无损伤抓钳、超声刀,沿左右髂血管寻及左右输尿管,提起输尿管向下游离至膀胱后壁 递 Hem-o-lok 钳及结扎钉双重结扎输尿管后离断
6. 游离膀胱,清扫淋巴结	递超声刀、腔镜分离钳、腔镜吸引器,打开脂肪组织,显露膀胱,离断两侧膀胱侧韧带,将腹膜与膀胱彻底分离 递腔镜无损伤抓钳游离膀胱左右壁,寻及左右髂血管,游离血管和输尿管清扫双侧盆腔淋巴结
7. 剥离膀胱顶部及后部腹膜	递超声刀、腔镜分离钳,剥离膀胱顶部及后部腹膜
8. 切断尿道,切除膀胱	递超声刀、腔镜分离钳、腔镜剪刀 剥离到膀胱颈部以下,切断尿道,切除膀胱 递 Hem-o-lok 钳,缝扎血管
9. 扩大切口,取出标本	关闭气腹,撤腔镜器械,更换开放器械 22 号手术刀沿耻骨上缘取 10 cm 切口,纱布拭血,中弯钳辅助,电刀笔逐层切开腹壁并止血,取出标本 切下 0.5 cm 输尿管残端送组织病理学检查 妥善保存标本,及时送检
10. 切取肠管	递蚊式钳、肠钳,距回盲部约 15 cm,切取长约 15 cm 带系膜的游离回肠段,以作回肠膀胱 4-0 可吸收缝线,在回肠膀胱的前方,将切断的回肠近远端进行端端吻合术后放入腹腔

续表 4-12-8

手术步骤	护理配合
11. 输尿管再植；回肠新膀胱吻合	递 11 号手术刀、蚊式钳，在截取的肠管近侧及远侧端切一 1 cm 小口，分别将左右输尿管断端单输尿管支架管插入 稀释碘伏水冲洗肠腔 递组织剪、无损伤镊修剪双侧输尿管末端 递持针器、4-0 号可吸收缝线在回肠膀胱近端与输尿管远端行楔形吻合术 持针器、4-0 号可吸收缝线将输尿管固定到肠管上
12. 皮肤造口	递 22 号手术刀于右侧腹壁做直径约 3 cm 的圆形切口，切除皮肤皮下组织，将回肠膀胱远端拖出腹壁外 2 cm 递 2-0 可吸收缝线将其与腹壁三层间断缝合 递中弯钳、无损伤镊提双侧输尿管支架管，将其从回肠膀胱中引出，安置于腹部引流袋连接并固定
13. 放置引流管	递碘伏纱布消毒手术区域皮肤，11 号手术刀切小口，中弯钳引导放置引流管，10×28 角针、0 号丝线固定，递引流袋连接引流管 清点手术台上所有物品并记录
14. 关闭腹腔	组织钳和中弯钳协助，递持针器，13×24 圆针、0 号丝线或 0 号可吸收缝线缝合肌肉 清点手术台上所有物品并记录 13×24 圆针、0 号丝线缝合腹膜，13×24 圆针、2-0 号丝线缝合皮下 递齿镊辅助 10×28 角针、2-0 号丝线缝合皮肤或皮肤缝合器钉皮 清点手术台上所有物品并记录
15. 覆盖切口	碘伏纱布消毒，粘贴敷贴

2. 经皮肾镜碎石取石术　手术步骤及护理配合见表 4-12-9。

表 4-12-9　经皮肾镜碎石取石术步骤及护理配合

手术步骤	护理配合
1. 消毒及铺巾	清点手术台上所有物品并记录 递环钳、弯盘及碘伏纱布消毒皮肤，协助手术医师套一次性手术裤
2. 连接仪器设备及管路	连接内窥镜及冲洗管路 打开内窥镜，调节白平衡
3. 置入输尿管镜探查尿道、膀胱、输尿管口等	石蜡油棉球润滑输尿管镜镜头，经尿道冲水置入，检查膀胱和输尿管口
4. 留置输尿管导管至肾盂	递 5F 输尿管导管，于患侧逆行性留置输尿管导管
5. 留置尿管，并固定输尿管导管，人为造成肾积水	递超滑导尿管、引流袋和 20 mL 注射器，留置尿管 改体位为俯卧位 清点手术台上所有物品并记录

续表 4-12-9

手术步骤	护理配合
6. 消毒及铺巾	准备弯盘及碘伏纱布消毒皮肤，协助手术医师铺巾，并粘贴医用手术薄膜
7. 定位、穿刺，建立经皮肾镜工作通路	超声多普勒诊断仪探头进行定位，观察结石与周围器官的位置关系 递 11 号手术刀穿透皮肤皮下 递经皮肾穿刺套件入肾盏建立经皮肾工作通道
8. 寻找并击碎结石	递经皮肾器械 连接钬激光碎石系统或超声碎石系统进行碎石
9. 取出结石	递取石钳取出大块结石，小块随冲洗液冲出
10. 检查	递超声多普勒诊断仪探头检查肾集合系统内有无结石残留和活动性出血 递超滑导丝、输尿管支架管 置入超滑导丝，拔除输尿管导管，放置输尿管支架管
11. 留置肾造瘘管	递 F20 肾造瘘管，9×24 角针、0 号丝线固定，连接引流袋，暂夹闭肾造瘘管 清点手术台上所有物品并记录
12. 覆盖切口	碘伏纱布消毒切口，纱布覆盖，粘贴敷贴

3. 经尿道前列腺等离子电切术　手术步骤及护理配合见表 4-12-10。

表 4-12-10　经尿道前列腺等离子电切术步骤及护理配合

手术步骤	护理配合
1. 消毒及铺巾	清点手术台上所有物品并记录 递环钳、弯盘及碘伏纱布消毒皮肤，套一次性手术裤
2. 连接仪器设备及管路	连接等离子电切主机、0.9% 氯化钠 3 000 mL 冲洗管及内窥镜并固定 打开内窥镜，调节白平衡
3. 经尿道置入电切镜，观察尿道、膀胱、双侧输尿管口情况，重点检查前列腺组织	递石蜡油棉球润滑电切镜手件，安装电切环，置入电切镜鞘，退出闭孔器，检查前列腺组织
4. 电切前列腺病变组织	开放生理盐水 3 000 mL 冲洗管路持续冲洗
5. 收集病变组织	递冲水壶，壶内注满冲洗用生理盐水 冲洗收集病变组织 递弯盘接收标本并妥善保管
6. 检查尿道、膀胱，彻底止血	无活动性出血后，退出电切镜
7. 留置三腔导尿管并持续冲洗	递 F20 三腔超滑导尿管、引流袋和 20 mL 注射器 协助手术医师连接生理盐水持续冲洗膀胱 观察冲洗液颜色

第十三节　妇产科手术器械

一、手术器械配置

(一)阴式子宫切除器械

1. 配置表　阴式子宫切除器械见表 4-13-1。

表 4-13-1　阴式子宫切除器械配置表

序号	名称	规格	描述	数量
1	环钳	250 mm(长度)	弯,有齿	1
2	环钳	250 mm(长度)	弯,无齿	1
3	持针器	250 mm(长度)	直,粗针	1
4	持针器	180 mm(长度)	直,粗针	2
5	中弯钳	180 mm(长度)	弯,全齿	8
6	组织钳	180 mm(长度)	直	8
7	布巾钳	140 mm(长度)	尖头	4
8	刀柄	4 号	/	1
9	刀柄	7 号	/	1
10	精细组织剪	250 mm(长度)	弯,综合	1
11	组织剪	180 mm(长度)	弯	1
12	线剪	180 mm(长度)	直	1
13	无齿镊	250 mm(长度)	直	1
14	有齿镊	125 mm(长度)	1×2 钩	2
15	金属导尿管	5 mm(直径)、F15	管接头 7mm(直径)	1
16	阴道拉钩	160 mm(长度)	凹,板式,单头	1
17	小 S 拉钩	360 mm(长度)	S 形,板式	2
合计				37

2. 配置图 阴式子宫切除器械见图 4-13-1。

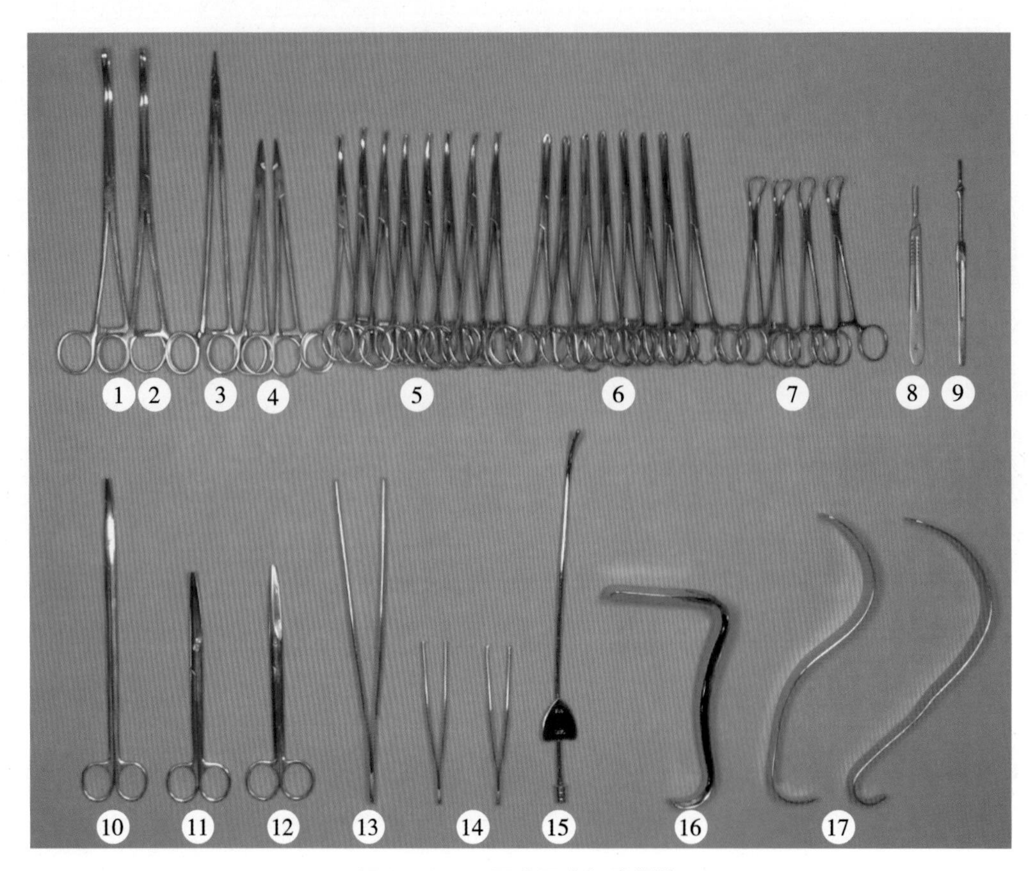

图 4-13-1 阴式子宫切除器械

(二)腹腔镜器械 11 件

1. 配置表 腹腔镜器械 11 件见表 4-13-2。

表 4-13-2 腹腔镜器械 11 件配置表

序号	名称	规格	描述	数量
1	弯分离钳	330 mm(长度)	/	1
2	胆囊抓钳	330 mm(长度)	/	1
3	弯分离钳	330 mm(长度)	/	1
4	弯分离剪	330 mm(长度)	/	1
5	直分离剪	330 mm(长度)	/	1
6	持针器	330 mm(长度)	/	1
7	穿刺器	5.5 mm(直径)	圆筒式	1
8	穿刺器	10.5 mm(直径)	圆筒式	1

续表 4-13-2

序号	名称	规格	描述	数量
9	电凝钩	330 mm(长度)	/	1
10	吸引器	330 mm(长度)	圆盘式	1
11	钢尺	200 mm(长度)	/	1
合计				11

2. 配置图　腹腔镜器械 11 件见图 4-13-2。

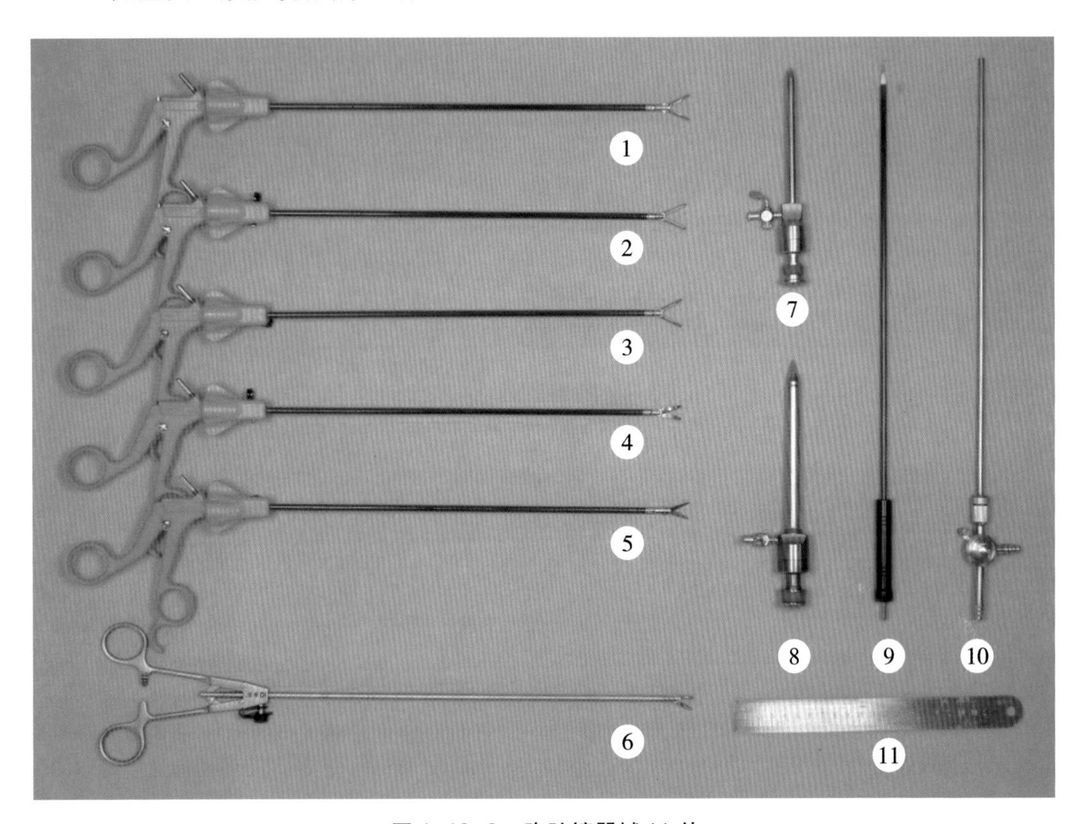

图 4-13-2　腹腔镜器械 11 件

(三)旋切器械 14 件

1. 配置表　旋切器械 14 件见表 4-13-3。

表 4-13-3　旋切器械 14 件配置表

序号	名称	规格	数量
1	子宫肌瘤抓钳	420 mm(长度)	1
2	子宫肌瘤抓钳	420 mm(长度)	1

续表 4-13-3

序号	名称	规格	数量
3	子宫肌瘤钻	420 mm(长度)	1
4	子宫肌瘤钻	420 mm(长度)	1
5	腹式锯齿刀具	330 mm(长度)	1
6	腹式锯齿刀具	330 mm(长度)	1
7	腹式锯齿刀具	330 mm(长度)	1
8	导引棒	370 mm(长度)	1
9	扩张器	10 ~ 18 mm(直径)	1
10	扩张器	10 ~ 15 mm(直径)	1
11	穿刺套管	95 mm(长度)	1
12	穿刺套管	95 mm(长度)	1
13	转换器	10 ~ 18 mm(直径)	1
14	转换器	10 ~ 15 mm(直径)	1
合计			14

2. 配置图　旋切器械 14 件见图 4-13-3。

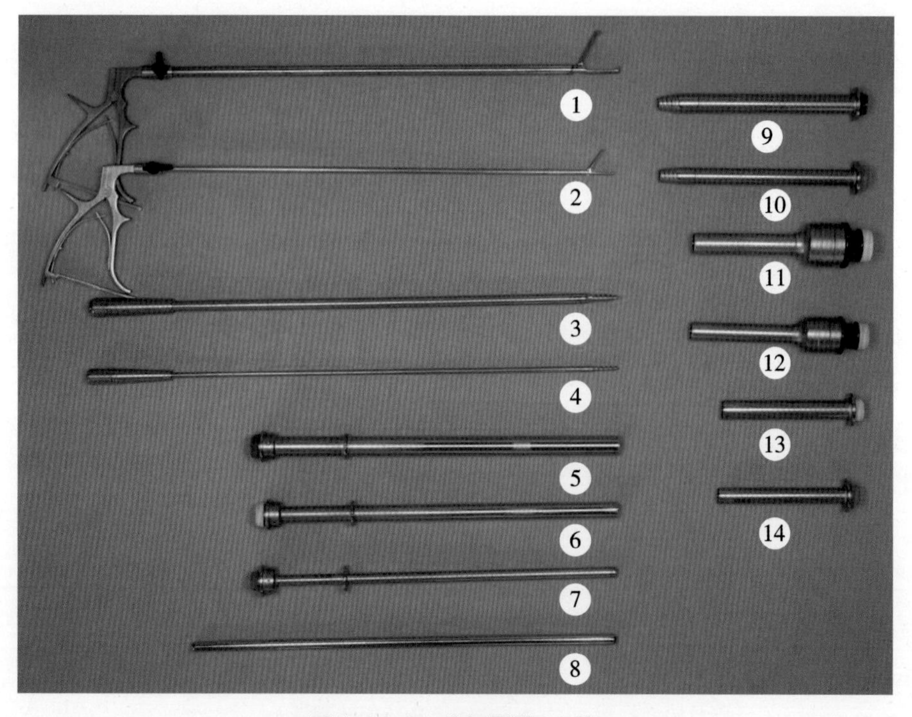

图 4-13-3　旋切器械 14 件

(四)举宫杯器械13件

1. 配置表　举宫杯器械13件见表4-13-4。

表4-13-4　举宫杯器械13件配置表

序号	名称	规格	数量
1	T形梁	200 mm(长度)	1
2	套筒	320 mm(长度)	1
3	量棒	540 mm(长度)	1
4	举宫杯	38 mm、41 mm、46 mm(直径)	3
5	螺丝头	55 mm(长度)	3
6	小棒	60 mm、80 mm、100 mm(长度)	4
合计			13

2. 配置图　举宫杯器械13件见图4-13-4。

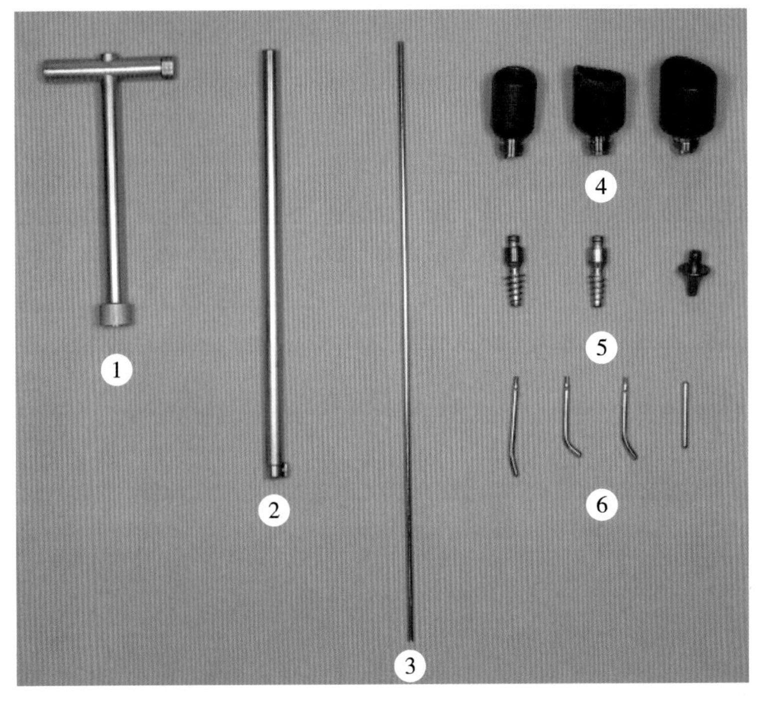

图4-13-4　举宫杯器械13件

(五)电切器械5件

1. 配置表　电切器械5件见表4-13-5。

表4-13-5　电切器械5件配置表

序号	名称	数量
1	工作手件	1
2	外鞘	1
3	内鞘	1
4	电切环	2
合计		5

2. 配置图　电切器械5件见图4-13-5。

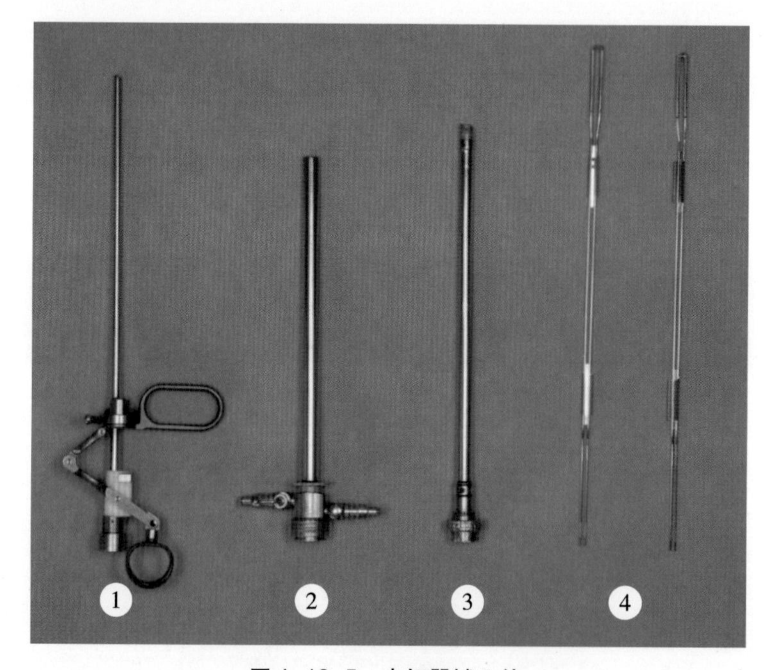

图4-13-5　电切器械5件

(六)剖宫产器械

1. 配置表　剖宫产器械见表4-13-6。

表4-13-6　剖宫产器械

序号	名称	规格	描述	数量
1	环钳	250 mm(长度)	弯,有齿	1
2	环钳	250 mm(长度)	弯,无齿	1
3	持针器	180 mm(长度)	直,粗针	3

续表 4-13-6

序号	名称	规格	描述	数量
4	中弯钳	180 mm(长度)	弯,全齿	10
5	小直钳	140 mm(长度)	直,全齿	2
6	小弯钳	140 mm(长度)	弯,全齿	2
7	组织钳	180 mm(长度)	直	10
8	布巾钳	160 mm(长度)	尖头	2
9	组织剪	160 mm(长度)	弯	1
10	线剪	180 mm(长度)	直	2
11	有齿镊	140 mm(长度)	1×2 钩	2
12	刀柄	4 号	/	1
13	甲状腺拉钩	210 mm(长度)	17 mm×31 mm /17 mm×43 mm(双头钩宽×深)	1
14	深腹勾	200 mm(长度)	S 形	1
15	深腹勾	250 mm(长度)	S 形	1
16	深腹勾	300 mm(长度)	S 形	1
合计				41

2. 配置图　剖宫产器械见图 4-13-6。

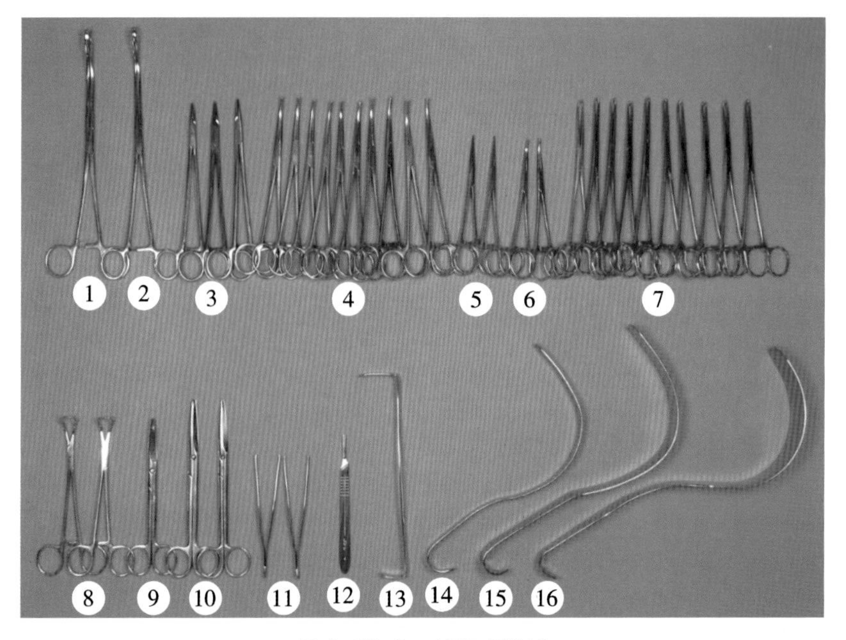

图 4-13-6　剖宫产器械

(七)宫口环扎器械

1. 配置表　宫口环扎器械见表 4-13-7。

表 4-13-7　宫口环扎器械配置表

序号	名称	规格	描述	数量
1	环钳	250 mm(长度)	弯,有齿	1
2	环钳	250 mm(长度)	弯,无齿	1
3	持针器	250 mm(长度)	直,粗针	1
4	持针器	180 mm(长度)	直,粗针	1
5	中弯钳	180 mm(长度)	弯,全齿	6
6	组织钳	180 mm(长度)	直	6
7	线剪	180 mm(长度)	直	1
8	无齿镊	250 mm(长度)	直	1
9	尿管	10 号	/	1
10	金属导尿管	F15、5 mm(直径)	管接头 7 mm(直径)	1
11	深窥器	92 mm(长度)	可调式	1
12	阴道拉钩	160 mm(长度)	凹,板式,单头	2
13	S 拉钩	200 mm(长度)	S 形	3
合计				26

2. 配置图　宫口环扎器械见图 4-13-7。

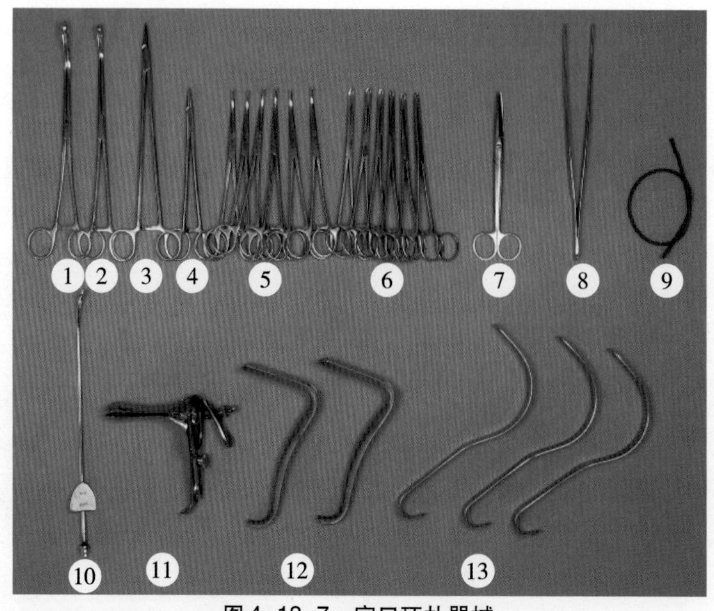

图 4-13-7　宫口环扎器械

(八)人流器械

1. 配置表　人流器械见表 4-13-8。

表 4-13-8　人流器械配置表

序号	名称	规格	描述	数量
1	环钳	250 mm(长度)	弯,有齿	1
2	环钳	250 mm(长度)	弯,无齿	1
3	宫颈钳	250 mm(长度)	2×3 齿,侧弯	1
4	无齿镊	250 mm(长度)	直	1
5	有齿镊	250 mm(长度)	1×2 钩	1
6	窥器	90 mm(长度)	可调式	1 * 4
7	窥器	92 mm(长度)	可调式	1 * 2
8	刮匙	9 号、280 mm(长度)	锐,环形,六方柄	1
9	探针	280 mm(长度)	直,带刻度,柔性	1
10	金属导尿管	F12、4 mm(直径)	管接头 7 mm(直径)	1
11	吸引器	7 号	弯	1
12	吸引器	8 号	弯	1
13	吸引器	6 号	弯	1
14	扩宫棒	10.5 号	尖圆头	1
15	扩宫棒	10 号	尖圆头	1
16	扩宫棒	9.5 号	尖圆头	1
17	扩宫棒	9 号	尖圆头	1
18	扩宫棒	8.5 号	尖圆头	1
19	扩宫棒	8 号	尖圆头	1
20	扩宫棒	7.5 号	尖圆头	1
21	扩宫棒	7 号	尖圆头	1
22	扩宫棒	6.5 号	尖圆头	1
23	扩宫棒	6 号	尖圆头	1
24	扩宫棒	5.5 号	尖圆头	1
合计				24

2. 配置图　人流器械见图 4-13-8。

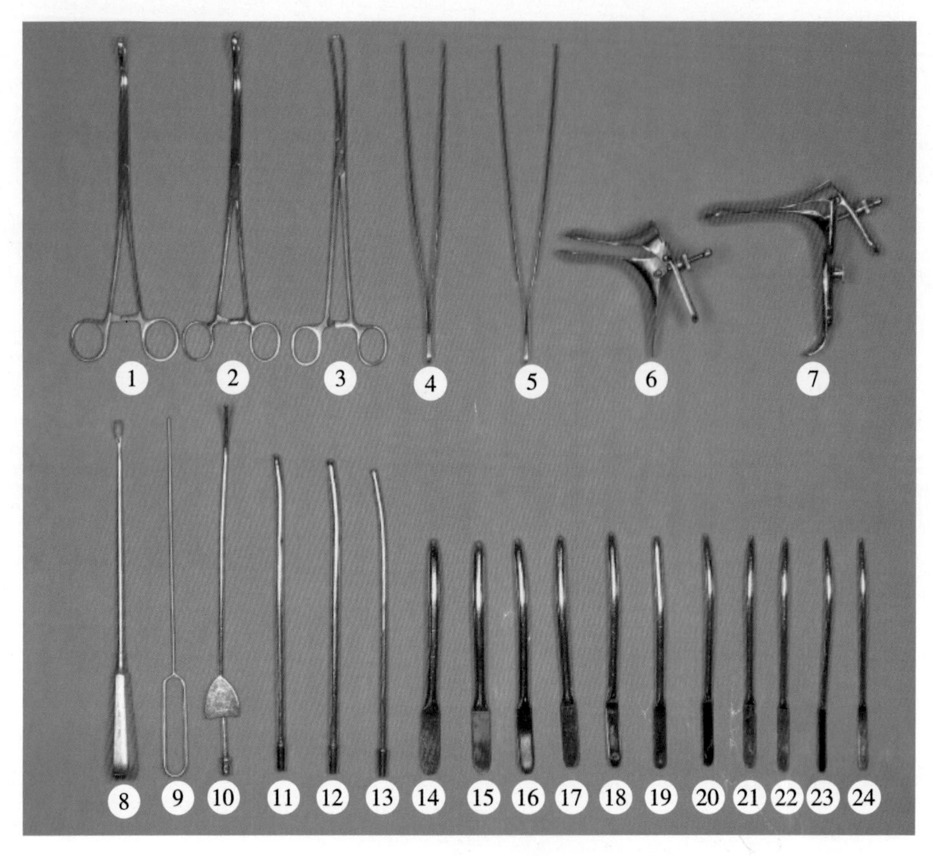

图 4-13-8　人流器械

二、专科补充器械

1. 举宫器　见图 4-13-9。

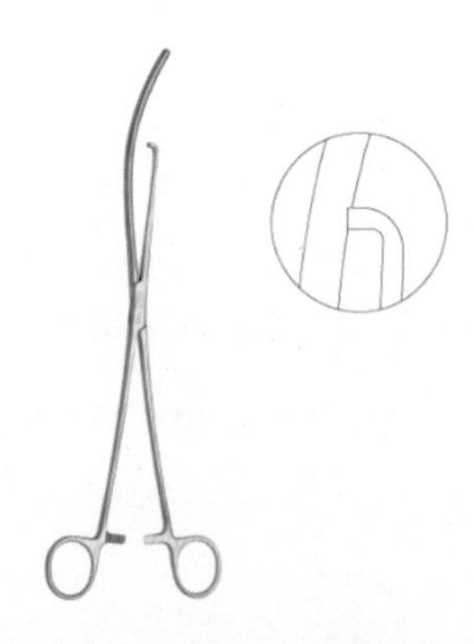

图 4-13-9　举宫器

2 . 穿刺针　见图 4-13-10。

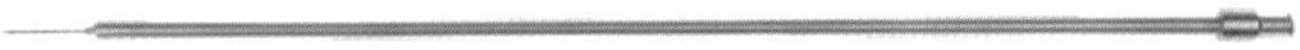

图 4-13-10　穿刺针(ZP968RN 330 mm×ϕ5. 12#)

3. 取环 2 件　见图 4-13-11。

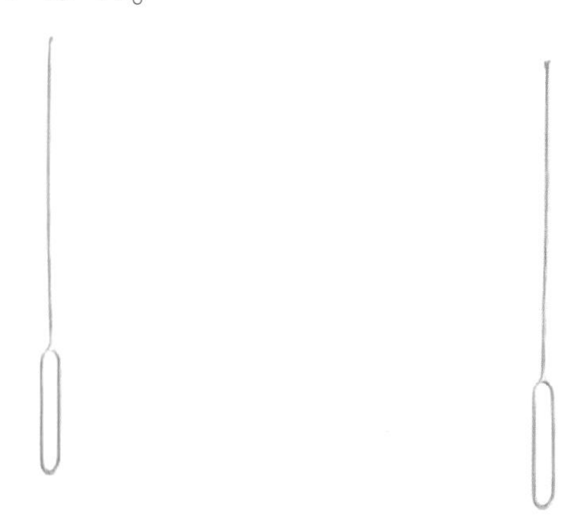

图 4-13-11　取环 2 件

三、手术器械组合应用

妇产科手术器械组合见表 4-13-9。

表 4-13-9　妇产科手术器械组合应用表

手术名称	器械名称	专科补充器械
阴式子宫切除术、阴道手术、宫颈锥切术	阴式子宫切除器械	
经腹腔镜子宫整形术、子宫修补术及输卵管、卵巢手术	腹腔镜常规器械(见本章第十一节)+腹腔镜器械 11 件	穿刺针,输卵管抓钳
经腹腔镜经腹阴道联合子宫切除术	阴式子宫切除器械+举宫杯器械 13 件+腹腔镜器械 11 件	
经腹腔镜子宫肌瘤剔除术	腹腔镜常规器械+旋切器械 14 件+旋切手柄+腹腔镜器械 11 件	举宫器或举宫杯 12 件+穿刺针
宫腔镜检查	人流器械	宫腔镜检查 2 件
经宫腔镜取环术	人流器械	取环 2 件+宫腔镜检查 2 件
经宫腔镜子宫内膜手术、经宫腔镜宫颈手术	人流器械、电切器械 5 件	
剖宫产术	剖宫产器械	
子宫颈管环扎术	宫口环扎器械	

四、应用实例

1. 宫腹腔镜联合手术　手术步骤及护理配合见表 4-13-10。

表 4-13-10　宫腹腔镜联合手术步骤及护理配合

手术步骤	护理配合
1. 建立气腹	清点手术台上所有物品并记录 递两把大布巾钳提起脐部皮肤，11 号手术刀脐上切小口，递气腹针穿刺进入腹腔，确定穿刺成功，连接气腹管，开启气腹机充气
2. 置穿刺器，建立镜头孔和操作孔	递 10 mm 穿刺器置入脐上切口，插入腹腔镜镜头，探查腹腔，确定肿瘤的位置 递 11 号手术刀在左侧锁骨中线肋缘下 2 cm 处及左侧平脐外侧 5 cm 处切小口，分别置入 12 mm 和 5 mm 穿刺器，对侧置入两个 5 mm 穿刺器。调节手术床为头低足高位
3. 放置输卵管通液管	递窥阴器暴露阴道及宫颈口，放置输卵管通液管，注射器抽取 5 mL 生理盐水固定通液管
4. 输卵管造影	腔镜分离钳挑起输卵管，暴露伞端，注射器抽取生理盐水稀释的亚甲蓝注射液溶液，经输卵管造影管探查输卵管通液情况
5. 分离粘连	递腔镜分离钳，单极电凝钩，分离、松解粘连组织
6. 输卵管造口	递单极电凝钩，腔镜分离钳做输卵管造口或成形，扩张输卵管伞端开口
7. 检查输卵管通液情况	注射器抽取生理盐水稀释的亚甲蓝注射液溶液，经输卵管造影管再次探查输卵管通液情况，若通畅，注射器抽取庆大霉素和地塞米松药液推入
8. 探查宫腔	打开宫腔镜，调节白平衡 递窥阴器、宫颈钳暴露宫颈 递扩宫棒扩张宫颈口至合适大小，调节膨宫机压力，开启膨宫机，观察宫腔
9. 退出宫腔镜机器	收回宫腔镜及器械
10. 止血、冲洗	查看盆腔，若有出血递双极钳凝血 生理盐水冲洗，吸引器吸净
11. 撤去腹腔镜器械，排尽腹腔内 CO_2	整理腹腔镜器械 清点手术台上所有物品并记录
12. 缝合切口并覆盖	递碘伏纱布消毒切口周围皮肤 递持针器，线剪，选取合适的缝线缝合切口 递碘伏纱布消毒切口，覆盖纱布，粘贴敷贴 清点手术台上所有物品并记录

2. 阴式全子宫全切术　手术步骤及护理配合见表 4-13-11。

表 4-13-11　阴式全子宫全切术步骤及护理配合

手术步骤	护理配合
1. 消毒及铺巾	清点手术台上所有物品并记录 递环钳、弯盘及碘伏纱布消毒皮肤,协助手术医师铺巾 碘伏纱布再次消毒
2. 连接仪器设备及管路	连接电刀笔及吸引器并固定
3. 牵开小阴唇,护肛	递碘伏纱布消毒外阴及阴道或碘伏水冲洗阴道 递中弯钳钳夹小阴唇,10×28 角针、0 号丝线固定 10×28 角针、0 号丝线将纱布固定覆盖于肛门处
4. 暴露术野	递阴道拉勾拉开阴道后壁,递碘伏纱布再次消毒阴道,组织钳夹宫颈向外牵引
5. 排空膀胱,测定膀胱底部位置	递金属导尿管导尿,定位,弯盘盛尿
6. 分离阴道黏膜,上推膀胱,显露膀胱宫颈	递 11 号手术刀切开阴道前壁 中弯钳,肾上腺素盐水纱布向上推开膀胱子宫反折腹膜
7. 剪开宫颈韧带,显露膀胱反折腹膜	递组织剪开宫骶韧带,0 号丝线结扎 切断主韧带
8. 剪开腹膜,于腹膜中点做一标记	递组织钳夹腹膜,组织剪剪开,7×17 圆针、3-0 号丝线做标记,小弯钳牵引
9. 剪开后穹隆,进入子宫直肠窝时剪开腹膜一小口	组织剪剪开后穹隆并向两侧延伸
10. 断开宫骶韧带,圆韧带,主韧带、子宫动静脉血管	递布巾钳牵拉宫颈,中弯钳夹持组织, 11 号手术刀切开,10×20 圆针、0 号丝线缝扎
11. 断开固有韧带,切断子宫	递中弯钳钳夹子宫,11 号手术刀切断 取出子宫,放入弯盘
12. 缝合修补残端	清点手术台上所有物品并记录 递中弯钳钳夹残端,0 号可吸收缝线缝合,线剪剪线 清点手术台上所有物品并记录
13. 填塞阴道,留置导尿管	递碘伏纱布填塞阴道压迫止血 注射器抽取生理盐水,留置导尿

3. 子宫下段剖宫产术　手术步骤及护理配合见表 4-13-12。

表 4-13-12　子宫下段剖宫产术步骤及护理配合

手术步骤	护理配合
1. 消毒及铺巾	递环钳、弯盘及碘伏纱布消毒皮肤，协助手术医师铺巾 碘伏纱布再次消毒
2. 连接管路	连接吸引器并固定，有齿镊或弯钳测试麻醉平面
3. 耻骨联合上缘作一横切口，依次打开子宫	递 22 号手术刀，小纱垫拭血 依次切开皮肤、皮下脂肪，递组织剪剪开前鞘，分离腹白线，钝性分离腹直肌，打开腹膜，暴露子宫 递湿角大纱垫，保护切口下缘，递中 S 拉勾，暴露子宫下段 递两把组织钳上下钳夹子宫下段无血管区，递 22 号手术刀切开子宫，递中弯钳刺破羊膜囊
4. 胎儿娩出	胎儿娩出后，递组织钳夹闭子宫创面出血点，两把中弯钳夹脐带，组织剪断脐，湿角大纱垫保护手术切口上缘
5. 注射药物	递缩宫素注射于子宫肌层，递 10 mL 注射器抽脐血
6. 胎盘娩出	一个干小纱垫协助胎盘娩出 环钳纱布擦拭子宫内膜，扩宫口
7. 缝合子宫	0 号可吸收缝线缝合子宫肌层和子宫浆膜层 关闭子宫前、后清点手术台上所有物品并记录
8. 逐层关闭腹腔	取出两个大纱垫，递中弯钳提起腹膜，生理盐水冲洗腹腔，湿小纱垫擦干后，探查子宫有无活动性出血、渗血，并探查子宫及双附件外观有无异常 清点手术台上所有物品并记录 递 2-0 号可吸收缝线关闭腹膜 清点手术台上所有物品并记录 递 2-0 号可吸收缝线依次缝合腹直肌、前鞘，递碘伏纱布消毒切口外缘，干纱布擦干，递 2-0 可吸收线缝合皮下脂肪 递 3-0 号可吸收缝线缝合皮肤 清点手术台上所有物品并记录
9. 覆盖切口	递碘伏纱布消毒皮肤，覆盖纱布，粘贴敷贴
10. 清理宫腔积血	备好碘伏纱布消毒阴道，按摩子宫排出宫腔内残留积血，再次清点碘纱纱布

第十四节　小儿外科手术器械

一、手术器械配置

(一)小儿普外剖腹探查器械

1.配置表　小儿普外剖腹探查器械见表4-14-1。

表4-14-1　小儿普外剖腹探查器械配置表

序号	名称	规格	描述	数量
1	环钳	250 mm(长度)	弯,有齿	1
2	环钳	250 mm(长度)	弯,无齿	1
3	持针器	180 mm(长度)	直,粗针	3
4	中弯钳	180 mm(长度)	弯,全齿	8
5	小弯钳	140 mm(长度)	弯,全齿	8
6	小直钳	140 mm(长度)	直,全齿	4
7	蚊氏钳	125 mm(长度)	弯蚊,全齿	4
8	刀柄	7号	/	1
9	直角钳	220 mm×90°(长度×功能端角度)	角弯,全齿	1
10	布巾钳	110 mm(长度)	尖头	4
11	组织钳	180 mm(长度)	直	8
12	线剪	180 mm(长度)	直	1
13	精细组织剪	180 mm(长度)	弯,综合	1
14	组织剪	160 mm(长度)	弯	1
15	无齿镊	125 mm(长度)	直	1
16	有齿镊	125 mm(长度)	1×2钩	2
17	甲状腺拉钩	210 mm(长度)	17 mm×31 mm /17 mm×43 mm(双头钩宽×深)	2
18	S拉钩	200 mm(长度)	S形	1
19	S拉钩	250 mm(长度)	S形	2
合计				54

2. 配置图　小儿普外剖腹探查器械见图 4-14-1。

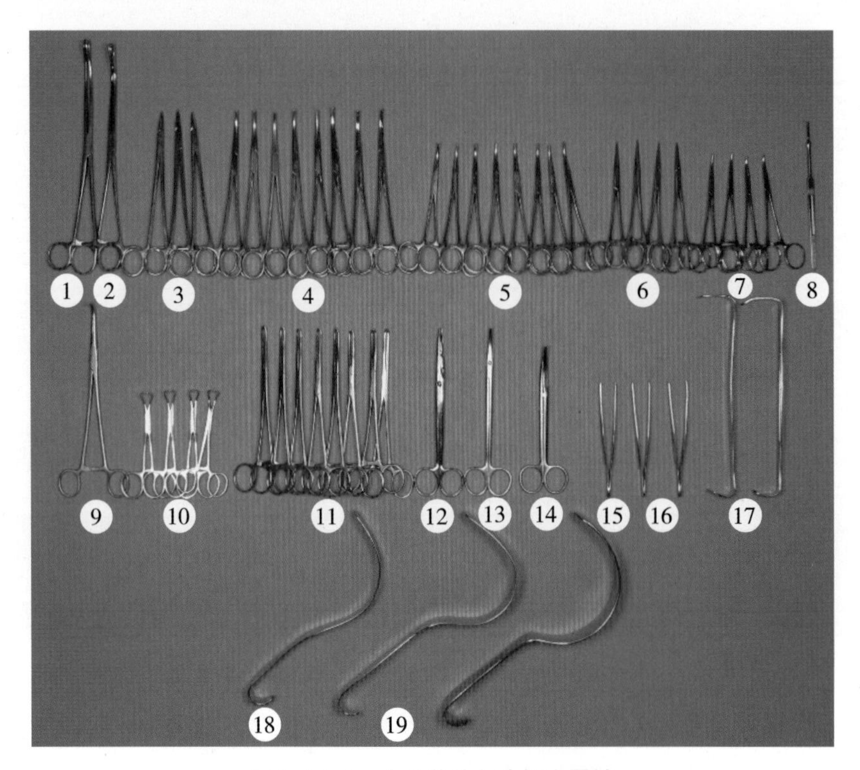

图 4-14-1　小儿普外剖腹探查器械

(二) 小儿腔镜器械 14 件

1. 配置表　小儿腔镜器械 14 件见表 4-14-2。

表 4-14-2　小儿腔镜器械 14 件配置表

序号	名称	规格	描述	数量
1	胆囊抓钳	300 mm(长度)	/	1
2	弯分离钳	300 mm(长度)	/	1
3	直分离钳	300 mm(长度)	/	1
4	弯分离剪	300 mm(长度)	/	1
5	直分离剪	300 mm(长度)	/	1
6	持针器	300 mm(长度)	/	1
7	吸水管	300 mm(长度)	/	1
8	电凝钩	300 mm(长度)	/	1
9	穿刺器	5.5 mm(直径)	圆筒式	2
10	穿刺器	3 mm(直径)	圆筒式	1

续表 4-14-2

序号	名称	规格	描述	数量
11	转换器	5 mm(直径)	/	1
12	气腹针	100 mm(长度)	/	1
合计				14

2. 配置图　小儿腔镜器械 14 件见图 4-14-2。

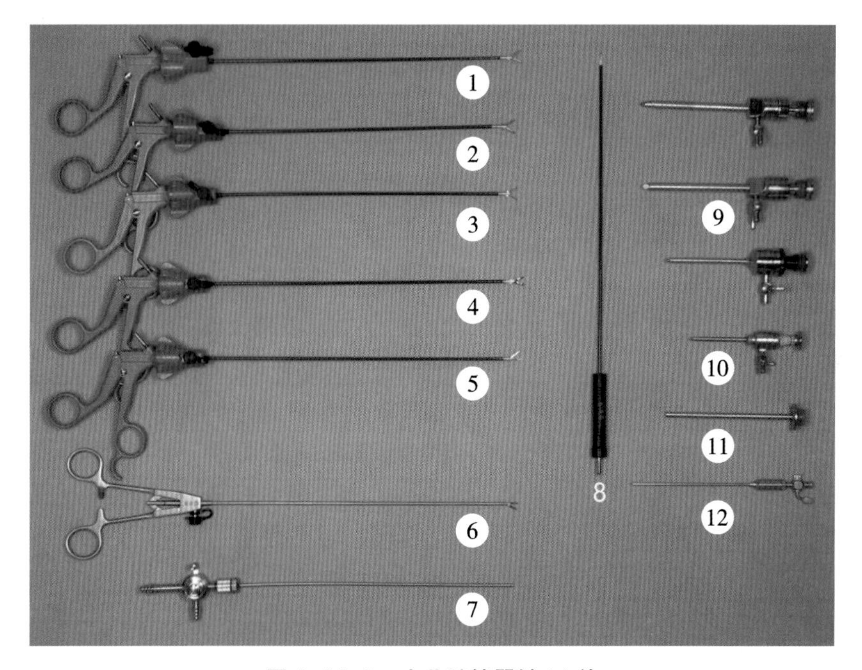

图 4-14-2　小儿腔镜器械 14 件

(三) 小儿泌尿剖腹探查器械

1. 配置表　小儿泌尿剖腹探查器械见表 4-14-3。

表 4-14-3　小儿泌尿剖腹探查器械配置表

序号	名称	规格	描述	数量
1	环钳	250 mm(长度)	弯,有齿	1
2	环钳	250 mm(长度)	弯,无齿	1
3	持针器	180 mm(长度)	直,粗针	2
4	组织钳	180 mm(长度)	直	4
5	中弯钳	180 mm(长度)	弯,全齿	4
6	小弯钳	140 mm(长度)	弯,全齿	8
7	蚊氏钳	125 mm(长度)	弯蚊,全齿	4

续表 4-14-3

序号	名称	规格	描述	数量
8	小直钳	140 mm(长度)	直,全齿	4
9	有齿镊	125 mm(长度)	1×2 钩	2
10	无齿镊	125 mm(长度)	直	1
11	刀柄	7 号	/	1
12	精细组织剪	220 mm(长度)	弯,综合	1
13	组织剪	180 mm(长度)	弯	1
14	线剪	180(长度)	直	1
15	直角钳	200 mm×90° (长度×功能端角度)	角弯,全齿	1
16	布巾钳	140 mm(长度)	尖头	4
17	甲状腺拉钩	210 mm(长度)	17 mm×31 mm /17 mm× 43 mm(双头钩宽×深)	2
18	S 拉钩	200 mm(长度)	S 形	3
合计				45

2. 配置图　小儿泌尿剖腹探查器械见图 4-14-3。

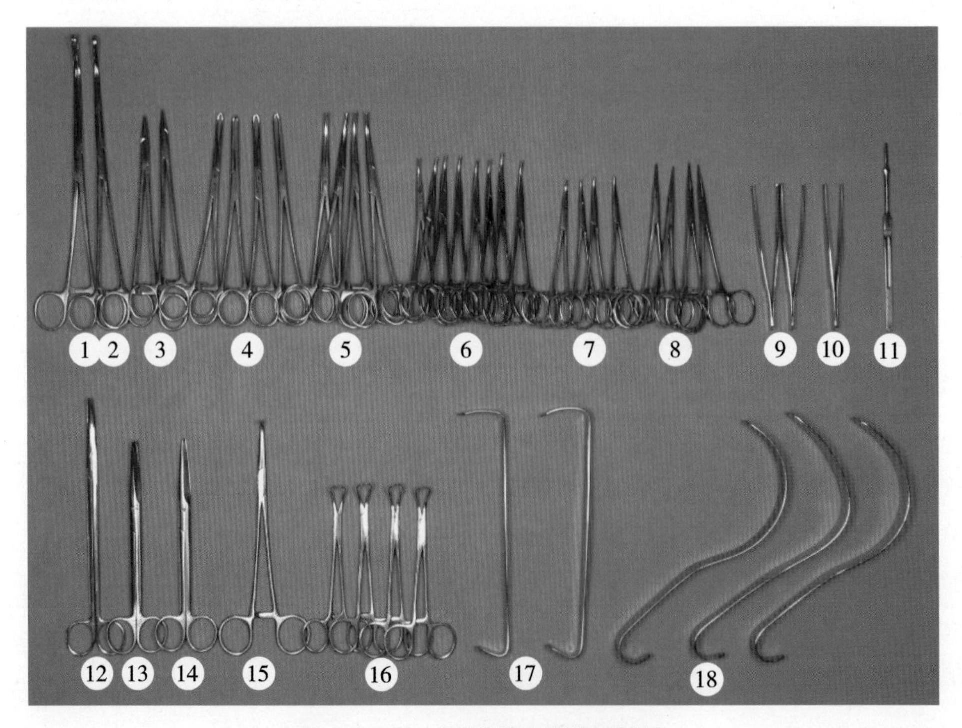

图 4-14-3　小儿泌尿剖腹探查器械

(四)小儿泌尿器械 12 件

1. 配置表　小儿泌尿器械 12 件见表 4-14-4。

表 4-14-4　小儿泌尿器械 12 件配置表

序号	名称	规格	描述	数量
1	金柄持针	140 mm(长度)	直,细针,镶片 0.3 mm(齿牙间距)	2
2	显微蚊氏钳	125 mm(长度)	弯蚊,全齿,精细	2
3	显微蚊氏钳	125 mm(长度)	直蚊,全齿,精细	2
4	黑柄剪刀	125 mm(长度)	直尖,小血管,特快型	1
5	黑柄剪刀	125 mm(长度)	弯尖,小血管,特快型	1
6	无齿镊	125 mm(长度)	直	2
7	有齿镊	125 mm(长度)	直,1×2 钩	1
8	尺子	150 mm(长度)	/	1
合计				12

2. 配置图　小儿泌尿器械 12 件见图 4-14-4。

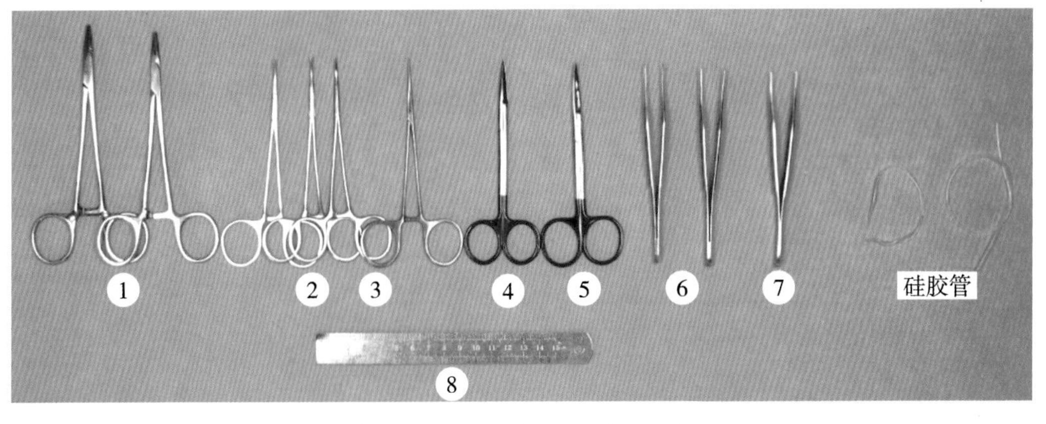

图 4-14-4　小儿泌尿器械 12 件

二、专科补充器械

小儿肠钳　见图 4-14-5。

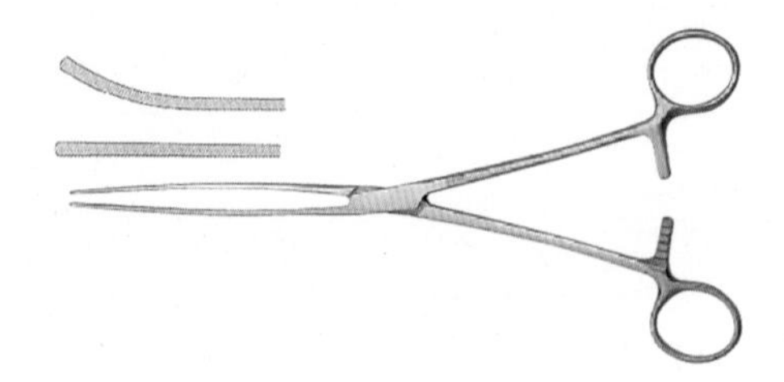

图 4-14-5　小儿肠钳

三、手术器械组合应用

小儿外科手术器械组合见表 4-14-5。

表 4-14-5　小儿外科手术器械组合应用表

手术名称	器械名称	补充器械
经腹腔镜先天性巨结肠切除术	小儿普外剖腹探查器械+小儿腔镜器械 14 件	小儿肠钳，小儿普外 6 件
经腹腔镜肾盂输尿管成形术	基本手术器械/小儿泌尿剖腹探查器械+小儿腔镜器械 14 件	气腹针
经腹腔镜回肠代膀胱术	小儿泌尿剖腹探查器械+小儿腔镜器械 14 件	小儿肠钳
肛门成形术	基本手术器械（见本章第五节）	
尿道下裂成型术、隐睾固定术、尿道瘘修补术	基本手术器械（见本章第五节）+小儿泌尿腔镜器械 12 件	
疝修补术	基本手术器械（见本章第五节）	

四、应用实例

1. 腹腔镜辅助先天性巨结肠切除术　手术步骤及护理配合见表 4-14-6。

表 4-14-6　腹腔镜辅助先天性巨结肠切除术步骤及护理配合

手术步骤	护理配合
1. 消毒及铺巾	清点手术台上所有物品并记录 递环钳、弯盘及碘伏纱布消毒皮肤，协助手术医师铺巾 碘伏纱布再次消毒
2. 连接仪器设备及管路	连接电刀笔、超声刀、腹腔镜及吸引器并固定 打开腹腔镜，调节白平衡
3. 建立镜头孔和气腹	递两把小弯钳，提起脐部，11 号手术刀切开，小弯钳分开脐环，直视下置入 5 mm 穿刺器，确定穿刺器置入腹中，递 7×17 角针，2-0 号丝线缝合固定穿刺器，连接气腹管，开启气腹机
4. 置穿刺器，建立操作孔	插入腹腔镜镜头，探查腹腔，确定病变部位 递 11 号手术刀分别于右侧上腹部及左右下腹部切开，置入 3 mm 或 5 mm 穿刺器
5. 分离直肠、乙状结肠，近端游离结肠侧腹膜至结肠脾曲，远端直肠游离至腹膜反折以下	递腔镜弯分离钳及胆囊抓钳辅助，超声刀进入腹腔游离，3-0 号丝线结扎，递腔镜线剪剪线
6. 更改为截石位	协助手术医师摆截石位，递碘伏纱布消毒肛周及直肠 会阴部加铺无菌巾
7. 牵开肛门	递已备好的小长碘伏纱布条消毒肛门 递肛门拉钩牵开肛门，显露齿状线
8. 环形切开直肠黏膜周围，分离直肠黏膜，环形切开直肠肌鞘	递电刀笔切割止血，小弯钳分离直肠黏膜
9. 游离直肠至与腹腔内相通，拖出乙状结肠至结肠扩张近端切除病变肠管	递小弯钳、小直角钳游离直肠黏膜至腹腔相会合，递 7×17 圆针、2-0 号线标记肠管方向，拖出肠管至正常肠管外，递电针切除病变肠管，下标本，递碘伏小纱条消毒
10. 将正常结肠与齿状线黏膜组织环形吻合	递 3-0 号可吸收缝线或 3-0 号丝线缝合脱出结肠的浆肌层与肛门齿状线上黏膜下组织环形吻合 递 3-0 号可吸收缝线将近端的正常结肠全层与肛门齿状线上黏膜和黏膜下组织环形吻合
11. 放置肛管并包扎固定	递凡士林油纱夹碘伏纱布包裹肛管塞入肛门远端封闭
12. 探查腹部	重新建立气腹，递腹腔镜镜头、腔镜分离钳及抓钳，探查腹腔，检查有无渗血 清点手术台上所有物品并记录
13. 关闭切口并覆盖	递碘伏纱布消毒皮肤切口，3-0 号、5-0 号可吸收缝线逐层缝合 清点手术台上所有物品并记录 递碘伏纱布消毒皮肤切口，粘贴敷贴

2. 肾盂成形术　手术步骤及护理配合见表 4-14-7。

表 4-14-7　肾盂成形术步骤及护理配合

手术步骤	护理配合
1. 消毒及铺巾	清点手术台上所有物品并记录 递环钳、弯盘及碘伏纱布消毒皮肤，协助手术医师铺巾
2. 连接仪器设备及管路	连接电刀笔及吸引器并固定
3. 切皮、皮下组织，暴露腹腔	递 10 号手术刀切皮，纱布拭血，甲状腺拉钩辅助，电刀笔逐层切开腹壁并止血
4. 暴露肾脏及输尿管	找到肾盂输尿管连接处，递中弯钳游离肾周组织，3-0 号丝线结扎止血，肾盂上极、输尿管前壁用 7×17 圆针缝标记线，递硅胶管提起输尿管，小直钳固定
5. 肾盂上下极，输尿管下方做标记	递 3-0 号可吸收缝线，小直钳固定
6. 剪开肾盂，切除狭窄的肾盂输尿管连接处	递脑膜剪或显微组织剪于远端输尿管外侧壁纵行剪开肾盂，切除狭窄的肾盂输尿管连接处 准备合适的硅胶管前端剪一斜面，涂石蜡油球润滑，置入输尿管，用 5 mL 注射器注入生理盐水，进行远端输尿管通畅试验
7. 置入输尿管支架管吻合输尿管与肾盂，还原肾脏	递显微镊、6-0 号可吸收缝线吻合前壁，递输尿管支架管置入后，吻合后壁 递显微组织剪，剪去周围多余组织，递显微镊提起肾盂，6-0 号可吸收缝线连续缝合肾盂
8. 放置引流管	递 11 号手术刀切开，递中弯钳引导放置引流管，7×17 角针、2-0 号丝线固定 清点手术台上所有物品并记录
9. 逐层关闭切口	递碘伏纱布消毒切口 递 2-0 号、4-0 号可吸收缝线，逐层关闭切口 关闭体腔后、缝合皮肤后，清点手术台上所有物品并记录
10. 覆盖切口	递碘伏纱布消毒切口，覆盖纱布，粘贴敷贴

第十五节　骨科手术器械

一、手术器械配置

(一)椎管器械

1. 配置表　椎管器械见表 4-15-1。

表 4-15-1　椎管器械配置表

序号	名称	规格	描述	数量
1	环钳	250 mm(长度)	弯,有齿	1
2	持针器	180 mm(长度)	直,粗针	2
3	中弯钳	180 mm(长度)	弯,全齿	6
4	组织钳	180 mm(长度)	直	6
5	小弯钳	160 mm(长度)	弯,全齿	6
6	布巾钳	160 mm(长度)	尖头	4
7	有齿镊	140 mm(长度)	1×2 钩	2
8	枪状镊	160 mm(长度)	枪状,带齿	2
9	刀柄	4 号	/	1
10	刀柄	7 号	/	1
11	精细组织剪	200 mm(长度)	弯,综合	1
12	组织剪	180 mm(长度)	弯	1
13	线剪	180 mm(长度)	直	1
14	椎板咬骨钳	230 mm(长度)	普通型	1
15	椎板咬骨钳	200 mm(长度)	超薄型	1
16	直角髓核钳	200 mm(长度)	握柄式	1
17	直角髓核钳	180 mm(长度)	握柄式	1
18	吸引器	200 mm(长度)	直	1
19	吸引器	220 mm(长度)	直	1
20	甲状腺拉钩	210 mm(长度)	17 mm×31 mm /17 mm×43 mm(双头钩宽×深)	2
21	颈椎开展器	280 mm(长度)	活动式,4×4 钩,钝钩,直形	1

续表 4-15-1

序号	名称	规格	描述	数量
22	牛角钩	170 mm(长度)	单钩,钝钩,直角弯	2
23	咬骨钳	240 mm(长度)	弯尖头,双关节	1
24	咬骨钳	240 mm(长度)	弯头,双关节	1
25	咬骨钳	240 mm(长度)	直,双关节	1
26	骨膜剥离子	220 mm(长度)	弯,平刃	1
27	骨膜剥离子	280 mm(长度)	弯,圆刃,重切削型	1
28	神经剥离子	240 mm(长度)	/	1
29	神经剥离子	240 mm(长度)	带钩	1
30	骨锤	220 mm(长度)	450 g	1
合计				53

2. 配置图　椎管器械见图 4-15-1。

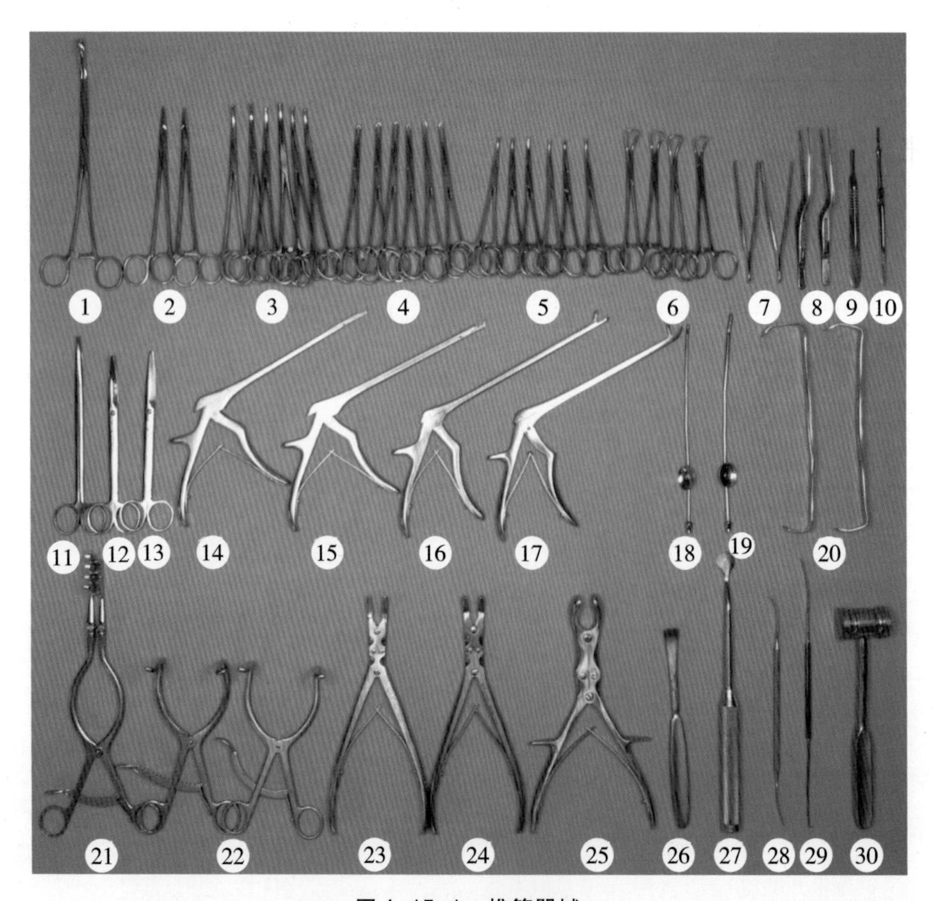

图 4-15-1　椎管器械

(二)颈前路器械

1. 配置表　颈前路器械见表4-15-2。

表4-15-2　颈前路器械配置表

序号	名称	规格	描述	数量
1	环钳	250 mm(长度)	弯,有齿	1
2	持针器	180 mm(长度)	直,粗针	2
3	中弯钳	180 mm(长度)	弯,全齿	4
4	小弯钳	140 mm(长度)	弯,全齿	4
5	组织钳	160 mm(长度)	直	4
6	小直钳	140 mm(长度)	直,全齿	4
7	布巾钳	140 mm(长度)	尖头	4
8	组织剪	160 mm(长度)	弯	1
9	线剪	180 mm(长度)	直	1
10	精细组织剪	200 mm(长度)	弯,综合	1
11	椎板咬骨钳	230 mm(长度)	超薄型	1
12	椎板咬骨钳	230 mm(长度)	普通型	1
13	直弯髓核钳	200 mm(长度)	握柄式	1
14	直弯髓核钳	200 mm(长度)	握柄式	1
15	咬骨钳	240 mm(长度)	弯头,双关节	1
16	木柄刮匙	300 mm(长度)	前弯,长胶木柄	1
17	木柄刮匙	300 mm(长度)	前弯,长胶木柄	1
18	木柄刮匙	280 mm(长度)	前弯,胶木柄	1
19	骨锤	220 mm(长度)	450 g	1
20	骨刀	230 mm(长度)	直,平刃,六角柄	1
21	骨刀	230 mm(长度)	直,平刃,六角柄	1
22	骨膜剥离子	220 mm(长度)	弯,平刃	1
23	神经剥离子	240 mm(长度)	/	1
24	神经剥离子	240 mm(长度)	带钩	1
25	吸引器	220 mm(长度)	直	1
26	吸引器	220 mm(长度)	直	1
27	枪状镊	200 mm(长度)	枪状,有齿	1
28	枪状镊	160 mm(长度)	枪状,有齿	1

续表 4-15-2

序号	名称	规格	描述	数量
29	有齿镊	125 mm(长度)	1×2 钩	2
30	无齿镊	125 mm(长度)	直	1
31	刀柄	7 号	/	1
32	刀柄	4 号	/	1
33	局麻针头	7 号	/	1
34	甲状腺拉钩	210 mm(长度)	17 mm×31 mm /17 mm×43 mm(双头钩宽×深)	2
35	S 拉钩	200 mm(长度)	S 形	1
36	尺子	150 mm(长度)	/	1
合计				54

2. 配置图　颈前路器械见图 4-15-2。

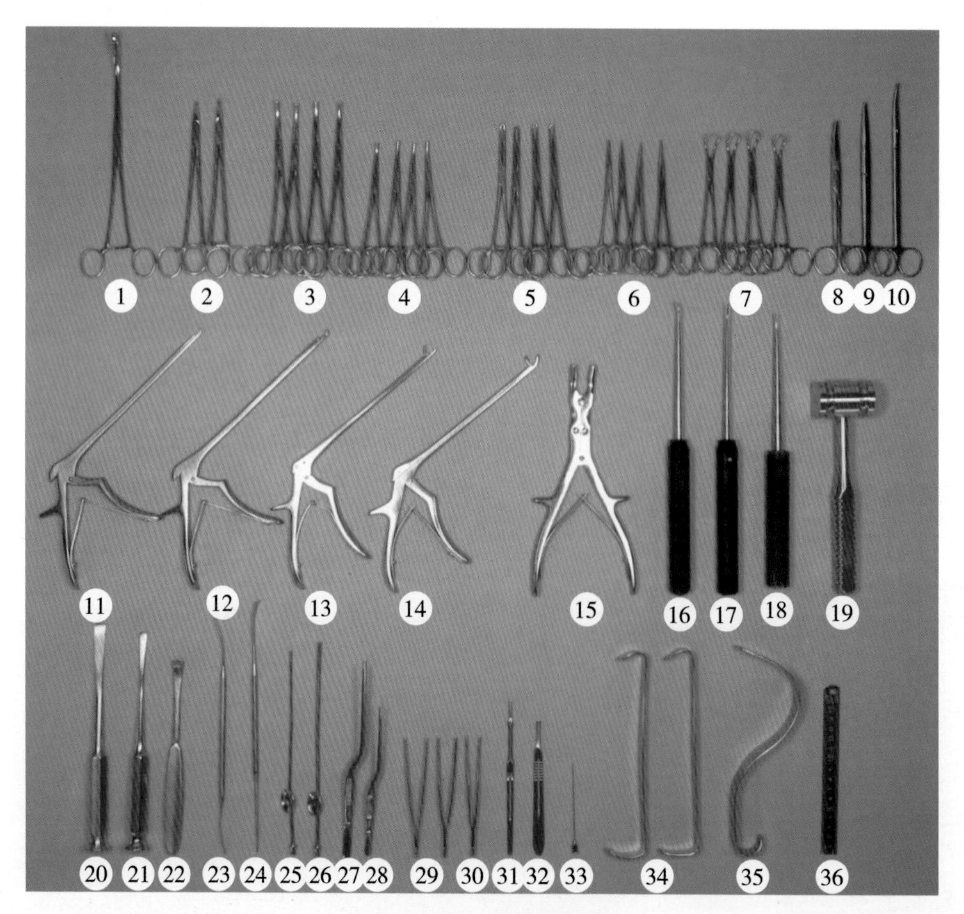

图 4-15-2　颈前路器械

（三）膝关节置换器械

1. 配置表　膝关节置换器械见表 4-15-3。

表 4-15-3　膝关节置换器械配置表

序号	名称	规格	描述	数量
1	环钳	250 mm（长度）	弯，有齿	1
2	持针器	180 mm（长度）	直，粗针	2
3	扣克钳	200 mm（长度）	直，全齿，有钩	2
4	中弯钳	180 mm（长度）	弯，全齿	4
5	小弯钳	140 mm（长度）	弯，全齿	4
6	小直钳	140 mm（长度）	直，全齿	4
7	蚊氏钳	125 mm（长度）	直蚊，全齿	4
8	组织钳	160 mm（长度）	直	4
9	布巾钳	140 mm（长度）	尖头	4
10	线剪	180 mm（长度）	直	1
11	组织剪	180 mm（长度）	弯	1
12	咬骨钳	240 mm×38°（长度×功能端角度）	弯头，双关节	1
13	咬骨钳	240 mm（长度）	微弯，双关节	1
14	无齿镊	125 mm（长度）	直	2
15	有齿镊	140 mm（长度）	1×2 钩	1
16	有齿镊	200 mm（长度）	/	1
17	刀柄	7 号	/	1
18	刀柄	4 号	/	1
19	骨锤	220 mm（长度）	/	1
20	骨膜剥离子	280 mm（长度）	/	1
21	骨膜剥离子	180 mm（长度）	/	1
22	刮匙	280 mm（长度）	/	1
23	刮匙	230 mm（长度）	/	1
24	骨刀	230 mm（长度）	/	1
25	骨刀	230 mm（长度）	/	1
26	骨刀	230 mm（长度）	/	1
27	骨刀	230 mm（长度）	/	1

续表 4-15-3

序号	名称	规格	描述	数量
28	神经剥离子	240 mm(长度)	/	1
29	神经剥离子	240 mm(长度)	/	1
30	甲状腺拉钩	200 mm(长度)	/	2
31	髋臼拉钩	240 mm(长度)	/	1
32	髋臼拉钩	285 mm(长度)	/	1
33	髋臼拉钩	230 mm(长度)	/	1
34	尺子	150 mm(长度)	/	1
合计				56

2. 配置图　膝关节置换器械见图 4-15-3。

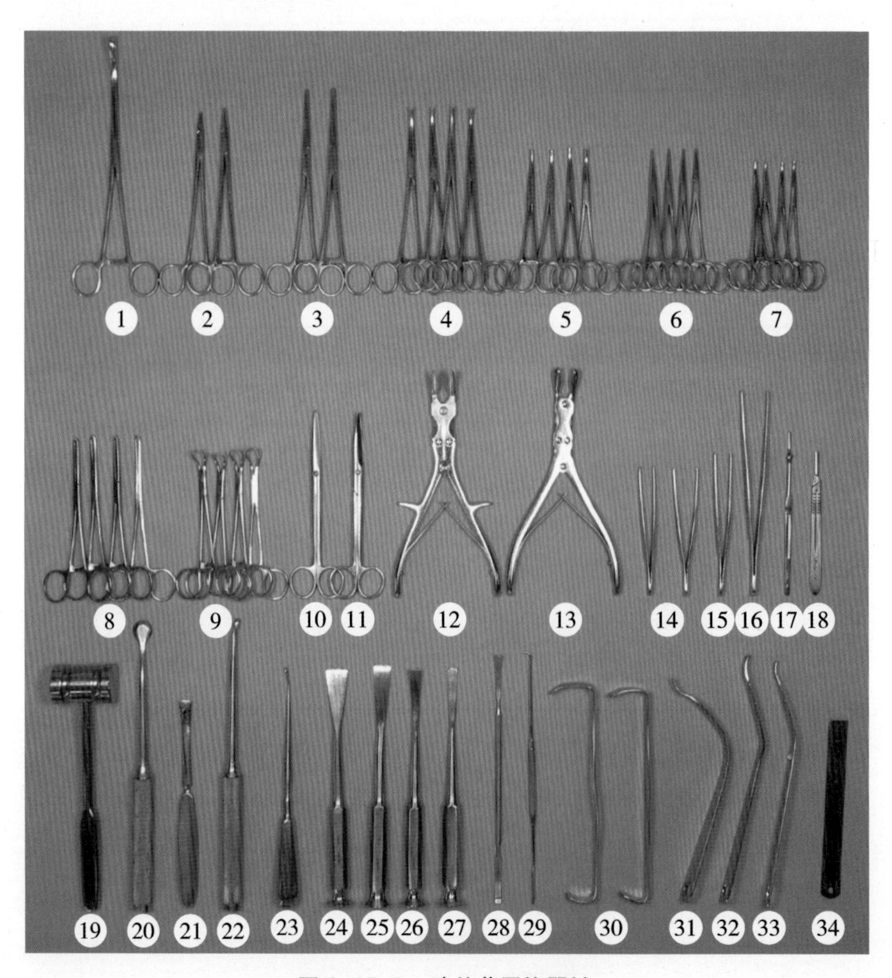

图 4-15-3　膝关节置换器械

(四)髋关节置换器械

1. 配置表　髋关节置换器械见表4-15-4。

表4-15-4　髋关节置换器械配置表

序号	名称	规格	描述	数量
1	环钳	250 mm(长度)	弯,有齿	1
2	持针器	180 mm(长度)	直,粗针	2
3	中弯钳	180 mm(长度)	弯,全齿	4
4	组织钳	200 mm(长度)	直	4
5	扣克钳	200 mm(长度)	直,全齿,有钩	2
6	小弯钳	160 mm(长度)	弯,全齿	4
7	小直钳	160 mm(长度)	直,全齿	4
8	蚊氏钳	140 mm(长度)	弯,全齿	4
9	布巾钳	160 mm(长度)	尖头	4
10	线剪	180 mm(长度)	直	1
11	组织剪	200 mm(长度)	弯	1
12	有齿镊	140 mm(长度)	1×2 钩	2
13	无齿镊	140 mm(长度)	直	1
14	有齿镊	220 mm(长度)	1×2 钩	1
15	刀柄	7 号	/	1
16	刀柄	4 号	/	1
17	咬骨钳	240 mm(长度)	微弯,双关节	1
18	咬骨钳	240 mm(长度)	/	1
19	神经剥离子	240 mm(长度)	带钩	1
20	神经剥离子	240 mm(长度)	/	1
21	骨膜剥离子	220 mm(长度)	弯,平刃	1
22	骨膜剥离子	280 mm(长度)	弯,圆刃,重切削型	1
23	刮匙	280 mm(长度)	直,滚花柄	1
24	骨锤	220 mm(长度)	450 g	1
25	骨刀	230 mm(长度)	直,平刃,六角柄	1
26	骨刀	230 mm(长度)	弯,平刃,六角柄	1
27	髋臼拉钩	240 mm(长度)	平头	1
28	髋臼拉钩	240 mm(长度)	平头	1

续表 4-15-4

序号	名称	规格	描述	数量
29	髋臼拉钩	235 mm(长度)	弯,髋关节	1
30	甲状腺拉钩	210 mm(长度)	17 mm×31 mm /17 mm×43 mm(双头钩宽×深)	2
31	深四尺拉钩	240 mm(长度)	圆柄,四爪,钝,深部	2
32	尺子	150 mm(长度)	/	1
合计				55

2. 配置图　髋关节置换器械见图 4-15-4。

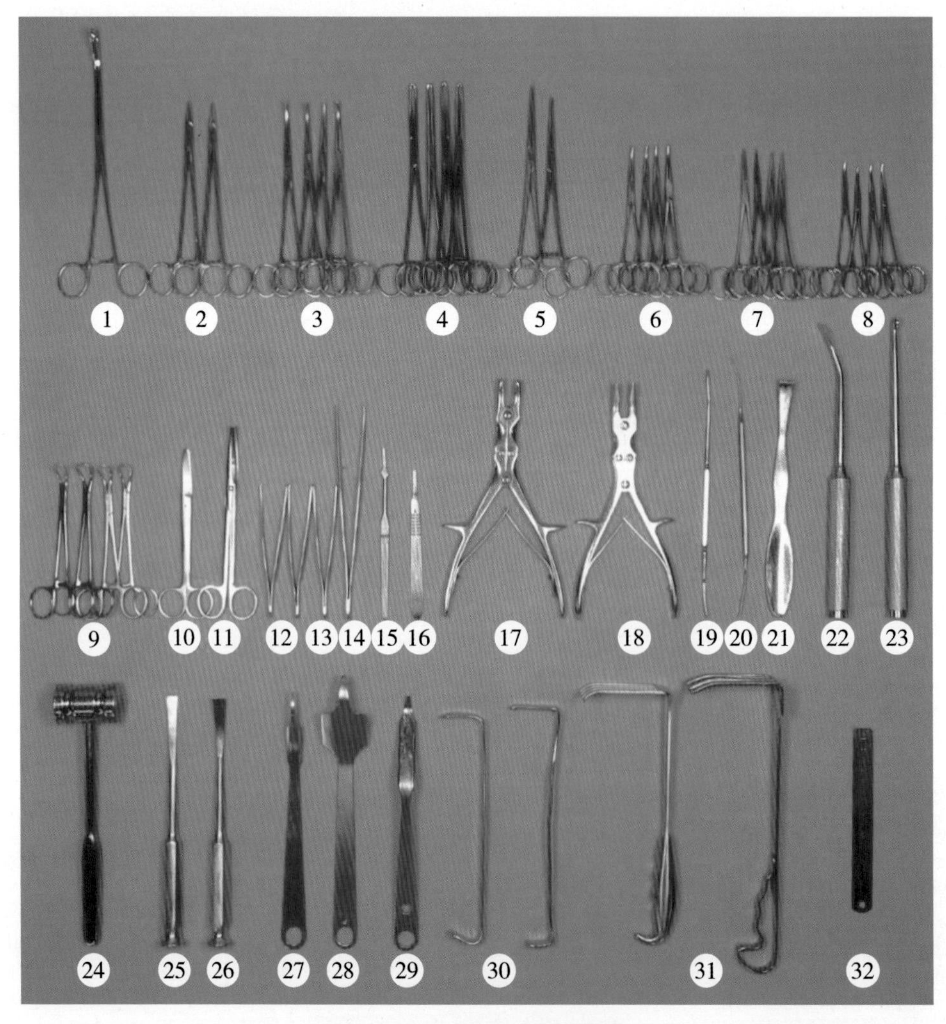

图 4-15-4　髋关节置换器械

(五)椎镜器械

1. 配置表　椎镜器械见表 4-15-5。

表 4-15-5　椎镜器械配置表

序号	名称	规格	描述	数量
1	持针器	180 mm(长度)	直,粗针	1
2	中弯钳	180 mm(长度)	弯,全齿	4
3	组织钳	140 mm(长度)	直	1
4	线剪	180 mm(长度)	直	1
5	有齿镊	125 mm(长度)	1×2 钩	1
6	刀柄	7 号	/	1
合计				9

2. 配置图　椎镜器械见图 4-15-5。

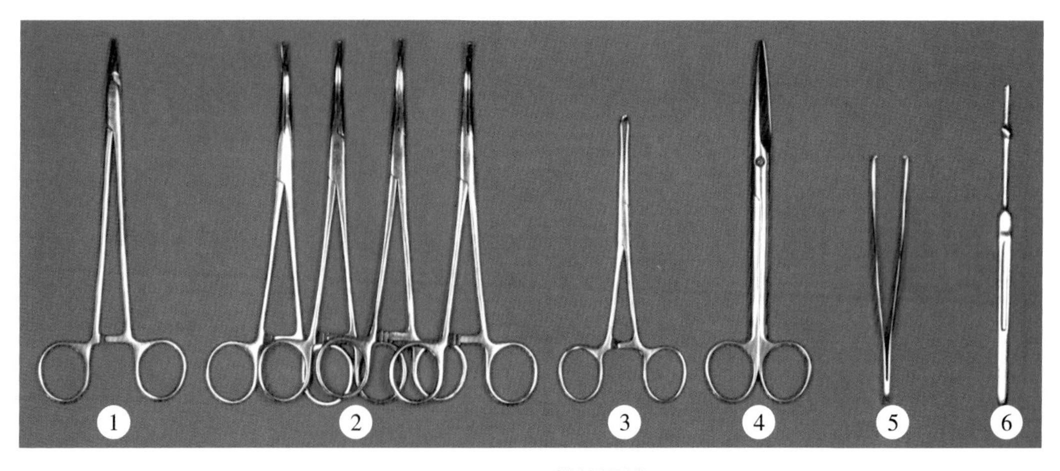

图 4-15-5　椎镜器械

(六)关节镜器械

1. 配置表　关节镜器械见表 4-15-6。

表 4-15-6　关节镜器械配置表

序号	名称	规格	描述	数量
1	环钳	250 mm(长度)	弯,有齿	1
2	持针器	180 mm(长度)	直,粗针	1
3	中弯钳	180 mm(长度)	弯,全齿	2
4	小弯钳	140 mm(长度)	弯,全齿	2
5	小直钳	160 mm(长度)	直,全齿	2

续表 4-15-6

序号	名称	规格	描述	数量
6	组织钳	160 mm(长度)	直	2
7	布巾钳	140 mm(长度)	尖头	4
8	线剪	180 mm(长度)	直	1
9	组织剪	180 mm(长度)	弯	1
10	刀柄	7 号	/	1
11	有齿镊	125 mm(长度)	1×2 钩	1
合计				18

2. 配置图　关节镜器械见图 4-15-6。

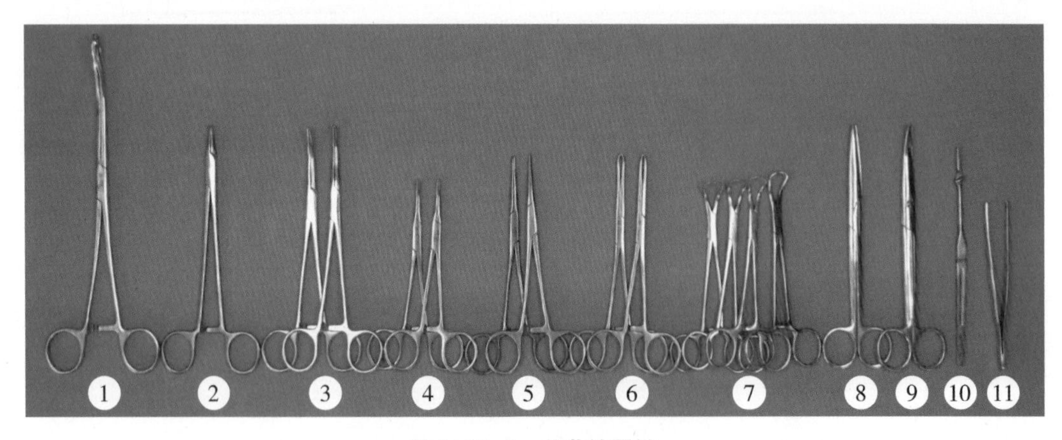

图 4-15-6　关节镜器械

(七)骨显微器械 20 件

1. 配置表　骨显微器械 20 件见表 4-15-7。

表 4-15-7　骨显微器械 20 件配置表

序号	名称	规格	描述	数量
1	显微蚊氏钳	125 mm(长度)	弯蚊,全齿,精细	2
2	显微蚊氏钳	125 mm(长度)	直蚊,全齿,精细	2
3	眼科剪	100 mm(长度)	直尖	1
4	眼科剪	100 mm(长度)	弯尖	1
5	血管夹	20 mm(长度)	直	2
6	血管夹	30 mm(长度)	弯,结合式	1
7	血管夹	37 mm(长度)	弯,结合式	1
8	显微弯剪	140 mm(长度)	弯型,簧式,圆柄	1

续表 4-15-7

序号	名称	规格	描述	数量
9	显微持针器	140 mm(长度)	直型	1
10	显微持针器	140 mm(长度)	弯型,叠鳃,簧式	1
11	显微无齿镊	160 mm(长度)	直型,圆柄	1
12	显微无齿镊	160 mm(长度)	直型,圆柄	1
13	显微无齿镊	140 mm(长度)	直型,圆柄	1
14	显微无齿镊	160 mm(长度)	弯型,平台,圆柄	1
15	二尺拉钩	170 mm(长度)	钝,双齿,大小各 1	2
16	粘剥	180 mm(长度)	弯/弯,双头	1
合计				20

2. 配置图　骨显微器械 20 件见图 4-15-7。

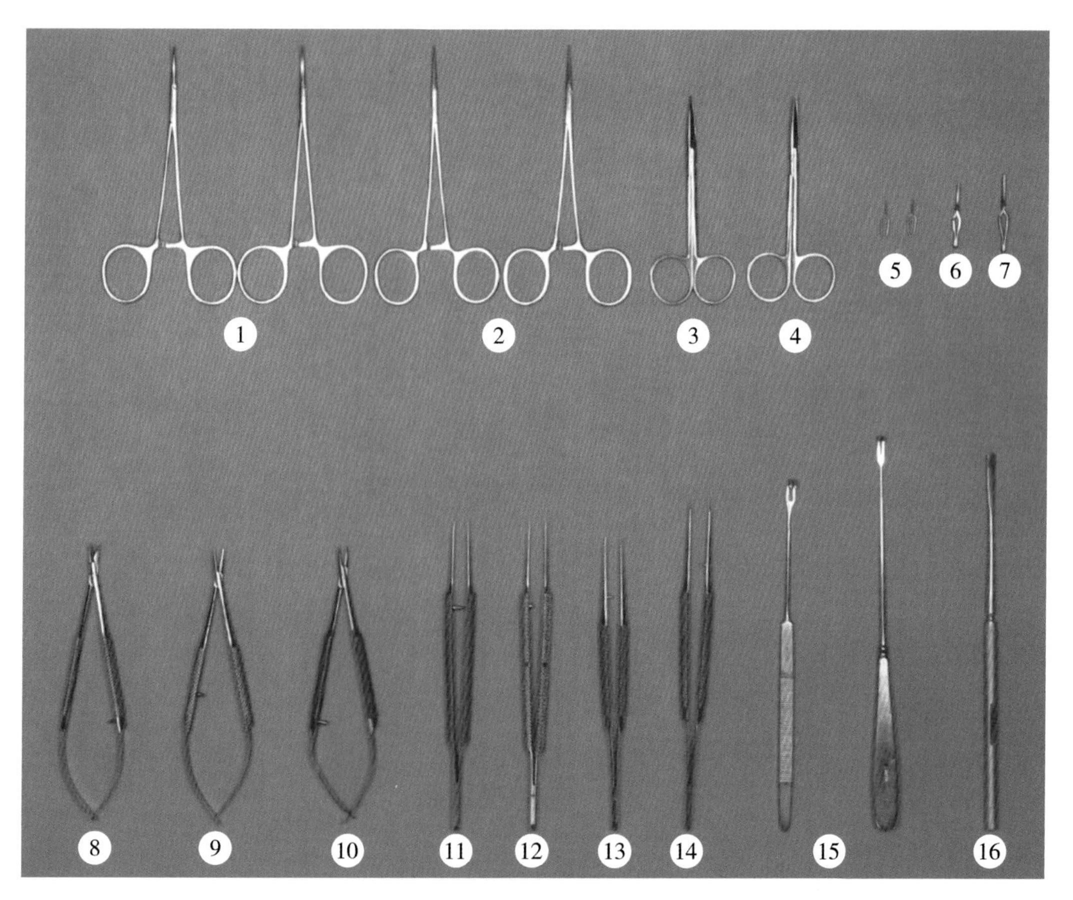

图 4-15-7　骨显微器械 20 件

(八)截肢器械10件

1. 配置表　截肢器械10件见表4-15-8。

表4-15-8　截肢器械10件配置表

序号	名称	规格	描述	数量
1	胖头咬骨钳	240 mm×20°（长度×功能端角度）	微弯，大开档，双关节	1
2	骨剥	180 mm（长度）	弯，圆刃	1
3	骨锉	250 mm（长度）	单头	1
4	拉钩+挡板	130 mm（直径）	/	3
5	线锯	500 mm（长度）	/	2
6	线锯柄	/	/	2
合计				10

2. 配置图　截肢器械10件见图4-15-8。

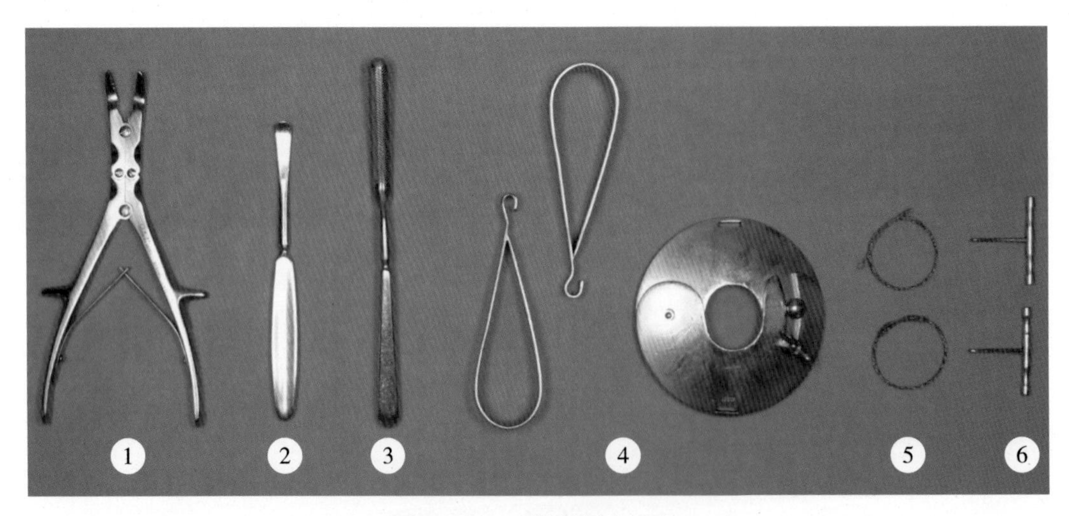

图4-15-8　截肢器械10件

（九）关节镜器械 9 件

1. 配置表　关节镜器械 9 件见表 4-15-9。

表 4-15-9　关节镜器械 9 件配置表

序号	名称	规格	描述	数量
1	椎板咬骨钳	200 mm×130° （长度×功能端角度）	超硬膜，普通型	1
2	髓核钳	200 mm（长度）	握柄式	1
3	髓核钳	180 mm（长度）	握柄式	1
4	缆钳	95 mm（长度）	圆头，直	1
5	双阀门镜鞘	/	/	1
6	镜鞘闭孔器	/	/	1
7	出水管	6 号	弯	1
8	探针	230 mm（长度）	直型，钝头	1
9	尺子	150 mm（长度）	/	1
合计				9

2. 配置图　关节镜器械 9 件见图 4-15-9。

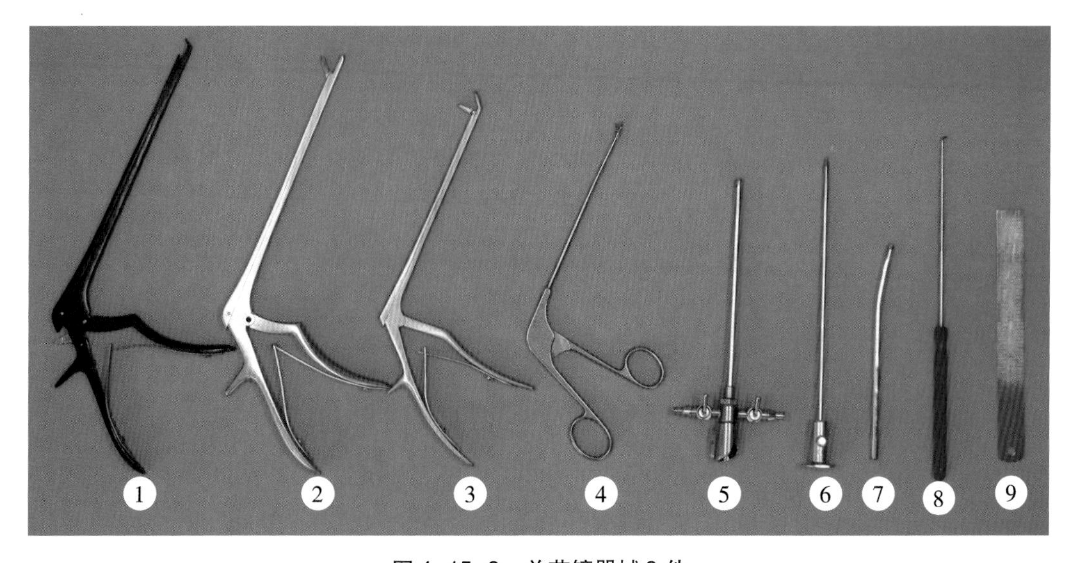

图 4-15-9　关节镜器械 9 件

(十)股骨干器械 11 件

1. 配置表　股骨干器械 11 件见表 4-15-10。

表 4-15-10　股骨干器械 11 件配置表

序号	名称	规格	描述	数量
1	胖头咬骨钳	220 mm(长度)	直头,双关节	1
2	持骨器	270 mm(长度)	中心化	2
3	骨刀	230 mm(长度)	直,平刃,六角柄	1
4	骨剥	280 mm(长度)	弯,圆刃,重切削型	1
5	髋臼拉钩	240 mm(长度)	平头	2
6	髋臼拉钩	240 mm(长度)	平头	1
7	深四尺拉钩	240 mm(长度)	圆柄,四爪,钝,深部	2
8	骨锤	220 mm(长度)	450 g	1
合计				11

2. 配置图　股骨干器械 11 件见图 4-15-10。

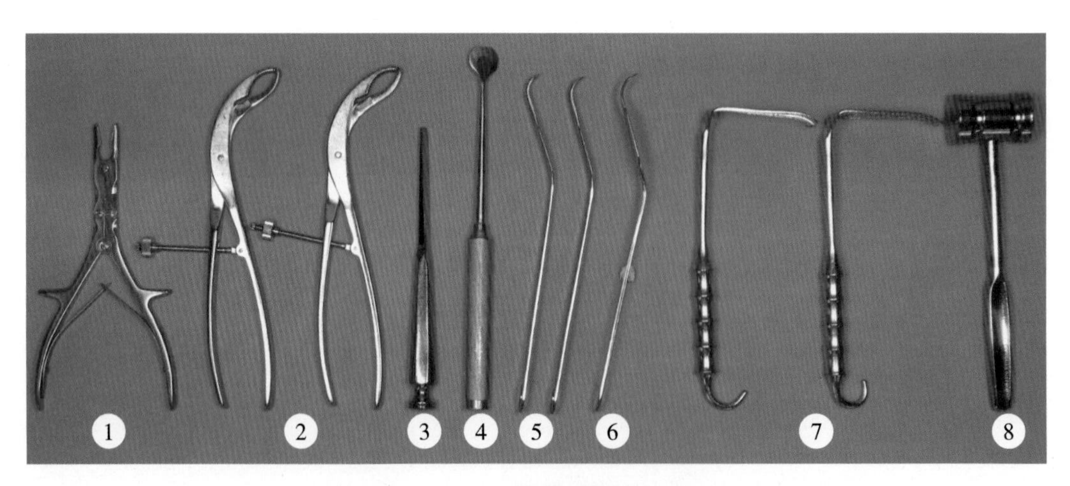

图 4-15-10　股骨干器械 11 件

(十一)椎间孔镜器械 33 件

椎间孔镜器械 33 件　见图 4-15-11。

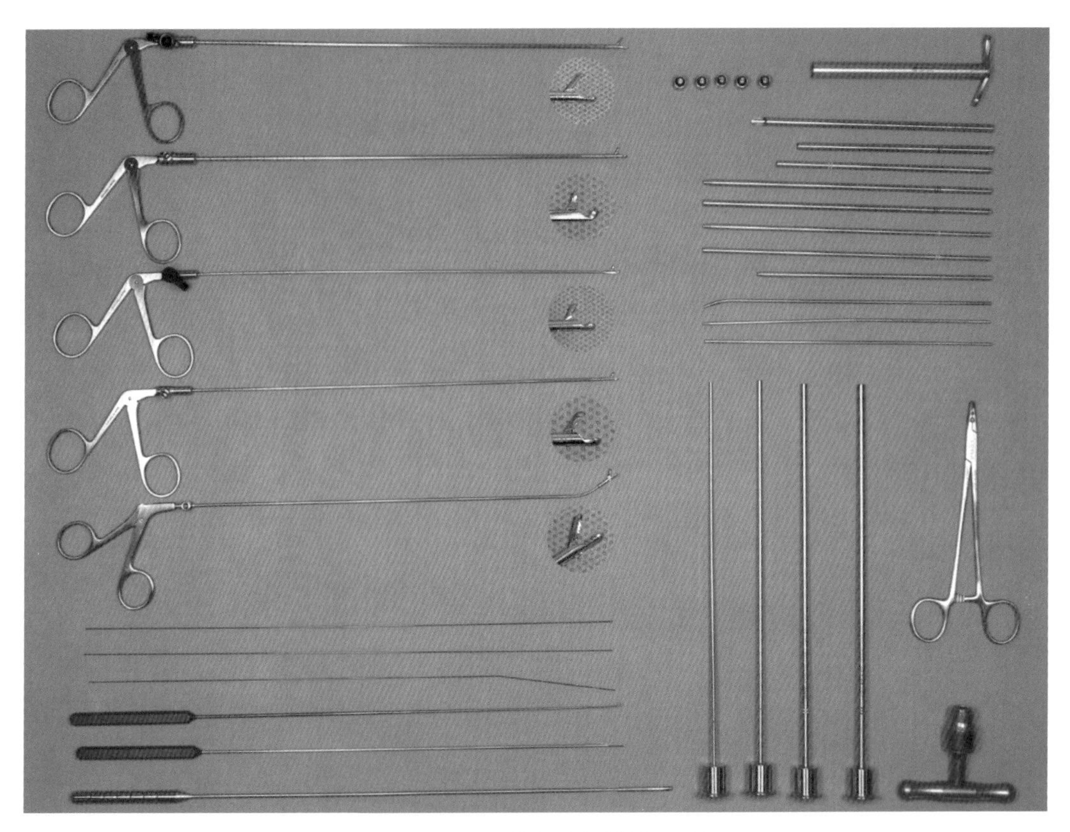

图 4-15-11　椎间孔镜器械 33 件

二、专科补充器械

骨科备用 4 件:骨刀、骨锤、咬骨钳、骨剥(图 4-15-12)。

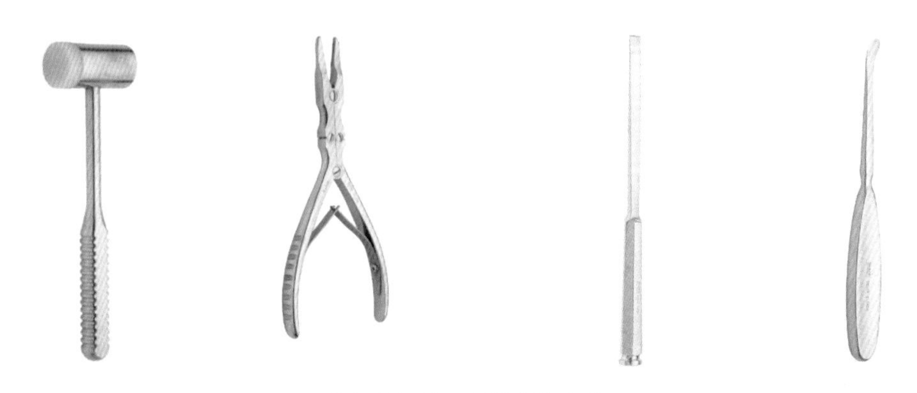

图 4-15-12　骨科备用 4 件

三、手术器械组合应用

骨科手术器械组合见表 4-15-11。

表 4-15-11 骨科手术器械组合应用表

手术名称	器械名称	专科补充器械
后入路脊柱手术	椎管器械+外来医疗器械	
颈前路颈椎手术	颈前路器械+外来医疗器械	
全髋关节置换术	髋关节置换器械+外来医疗器械	
膝关节置换术	膝关节器置换器械+外来医疗器械	
关节镜下膝关节清理术	关节镜器械+关节镜器械 9 件	
骨盆骨折切开复位内固定术	髋关节置换器械+外来医疗器械	
腰椎间盘镜椎间盘髓核摘除术	椎镜器械+椎间孔镜器械 33 件	
股骨干骨折手术	基本手术器械(见本章第五节)+ 股骨干器械 11 件	
胫腓骨骨干骨折手术	基本手术器械	骨科备用 4 件

四、应用实例

1. 颈后路椎管扩大减压术+外来医疗器械及植入物　手术步骤及护理配合见表 4-15-12。

表 4-15-12 颈后路椎管扩大减压术+外来医疗器械及植入物步骤及护理配合

手术步骤	护理配合
1. 消毒及铺巾	清点手术台上所有物品并记录 递环钳、弯盘及碘伏纱布消毒皮肤,协助手术医师铺巾
2. 连接仪器设备及管路	连接电刀笔及吸引器并固定
3. 显露术野	递 22 号刀切皮,长纱拭血,电刀笔逐层切开并止血 递浅颈椎展开器牵开术野,骨膜剥离器剥离软组织 递牛角钩牵开组织,中弯钳分离
4. 准备螺钉孔道	递开口器和丝攻,开口器用来在椎板上钻出螺钉通过的孔道,再用丝攻扩钉道
5. 减压	递尖嘴咬骨钳、3 mm 锥板钳充分减压,凸显硬膜波动

续表 4-15-12

手术步骤	护理配合
6. 固定钛钉、钛板	递钛板、钛钉、短钉，递上钉器、开口器、丝攻准备好螺钉孔道 递钛钉与持钉器，置入钛钉、钛板，术中根据 C 型臂透视结果及时调整钛钉的深度及角度
7. 冲洗、止血，放置引流管	递无菌生理盐水冲洗，长纱拭血，电刀笔充分止血 递碘伏纱布消毒皮肤 递 11 号刀切小口，中弯钳引导放置引流管，角针 9×24、0 号丝线固定，连接引流袋 清点手术台上所有物品并记录
8. 逐层缝合切口	递 1 号可吸收缝线缝合肌肉层 清点手术台上所有物品并记录 递 2-0 号可吸收缝线缝合筋膜层及皮下组织 递碘伏纱布消毒皮肤，皮肤缝合器或角针、2-0 号丝线缝合皮肤 清点手术台上所有物品并记录
10. 覆盖切口	递碘伏纱布消毒皮肤，覆盖纱布，粘贴敷贴

2. 腰椎间盘突出髓核摘除术+脊柱椎间融合器植入植骨融合术+椎弓根螺钉内固定植骨融合术　手术步骤及护理配合见表 4-15-13。

表 4-15-13　腰椎间盘突出髓核摘除术+脊柱椎间融合器植入植骨融合术+椎弓根螺钉内固定植骨融合术步骤及护理配合

手术步骤	护理配合
1. 消毒及铺巾	清点手术台上所有物品并记录 递环钳、弯盘及碘伏纱布消毒皮肤，协助手术医师铺巾 碘伏纱布再次消毒，粘贴医用手术薄膜
2. 连接仪器设备及管路	连接电刀笔、双极电凝镊及吸引器并固定
3. 显露手术野	递 22 号刀切皮，长纱拭血，中弯钳辅助，电刀笔逐层切开并止血 递浅颈椎展开器牵开术野，骨膜剥离器剥离软组织至关节突关节外侧，纱布止血
4. 建立螺钉孔道	递宽头咬骨钳咬除部分关节突，髓核钳咬除周围组织，暴露术野 递开口器，扁探，球探，定位针（定位针分球形、柱型，同型一侧，针下 1/3 包围骨蜡球用于密封椎弓根窦道，减少出血），备用骨锤（敲打开口器用），长纱覆盖切口，无菌中单覆盖手术野 C 型臂 X 射线机透视 透视位置合适后，递取针器取出定位针。 依次递球探、丝攻，安装合适长度大小的螺钉递于手术医师

续表 4-15-13

手术步骤	护理配合
5. 减压植骨	递棘突咬骨钳，咬除目标间隙棘突、椎板及黄韧带，暴露硬膜 递骨刀、骨锤，切除部分椎板和关节突关节，显露黄韧带，递神经钩、髓核钳或者椎板咬骨钳切除黄韧带，显露硬膜囊，神经剥离器或神经拉钩保护硬膜及神经根 递骨刀或者合适型号椎板咬骨钳切除部分骨质扩大显露硬膜囊、神经根、目标节段椎间盘 递棉片、明胶海绵、纱布止血，神经剥离子保护硬膜及神经根 递 11 号刀切开椎间盘，髓核钳咬除突出髓核及残余椎间盘，将绞刀排列好顺序依次从小到大递给手术医师 保存咬下的碎骨块，去除其表面残留的软组织，放入弯盘内备用。合适大小的融合器装好备用（若椎间隙适合放置融合器，进行植骨融合；若椎间隙狭窄则需先安棒撑开）
6. 固定螺钉：量棒截棒，并将预弯好的钛合金棒	递中弯钳夹取模棒，将截好并预弯好的钛合金棒用持棒钳夹挂植入椎弓根螺钉上，并递顶丝固定。递长纱覆盖切口，无菌中单覆盖手术野 再次用 C 型臂 X 射线机透视植入物位置 递大力钳，撑开钳，加压钳，T 型扳手，对抗用于固定螺钉 固定完毕后递断尾钳将钉片掰断，与巡回护士共同清点钉片数量及完整性
7. 冲洗、止血，放置引流	递无菌生理盐水冲洗切口，双极电凝镊或电刀笔充分止血 递碘伏纱布消毒置管处皮肤，11 号刀切皮，中弯钳引导置入引流管，角针、0 号丝线固定，连接引流袋 清点手术台上所有物品并记录
8. 逐层缝合切口	大圆针、3-0 号丝线缝合深筋膜、肌肉层 清点手术台上所有物品并记录 递 2 号可吸收缝线连续缝合浅筋膜，0 号可吸收缝线连续缝合皮下，皮肤缝合器缝皮 清点手术台上所有物品并记录
9. 覆盖切口	递碘伏纱布消毒切口，覆盖纱布，粘贴敷贴

3. 全髋关节置换术　手术步骤及护理配合见表 4-15-14。

表 4-15-14　全髋关节置换术步骤及护理配合

手术步骤	护理配合
1. 消毒及铺巾	清点手术台上所有物品并记录 递环钳、弯盘及碘伏纱布消毒皮肤,协助手术医师铺巾 碘伏纱布再次消毒,粘贴医用手术薄膜 协助手术医师戴第 2 层手套
2. 连接仪器设备及管路	连接电刀笔及吸引器并固定
3. 显露手术野	递 22 号刀切皮,长纱拭血,电刀笔逐层切开并止血
4. 置换髋臼	递髋臼拉钩、摆锯、宽骨刀、骨锤,游离病变的髋臼,递取头器取下病变的髋臼
5. 磨削髋臼	由小到大递髋臼锉,磨削髋臼
6. 安放髋臼假体	传递合适的髋臼试模
7. 安放假体	取出试模,递打入器及骨锤,安放假体
8. 置换股骨、扩髓	递一宽一窄髋臼拉钩充分暴露股骨、递骨锤将股骨开口器打入股骨髓腔内开槽,取出开槽器内的骨松质浸泡于少量生理盐水中作植骨备用 递髓腔探针顺行插入髓腔,由小到大依次传递髓腔锉,骨锤击入,进行股骨扩髓 递无菌生理盐水冲洗髓腔,吸引器吸引
9. 安放股骨假体	递打入器,骨锤 关节复位
10. 放置引流	递碘伏纱布消毒皮肤,置入引流管,角针、0 号线固定,连接引流袋 清点手术台上所有物品并记录
11. 逐层缝合切口	递 1 号可吸收缝线缝合肌层 清点手术台上所有物品并记录 递 0 号可吸收缝线缝合皮下组织;2-0 号可吸收缝线缝合皮肤 清点手术台上所有物品并记录
12. 覆盖切口	递碘伏纱布消毒皮肤,覆盖纱布,粘贴敷贴

4. 关节镜下膝关节清理术　手术步骤及护理配合见表 4-15-15。

表 4-15-15　关节镜下膝关节清理术步骤及护理配合

手术步骤	护理配合
1. 消毒及铺巾	清点手术台上所有物品并记录 递环钳、弯盘及碘伏纱布消毒皮肤,协助手术医师铺巾 碘伏纱布再次消毒,粘贴医用手术薄膜
2. 连接仪器设备及管路	连接电刀笔,关节镜,冲洗管、吸引器及气压止血带并固定 打开关节镜,调节白平衡
3. 患肢驱血	止血带充气,记录时间及压力
4. 显露膝关节并清理	递 11 号刀切皮,建立前外侧入路和前内侧入路 递探针于前外侧入路,对关节面软骨半月板及交叉韧带进行全面的检查 递游离体抓钳或髓核钳取出游离体,建立通道,进行关节清理,术毕检查关节腔
5. 放置引流管	递碘伏纱布消毒,11 号刀切小口,中弯钳引导,放置引流管,角针 9×24、0 号丝线固定,连接引流袋 清点手术台上所有物品并记录
6. 缝合切口并包扎	递针线缝合皮下组织及皮肤 清点手术台上所有物品并记录 递大纱垫及清洁绷带进行包扎,松止血带

第十六节　血管外科手术器械

一、手术器械配置

(一) 颈动脉器械 27 件

1. 配置表　颈动脉器械 27 件见表 4-16-1。

表 4-16-1　颈动脉器械 27 件配置表

序号	名称	规格	描述	数量
1	持针器	210 mm(长度)	直头,带锁	1
2	无损伤镊	210 mm(长度)	直头	1
3	无损伤镊	200 mm(长度)	无创尖端,直头	1
4	无损伤镊	210 mm(长度)	直头	1
5	圈镊	180 mm(长度)	直尖	1

续表 4-16-1

序号	名称	规格	描述	数量
6	前向剪	160 mm(长度)	/	1
7	前向剪	180 mm×60° (长度×功能端角度)	细刀片	1
8	精细剪	180 mm(长度)	弯刀片,钝头	1
9	精细剪	180 mm(长度)	弯曲刀片	1
10	乳突牵开器	175 mm(长度)	4×4,钝齿	1
11	勾线器	190 mm(长度)	/	1
12	持针器	180 mm(长度)	/	1
13	持针器	190 mm(长度)	/	1
14	剥离子	190 mm(长度)	双头	1
15	剥离子	190 mm(长度)	双头	1
16	阻断钳	145 mm×45° (长度×功能端角度)	角钳口	1
17	阻断钳	110 mm(长度)	左角钳口,左弯	1
18	阻断钳	110 mm(长度)	直角钳口,右弯	1
19	直角钳	120 mm×90° (长度×功能端角度)	角钳口	1
20	直角钳	180 mm(长度)	全弯曲钳口	1
21	血管夹	10Fr、95 mm×45° (长度×功能端角度)	45°,ϕ3.3 mm,圆口	2
22	血管夹	45 mm(长度)	45°,1×2 凹凸齿	1
23	血管夹	51 mm(长度)	直,1×2 凹凸齿	1
24	彩带	/	红、黄、蓝	3
合计				27

2. 配置图　颈动脉器械 27 件见图 4-16-1。

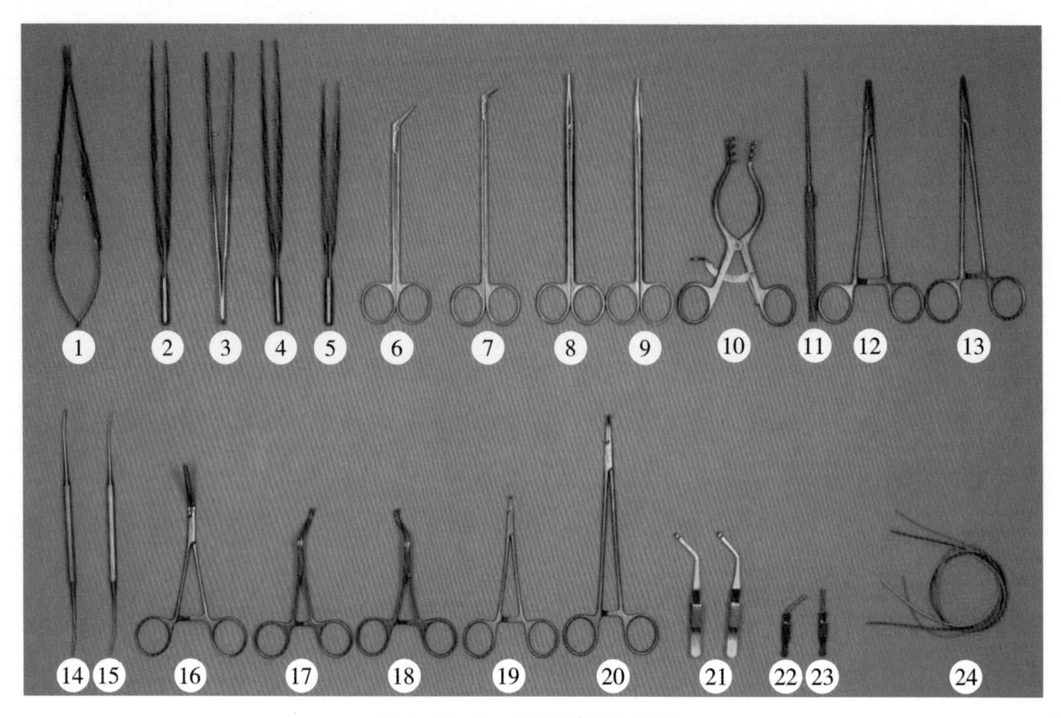

图 4-16-1　颈动脉器械 27 件

（三）取栓器械 9 件

1. 配置表　取栓器械 9 件见表 4-16-2。

表 4-16-2　取栓器械 9 件配置表

序号	名称	规格	描述	数量
1	持针器	200 mm（长度）	直，粗针，镶片 0.5 mm（齿牙间距）	1
2	心耳钳	160 mm（长度）	/	1
3	阻断钳	230 mm（长度）	弯	1
4	直角钳	200 mm（长度）	角弯，全齿	1
5	阻断钳	130 mm（长度）	弯	1
6	乳突牵开器	140 mm（长度）	固定式，3×4 钩，钝钩	1
7	精细组织剪	160 mm（长度）	弯，综合	1
8	无损伤镊	200 mm（长度）	直，无损伤	1
9	无损伤镊	220 mm（长度）	直，无损伤	1
合计				9

2. 配置图　取栓器械9件见图4-16-2。

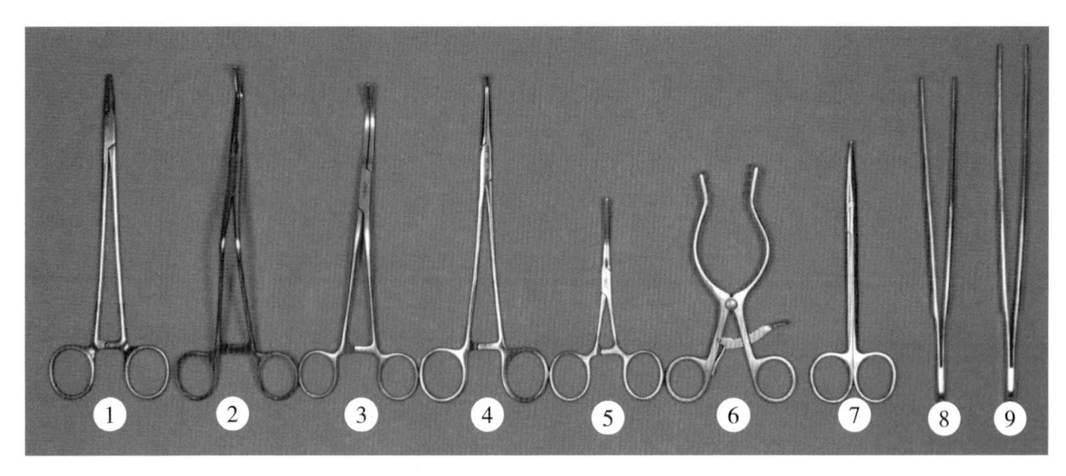

图4-16-2　取栓器械9件

二、手术器械组合应用

腔内血管组合见表4-16-3。

表4-16-3　腔内血管组合应用表

手术名称	器械名称
颈动脉斑块内膜剥脱术	基本手术器械(见本章第五节)+颈动脉器械27件
肢体动、静脉切开取栓术	基本手术器械(见本章第五节)+取栓器械9件

三、应用实例

颈动脉内膜剥脱术步骤及护理配合见表4-16-4。

表4-16-4　颈动脉内膜剥脱术步骤及护理配合

手术步骤	护理配合
1. 消毒及铺巾	清点手术台上所有物品并记录 递环钳、弯盘及碘伏纱布消毒皮肤,协助手术医师铺巾 碘伏纱布再次消毒,粘贴医用手术薄膜
2. 连接仪器设备及管路	连接电刀笔及吸引器并固定
3. 切皮,依次切开皮下组织	递22号手术刀切皮,纱布拭血 中弯钳辅助电刀笔切开皮下、皮下组织,递乳突牵开器及甲状腺拉钩,暴露切口

续表 4-16-4

手术步骤	护理配合
4. 暴露颈总动脉，分离颈内外动脉	显露颈内静脉 递中弯钳在颈内静脉内、下方游离，显露颈总动脉 显露面静脉，递弯钳及 2-0 号丝线结扎并切断面静脉 显露颈动脉分叉，递 5 mL 注射器在颈动脉分叉部外膜下注射 1% 盐酸利多卡因注射液 递弯钳及血管剪，分离周围组织显露颈内动脉及颈外动脉 递直角钳，游离颈总动脉、颈内外动脉、甲状腺上动脉并用血管吊带标记
5. 阻断颈总动脉，颈内外动脉	阻断前，静脉注射 4 000 U 肝素钠注射液(2 mL:12 500 U) 根据血管情况，选择合适的阻断钳或者阻断夹 递阻断钳及无损伤血管镊依次阻断颈内动脉、颈总动脉、颈外动脉并计时
6. 切开颈动脉	递 11 号手术刀切开颈总动脉 递脑膜剪、无损伤血管镊，剪开颈内动脉并向上延长切口，直至超越斑块远端
7. 剥离颈内动脉内膜斑块	递无损伤血管镊及剥离子，逐步剥离颈动脉内斑块 递 20 mL 注射器及 20 号套管针，抽取肝素钠生理盐水，沿血流方向冲洗颈动脉内壁 递无损伤血管圈镊去除疏松的碎屑及漂浮的内膜 递无损伤血管镊、笔式针持夹 6-0 滑线行内膜固定 肝素钠盐水再次冲洗内膜，确保没有组织残余
8. 血管缝合	根据情况选择是否需要补片 需要补片：递无损伤血管镊、血管剪刀，将血管补片修剪成合适形状，递笔试针持夹 6-0 号滑线、无损伤血管镊连续缝合 不需要补片：无损伤血管镊辅助，笔试针持夹 6-0 号滑线连续缝合 缝合打结前松开阻断钳排气，收紧，打结
10. 逐层关闭切口	9×24 圆针、2-0 号丝线缝合肌肉 9×24 圆针、3-0 号丝线缝合皮下 有齿镊对合皮缘，缝合皮肤 关闭切口前、后清点手术台上所有物品
11. 覆盖切口	递碘伏消毒切口，覆盖纱布，粘贴敷贴

第十七节 烧伤整形外科手术器械

一、手术器械配置

(一)整形器械

1. 配置表 整形器械见表4-17-1。

表4-17-1 整形器械配置表

序号	名称	规格	描述	数量
1	环钳	250 mm(长度)	弯,有齿	1
2	持针器	180 mm(长度)	直,粗针	1
3	持针器	140 mm(长度)	直,细针	2
4	小弯钳	140 mm(长度)	弯,全齿	4
5	小直钳	140 mm(长度)	直,全齿	4
6	蚊氏钳	125 mm(长度)	弯蚊,全齿	7
7	蚊氏钳	125 mm(长度)	直蚊,全齿	1
8	组织钳	180 mm(长度)	直	4
9	线剪	180 mm(长度)	直	1
10	整形线剪	125 mm(长度)	直尖,小血管,特快型	1
11	整形组织剪	125 mm(长度)	弯尖,小血管,特快型	1
12	布巾钳	110 mm(长度)	尖头	4
13	无齿镊	140 mm(长度)	直	1
14	无齿镊	125 mm(长度)	直	1
15	有齿镊	140 mm(长度)	1×2 钩	1
16	有齿镊	140 mm(长度)	1×2 钩	1
17	整形有齿镊	125 mm(长度)	直,有钩,精细型	1
18	刀柄	4 号	/	1
19	刀柄	7 号	/	1
20	小药杯	40 mL	/	2
合计				40

2. 配置图　整形器械见图 4-17-1。

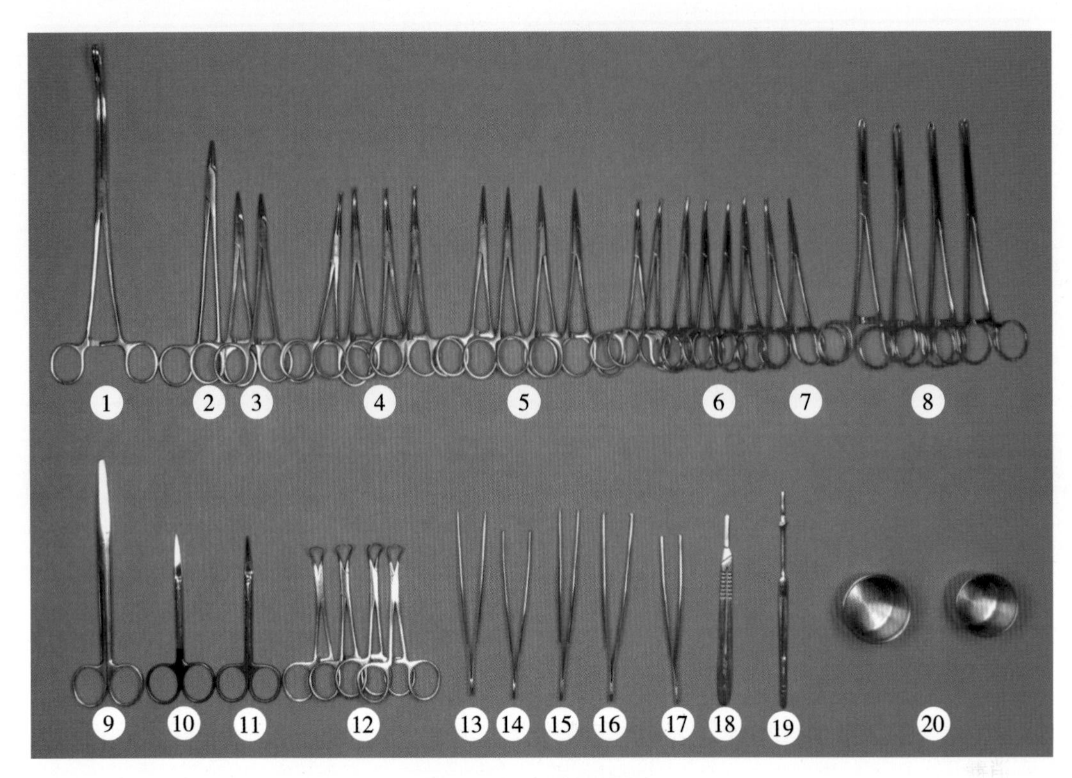

图 4-17-1　整形器械

二、专科补充器械

1. 滚轴取皮刀　见图 4-17-2。

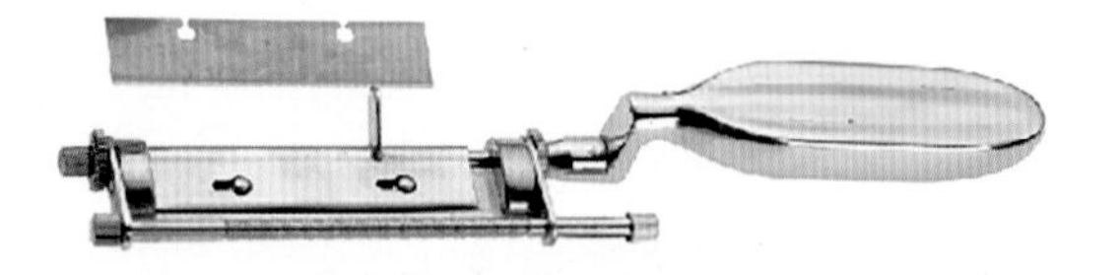

图 4-17-2　滚动取皮刀

三、手术器械组合应用

烧伤整形手术器械组合见表4-17-2。

表4-17-2 烧伤整形手术器械组合应用表

手术名称	器械名称	专科补充器械
烧伤瘢痕切除+游离皮片移植	整形器械	圆规尺子、取皮刀
体表肿物切除术	整形器械	

四、应用实例

烧伤瘢痕切除术+游离皮片移植术见表4-17-3。

表4-17-3 烧伤瘢痕切除术+游离皮片移植术步骤及护理配合

手术步骤	护理配合
1. 消毒及铺巾	清点手术台上所有物品并记录 递环钳、弯盘及碘伏纱布消毒皮肤,协助手术医师铺巾,碘伏纱布再次消毒
2. 连接仪器设备及管路	连接电刀笔及吸引器并固定
3. 患肢驱血	设定气压止血带的时间及压力参数,抬高患肢协助驱血,按充气键充气,告知麻醉医师,待压力升至设定值,告知手术医师
4. 设计切口 定点划线	用无菌棉签蘸取亚甲蓝沿瘢痕边缘定点
5. 切除瘢痕,松解挛缩瘢痕	组织钳提夹瘢痕,手术刀切除
6. 松止血带	电刀笔止血
7. 大腿取皮	根据创面大小选取电动取皮刀合适宽度载片,取皮前用75%乙醇将供区皮肤脱碘,干纱布擦拭,将电动取皮刀前缘紧贴皮肤,取真皮层
8. 供区止血包扎	盐酸肾上腺素生理盐水纱布覆盖,加压按压止血,绷带加压包扎
9. 将取下皮片修剪后进行移植缝合	整形剪修剪皮片,移植创面,用5×12角针、4-0号丝线缝合 清点手术台上所有物品并记录
10. 覆盖切口并包扎	硫酸庆大霉素注射液+生理盐水冲洗积血,吸引器吸尽余液,覆盖纱布,绷带加压包扎固定

第十八节　器官移植手术器械

一、肝移植手术器械

(一)手术器械配置

1. 肝移植常规器械

(1)配置表　肝移植常规器械见表4-18-1。

表4-18-1　肝移植常规器械配置表

序号	名称	规格	描述	数量
1	环钳	250 mm(长度)	直,有齿	1
2	环钳	250 mm(长度)	直无齿	1
3	持针器	250 mm(长度)	直,粗针	2
4	持针器	180 mm(长度)	直,粗针	3
5	中弯钳	180 mm(长度)	弯,全齿	10
6	组织钳	160 mm(长度)	直	10
7	布巾钳	140 mm(长度)	尖头	4
8	线剪	250 mm(长度)	直	1
9	组织剪	250 mm(长度)	弯,综合	1
10	线剪	180 mm(长度)	直	1
11	直角钳	220 mm(长度)	直角	1
12	直角钳	220 mm(长度)	角弯,全齿	1
13	有齿镊	125 mm(长度)	1×2 钩	2
14	刀柄	7号	/	1
15	刀柄	4号	/	1
16	甲状腺拉钩	210 mm(长度)	17 mm×31 mm /17 mm×43 mm(双头钩宽×深)	1
17	红色橡胶管	12号、16号	/	2
18	腹部拉钩	200 mm(长度)	S形	1
19	腹部拉钩	250 mm(长度)	S形	1
20	腹部拉钩	300 mm(长度)	S形	1
合计				46

(2)配置图　肝移植常规器械见图 4-18-1。

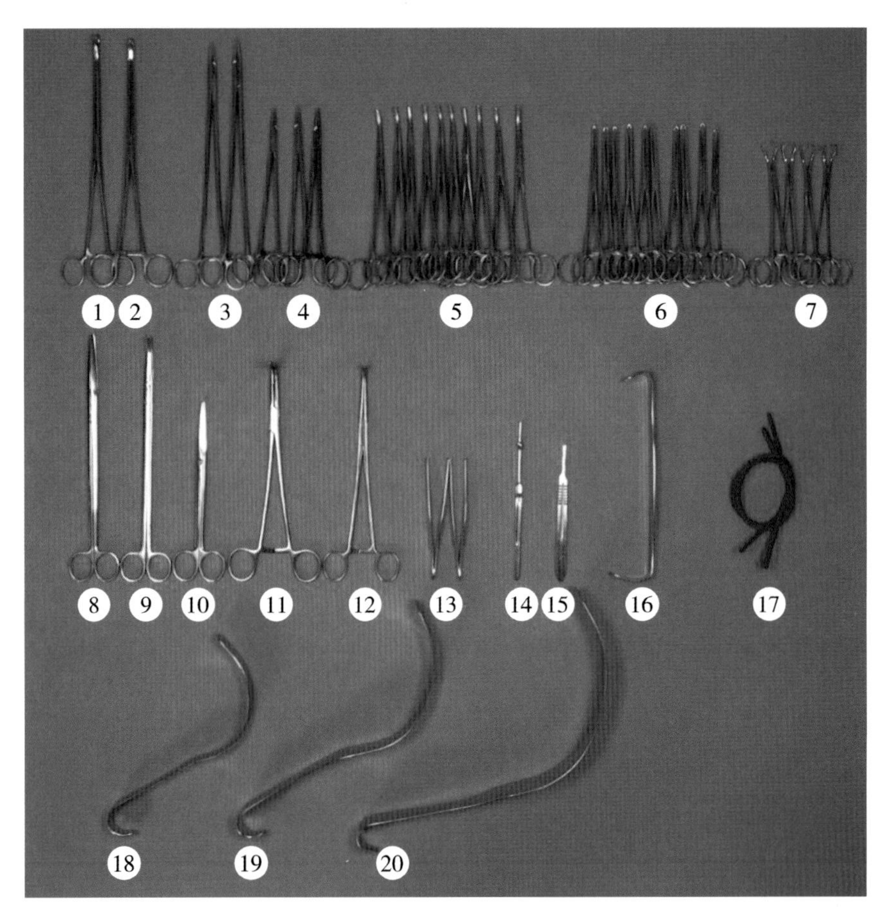

图 4-18-1　肝移植常规器械

2. 肝移植器械

(1)配置表　肝移植器械见表 4-18-2。

表 4-18-2　肝移植器械配置表

序号	名称	规格	描述	数量
1	持针器	260 mm(长度)	直,细针,镶片 0.3 mm(齿牙间距)	1
2	持针器	250 mm(长度)	直,粗针,镶片 0.5 mm(齿牙间距)	1
3	持针器	220 mm(长度)	直窄,无损伤针,镶片 0.2 mm(齿牙间距)	3
4	大弯钳	220 mm(长度)	弯,全齿	4

续表 4-18-2

序号	名称	规格	描述	数量
5	蚊氏钳	125 mm(长度)	弯蚊,全齿	8
6	扁桃体钳	200 mm(长度)	弯,全齿	1
7	扁桃体钳	180 mm(长度)	弯,半齿	1
8	胸腔止血钳	260 mm(长度)	弯,全齿	2
9	肝门分离钳	260 mm(长度)	角弯,全齿	1
10	肝门分离钳	240 mm(长度)	角弯,全齿	1
11	肝门分离钳	220 mm(长度)	角弯,全齿	1
12	超锋利剪	160 mm(长度)	弯尖,解剖型,特快型	1
13	超锋利剪	250 mm(长度)	弯,镶片,综合	1
14	阻断钳	250 mm(长度)	双角弯,单齿	2
15	阻断钳	220 mm(长度)	弯	1
16	阻断钳	200 mm(长度)	弯	1
17	阻断钳	210 mm(长度)	弯	1
18	阻断钳	180 mm(长度)	弯	2
19	阻断钳	160 mm(长度)	双角弯,双齿,弯柄	1
20	取石钳	210 mm(长度)	弯,穿鳃式,胆	1
21	取石钳	210 mm(长度)	弯,穿鳃式,胆	1
22	测量钳	220 mm(长度)	弯,测量	1
23	笔式持针器	200 mm(长度)	直型,镶合金片	1
24	笔式持针器	210 mm(长度)	直,自锁,簧式	1
25	胆道探子	3 号,300 mm(长度)	/	1
26	胆道探子	4 号,300 mm(长度)	/	1
27	胆道探子	5 号、6 号,300 mm(长度)	/	2
28	吸引器	265 mm(长度)	角弯	1
29	无损伤镊	250 mm(长度)	直,无损伤	3
30	无损伤镊	240 mm(长度)	镶片,无损伤	3
31	圈镊	200 mm(长度)	直型,环形,扁柄	2
32	圈镊	180 mm(长度)	直型,环形,扁柄	1
33	胆道刮匙	250 mm(长度)	双头	1
34	哈巴狗钳	50 mm(长度)	角弯,反力式	1
35	哈巴狗钳	70 mm(长度)	反力式,圆弯	2

续表 4-18-2

序号	名称	规格	描述	数量
36	哈巴狗钳	65 mm(长度)	直,可调式	1
37	哈巴狗钳	65 mm(长度)	弯,可调式	2
38	小勺子	/	/	1
39	小药杯	40 mL	/	1
40	尺子	150 mm(长度)	/	1
41	压肠板	300 mm(长度)	直板	2
合计				65

(2)配置图　肝移植器械见图 4-18-2。

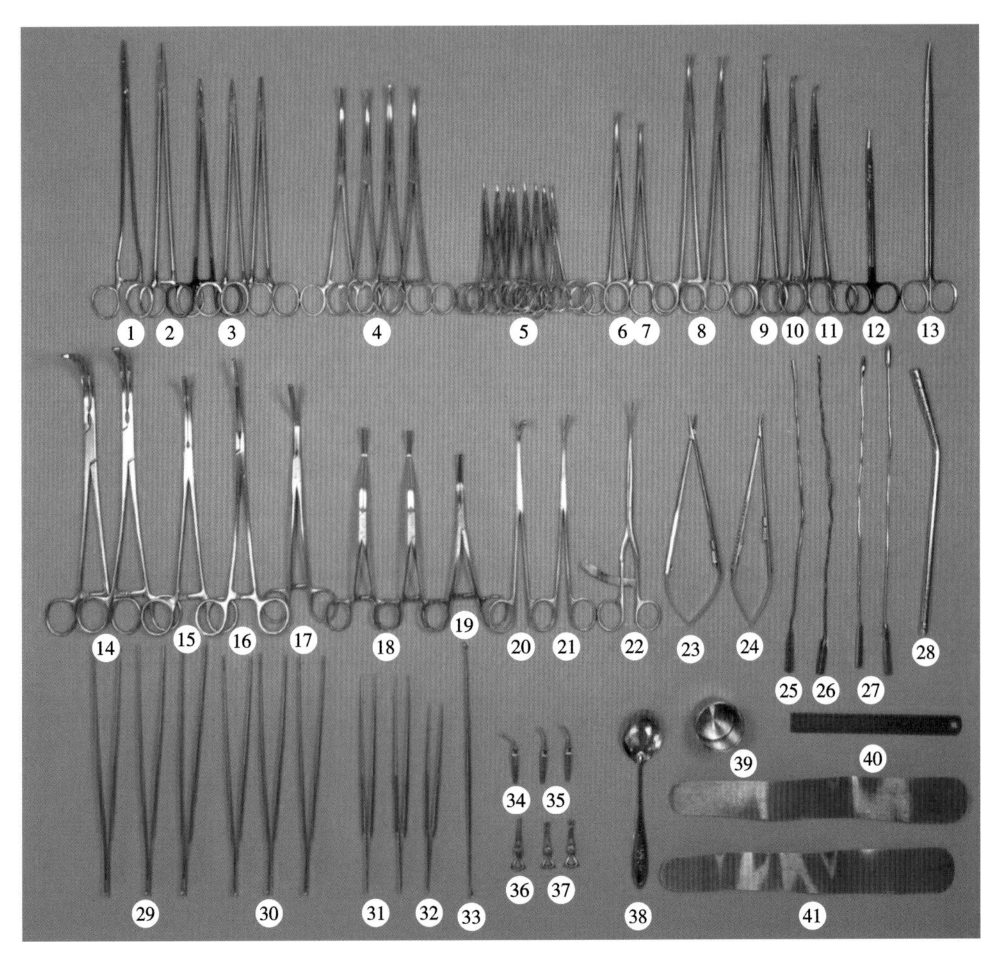

图 4-18-2　肝移植器械

3. 取肝器械

(1)配置表　取肝器械见表4-18-3。

表4-18-3　取肝器械配置表

序号	名称	规格	描述	数量
1	持针器	180 mm(长度)	直,粗针	2
2	止血钳	220 mm(长度)	弯,全齿	2
3	止血钳	180 mm(长度)	弯,全齿	6
4	布巾钳	140 mm(长度)	尖头	4
5	组织剪	250 mm(长度)	弯,综合	1
6	组织剪	180 mm(长度)	弯	3
7	气管钳	220 mm(长度)	直角	1
8	分离结扎钳	240 mm(长度)	角弯,全齿	1
9	刀柄	4号	/	2
10	骨锤	220 mm(长度)	/	1
合计				23

(2)配置图　取肝器械见图4-18-3。

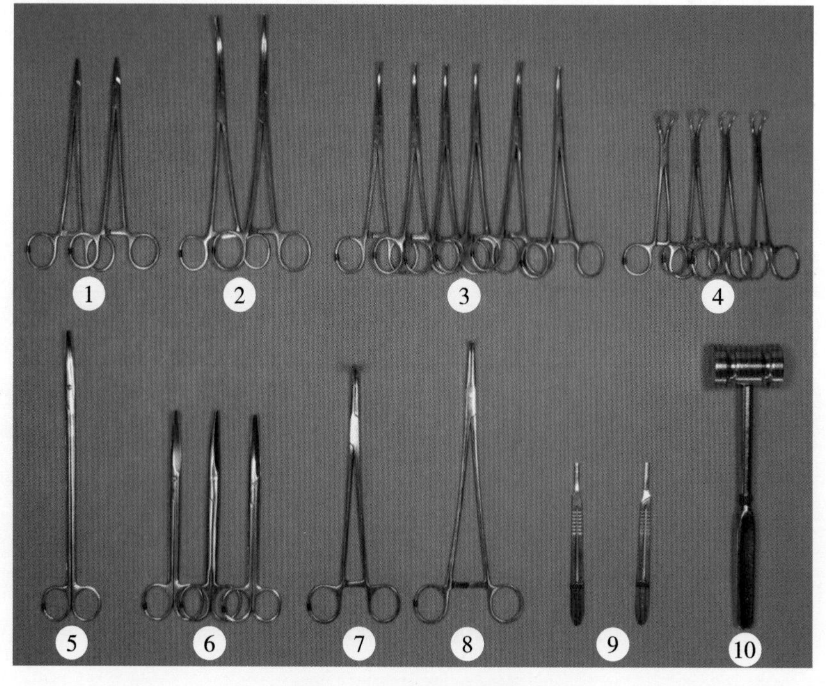

图4-18-3　取肝器械

4. 修肝器械

(1)配置表 修肝器械见表4-18-4。

表4-18-4 修肝器械配置表

序号	名称	规格	描述	数量
1	持针器	180 mm(长度)	直,粗针,镶片0.5 mm(齿牙间距)	1
2	持针器	180 mm(长度)	直窄,无损伤针,镶片0.2 mm(齿牙间距)	1
3	蚊氏钳	125 mm(长度)	弯蚊,全齿	6
4	显微蚊氏钳	125 mm(长度)	弯蚊,全齿,精细	2
5	阻断钳	150 mm(长度)	弯	1
6	阻断钳	160 mm(长度)	弯	1
7	组织剪	250 mm(长度)	弯,综合	1
8	精细组织剪	220 mm(长度)	弯,综合	1
9	组织剪	200 mm(长度)	弯,综合	1
10	无损伤镊	200 mm(长度)	直,无损伤	1
11	无损伤镊	200 mm(长度)	直,无损伤	1
12	骨锤	200 mm(长度)	/	1
13	骨刀/凿	240 mm(长度)	直,平刃,六方柄	1
14	钢尺	200 mm(长度)	/	1
15	钢尺	300 mm(长度)	/	1
合计				21

(2)配置图　修肝器械见图 4-18-4。

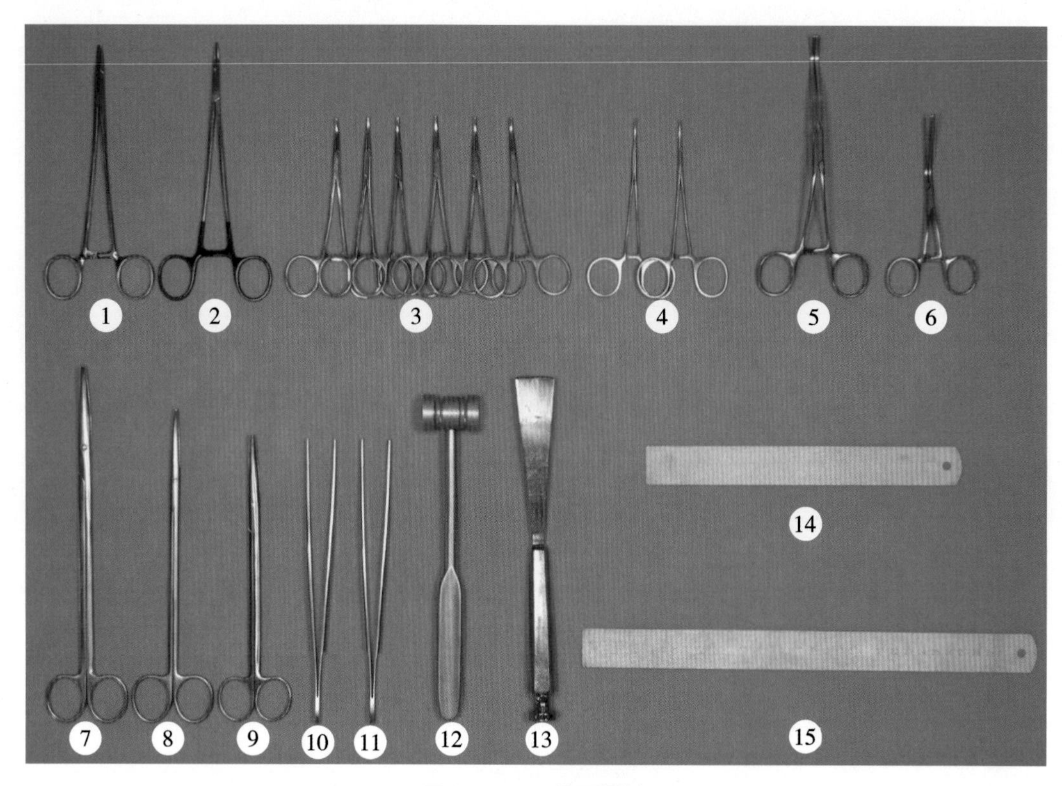

图 4-18-4　修肝器械

(二)应用实例

肝移植术步骤及护理配合见表 4-18-5。

表 4-18-5　肝移植术步骤及护理配合

手术步骤	护理配合
1. 消毒及铺巾	清点手术台上所有物品并记录 递环钳、弯盘及碘伏纱布消毒皮肤,协助手术医师铺巾 碘伏纱布再次消毒,粘贴医用手术薄膜
2. 连接仪器设备及管路	连接电刀笔、超声刀、氩气刀头和吸引器并固定
3. 取上腹“人”字形切口,逐层切开腹壁	22 号刀切开皮肤,递干长纱置于切口两侧拭血,电刀笔逐层切开,电凝止血
4. 探查腹腔	生理盐水湿手,递无损伤镊、长纱协助探查
5. 游离切断肝周韧带,暴露肝上下腔静脉	递无损伤镊、长组织剪游离,韧带用 0 号丝线结扎或缝扎,小血管用 2-0 号丝线结扎或缝扎 安装悬吊拉钩牵拉两侧肋弓,充分暴露术野

续表 4-18-5

手术步骤	护理配合
6. 游离第一肝门,结扎离断肝动脉、门静脉	递大、小游离钳、无损伤镊,2-0 号或 0 号丝线结扎或缝扎 递血管夹阻断肝动脉,门静脉阻断钳阻断门静脉 备冰屑和吻合缝线
7. 病肝切除	递肝下下腔静脉阻断钳、肝上下腔静脉阻断钳、精细组织剪切除病肝,无菌盆盛装切除的病肝
8. 检查肝床,充分止血	氩气刀充分止血,3-0 号、4-0 号滑线缝扎止血,将备好的冰屑洒在肝脏上,用护肝纱垫裹好供肝
9. 修整供、受体肝上和肝下下腔静脉	递精细剪刀和无损伤镊,准备血管吻合缝线,肝素、尿激酶混合盐水
10. 吻合肝上下腔静脉	递无损伤镊,持针器夹持 3-0 号滑线的双针,缝合受体、供体下腔静脉右侧角 递持针器夹持 4-0 号滑线的双针,缝合受体、供体下腔静脉左侧角,将新肝置入右膈下原位,右侧角双线不打结,用皮钳固定 左侧角双线打结后递持针器夹持其中一缝针,自左角开始连续缝合后壁至右侧角,左侧角另一根针线自左角开始连续缝合前壁至右侧角,同后壁缝线打结 递线剪剪断缝线,及时收回线剪及缝合针线
11. 吻合肝下下腔静脉	递无损伤镊,持针器夹持 4-0 号或 5-0 号滑线的双针,吻合方法同肝上下腔静脉 吻合完成前连接输血器与门静脉插管,缓慢松开门静脉阻断钳,经门静脉灌注 4 ℃蛋白水溶液 500 ~ 1 000 mL(20% 人血清白蛋白 50 mL+生理盐水 500 mL)
12. 吻合门静脉	递门静脉阻断钳夹门静脉,拔除门静脉插管 递圈镊、笔式针持夹持 6-0 号滑线双针,吻合方法同肝上下腔静脉 缝合前壁最后两针前,20 mL 注射器抽取肝素尿激酶生理盐水,备冲洗门静脉管腔
13. 依次开放肝上下腔静脉、门静脉、肝下下腔静脉	递 3-0 号至 5-0 号滑线作渗漏处修补,温热生理盐水灌注腹腔,进行复温
14. 肝动脉重建	递小游离钳,3-0 号丝线结扎出血点 递大血管夹用于夹闭肝动脉重建口,小血管夹用于夹闭供肝动脉 递肝素钠尿激酶盐水溶液注射器冲洗动脉断端 圈镊、笔式持针器夹持 7-0 号(或 8-0 号)滑线作连续缝合(同肝上下腔)开放肝动脉
15. 切除胆囊	无损伤镊辅助,氩气刀笔游离周围组织并止血,2-0 号丝线结扎或缝扎,递中弯钳夹闭胆囊颈,组织剪剪断,切除胆囊,7×17 圆针、2-0 号丝线缝扎

续表 4-18-5

手术步骤	护理配合
16. 吻合胆管	用 20 mL 注射器抽取硫酸庆大霉素注射液+生理盐水溶液冲洗胆管 准备合适的 T 管及亚甲蓝生理盐水稀释液 递圈镊、持针器夹持 6-0 号(或 7-0 号)PDS Ⅱ 缝线,胆管前后壁行连续缝合,亚甲蓝生理盐水溶液注入胆管检查吻合口
17. 止血,放置引流管	检查腹腔有无出血,必要时电刀笔止血 分别于左肝下、右膈下、网膜孔各放 1 根 28 号引流管 清点手术台上所有物品并记录
18. 逐层缝合腹壁并覆盖切口	缝合手术切口 关闭体腔后、缝合皮肤后,清点手术台上所有物品并记录 递碘伏纱布消毒切口,纱布覆盖,粘贴敷贴

二、肾移植器械

(一)手术器械配置

1. 肾移植器械

(1)配置表　肾移植器械见表 4-18-6。

表 4-18-6　肾移植器械配置表

序号	名称	规格	描述	数量
1	环钳	250 mm(长度)	弯,有齿	1
2	持针器	220 mm(长度)	直,细针,镶片 0.3 mm(齿牙间距)	2
3	持针器	180 mm(长度)	直,粗针	3
4	组织钳	180 mm(长度)	直	8
5	中弯钳	180 mm(长度)	弯,全齿	8
6	小弯钳	140 mm(长度)	弯,全齿	4
7	布巾钳	140 mm(长度)	尖头	2
8	刀柄	7 号	/	1
9	刀柄	4 号	/	1
10	有齿镊	140 mm(长度)	1×2 钩	2
11	线剪	250 mm(长度)	直	1
12	精细组织剪	200 mm(长度)	弯,综合	1
13	组织剪	180 mm(长度)	弯	1
14	线剪	180 mm(长度)	直	1

续表 4-18-6

序号	名称	规格	描述	数量
15	精细组织剪	180 mm(长度)	弯,综合	1
16	角度剪	180 mm(长度)	/	1
17	超锋利剪	140 mm(长度)	直尖,小血管	1
18	直角钳	220 mm(长度)	角弯,全齿	1
19	海兰钳	200 mm(长度)	弯,全齿	2
20	心耳钳	235 mm(长度)	/	1
21	显微蚊氏钳	125 mm(长度)	弯蚊,全齿,精细	2
22	显微蚊氏钳	125 mm(长度)	直蚊,全齿,精细	2
23	显微剪	160 mm(长度)	弯,簧式	1
24	笔式持针器	210 mm(长度)	弯,自锁,簧式	1
25	灌注头	/	/	1
26	哈巴狗钳	40 mm(长度)	反力式,弯,横齿	2
27	哈巴狗钳	60 mm(长度)	反力式,弯,横齿	2
28	哈巴狗钳	65 mm(长度)	直,可调式	1
29	哈巴狗钳	75 mm(长度)	弯,可调式	1
30	无损伤镊	250 mm(长度)	直,无损伤	2
31	无损伤镊	250 mm(长度)	直,无损伤	1
32	无损伤镊	210 mm(长度)	无损伤,乳内	1
33	圈镊	185 mm(长度)	直,环形,镶金钢砂,圆柄	3
34	圈镊	160 mm(长度)	直,环形,镶金钢砂,圆柄	2
35	显微镊	160 mm(长度)	弯,平台,圆柄	1
36	自动腹钩	242 mm(长度)	三翼,固定式	1
37	腹部拉钩	242 mm(长度)	三翼,固定式	1
38	腹部拉钩	255 mm(长度)	小号,单头	1
39	甲状腺拉钩	210 mm(长度)	17 mm×31 mm /17 mm×43 mm(双头钩宽×深)	1
40	腹部拉钩	200 mm(长度)	S 形	1
41	腹部拉钩	250 mm(长度)	S 形	1
42	腹部拉钩	300 mm(长度)	S 形	1
合计				73

注:持针器金柄 2 个、18 cm 持针器 3 个;保护盒内剪刀有眼科剪 1 个、短组织剪 1 个、显微剪 1 个;血管夹有大 2 个、中 2 个、小 2 个。

(2)配置图　肾移植器械见图 4-18-5。

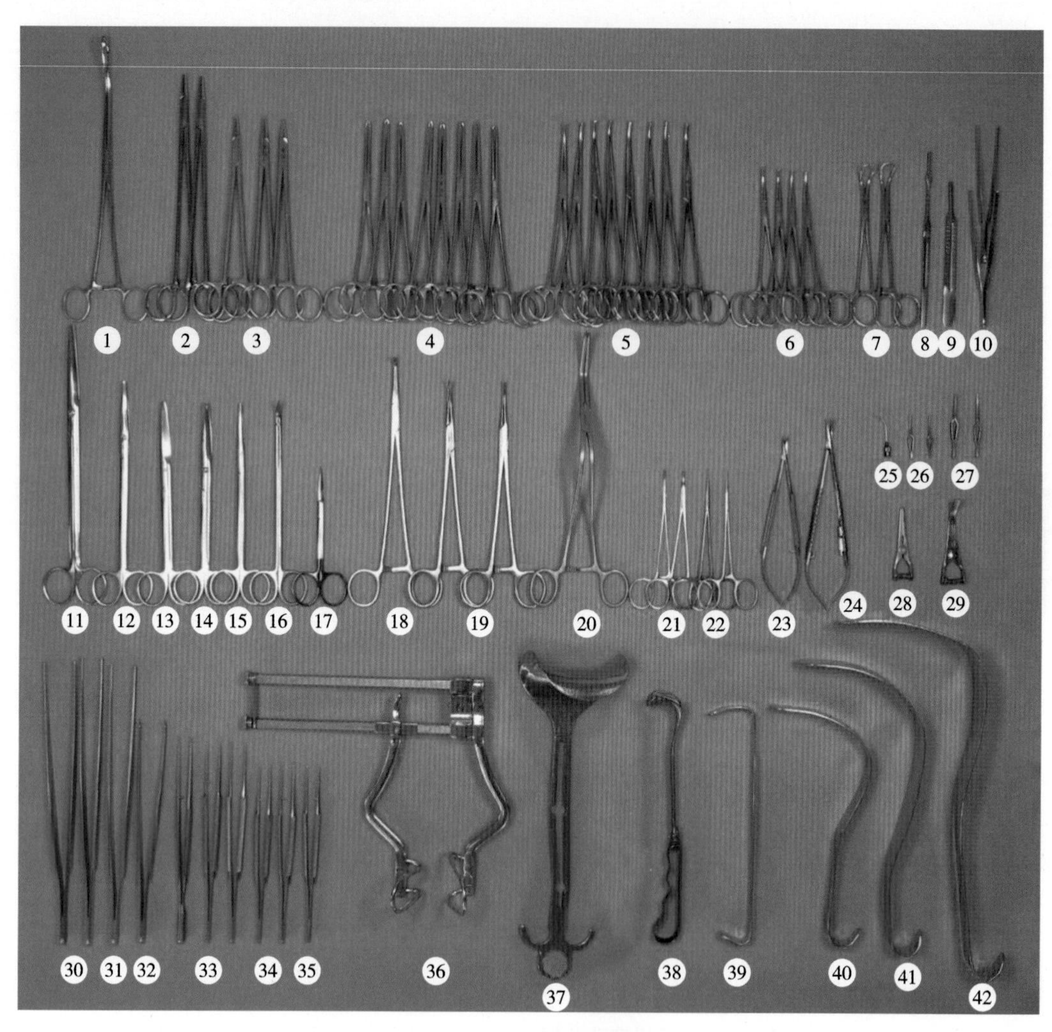

图 4-18-5　肾移植器械

2. 取肾器械

(1)配置表　取肾器械见表 4-18-7。

表 4-18-7　取肾器械配置表

序号	名称	规格	描述	数量
1	持针器	220 mm(长度)	直,细针,镶片 0.3 mm(齿牙间距)	1
2	持针器	200 mm(长度)	直窄,无损伤针,镶片 0.2 mm(齿牙间距)	1

续表 4-18-7

序号	名称	规格	描述	数量
3	心耳钳	240 mm(长度)	/	1
4	长阻断钳	240 mm(长度)	/	1
5	精细分离钳	200 mm(长度)	角弯	1
6	精细分离钳	220 mm(长度)	角弯	1
7	直角钳	220 mm(长度)	角弯,全齿	1
8	直角钳	240 mm(长度)	角弯,全齿	1
9	直角钳	220 mm(长度)	角弯,全齿	1
10	游离钳	220 mm(长度)	圆弯,单齿	1
11	精细组织剪	220 mm(长度)	弯,综合	1
12	角度剪	200 mm(长度)	/	1
13	平镊	250 mm(长度)	直	1
14	无损伤镊	250 mm(长度)	直,无损伤	1
15	无损伤镊	200 mm(长度)	直,无损伤	1
16	棘突咬骨钳	240 mm(长度)	直,双关节	1
17	左肋骨拉钩	180 mm×24 mm×35 mm(长度×功能端宽度×深度)	左式	1
18	右肋骨拉钩	180 mm×24 mm×35 mm(长度×功能端宽度×深度)	右式	1
19	肋骨剥	250 mm(长度)	双头	1
20	骨刀	180 mm(长度)	弯,平刃	1
21	骨锉	250 mm(长度)	单头	1
22	肋骨剪	340 mm(长度)	右式	1
23	冲水软管	/	/	1
合计				23

(2)配置图　取肾器械见图 4-18-6。

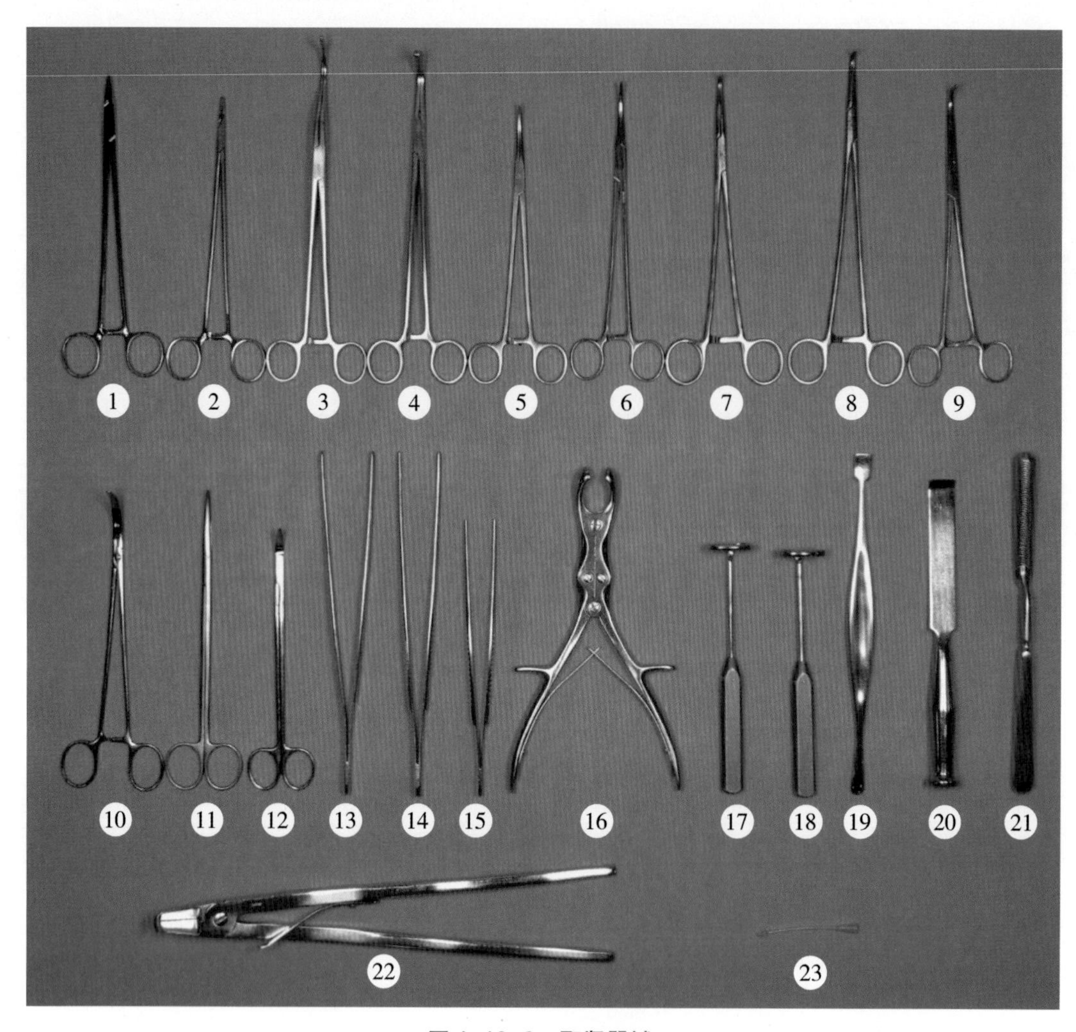

图 4-18-6　取肾器械

3. 修肾器械

(1)配置表　修肾器械见表 4-18-8。

表 4-18-8　修肾器械配置表

序号	名称	规格	描述	数量
1	持针器	160 mm(长度)	直窄,无损伤针,镶片 0.2 mm(齿牙间距)	1
2	组织钳	140 mm(长度)	直	2
3	蚊氏钳	125 mm(长度)	弯蚊,全齿	6
4	蚊氏钳	125 mm(长度)	直蚊,全齿	2
5	组织剪	200 mm(长度)	弯,综合	1

续表 4-18-8

序号	名称	规格	描述	数量
6	精细组织剪	180 mm(长度)	弯,综合	1
7	线剪	180 mm(长度)	直	1
8	平镊	140 mm(长度)	直	1
9	无损伤镊	250 mm(长度)	直,无损伤	1
10	骨锤	200 mm(长度)	/	1
11	钢尺	150 mm(长度)	/	1
12	冲水软管	/	/	1
合计				19

(2)配置图　修肾器械见图 4-18-7。

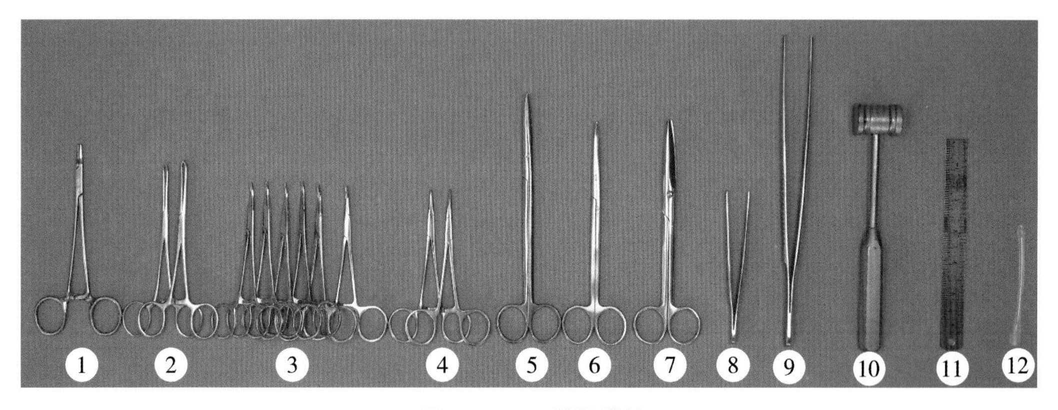

图 4-18-7　修肾器械

(二)应用实例

肾移植术步骤及护理配合见表 4-18-9。

表 4-18-9　肾移植术步骤及护理配合

手术步骤	护理配合
1. 消毒及铺巾	清点手术台上所有物品并记录 递环钳、弯盘及碘伏纱布消毒皮肤,协助手术医师铺巾 碘伏纱布再次消毒,粘贴医用手术薄膜
2. 连接仪器设备及管路	连接电刀笔及吸引器并固定
3. 逐层切开皮肤、皮下组织至腹膜,进入腹腔	递 22 号刀片、长纱、有齿镊、电刀笔切开腹壁各肌层至腹膜,准备钳线结扎腹壁下动脉

续表 4-18-9

手术步骤	护理配合
4. 游离显露髂外静脉和髂外动脉	递自动腹勾、腹部拉钩、湿长纱护皮将腹膜拉开，无损伤镊、脑膜剪游离，8F 导尿管牵开髂外动脉，蚊式钳夹导尿管末端，组织剪剪断小血管并用3-0丝线结扎
5. 切断髂内动脉	血管阻断钳阻断髂内动脉根部，直角钳阻断髂内动脉远端，切断髂内动脉，1 号丝线结扎远端血管，0 号丝线再次双重结扎，用 25 U/mL 的肝素钠盐水、软针头冲洗近端髂内动脉血管腔
6. 供肾准备	准备湿纱垫包裹供肾，放于盛有冰泥的无菌薄膜袋中，薄膜袋底部剪一小口，露出肾蒂
7. 肾动脉吻合	递 6-0 号或 7-0 号滑线、笔式针持、圈镊将供肾动脉与游离的受体髂内动脉连续端端吻合
8. 肾静脉吻合	递心耳钳部分或全部阻断髂外静脉，11 号刀刺开血管，角度剪刀修剪长约 1.2 cm 切口，肝素钠盐水、软针头冲洗管腔 5-0 号滑线将供肾静脉与受体髂外静脉两定点固定后连续外翻端侧缝合 缝合后小血管阻断钳阻断移植肾静脉，移除心耳钳
9. 开放血流	依次开放移植肾静脉、动脉血流可见尿液流出，观察有无出血，备滑线修补，备 3-0 丝线结扎肾门组织，将移植肾放入右髂窝
10. 输尿管膀胱吻合	递显微蚊式钳、脑膜剪刀修剪移植肾输尿管，递组织钳、6 号抗感染输尿管支架管，置入输尿管支架管，纵行切开膀胱肌层，在膀胱黏膜上切长约 1.5 cm小口，将输尿管支架管放入膀胱内，5-0 号可吸收缝合线将输尿管与膀胱黏膜连续缝合
11. 放置引流管	吻合口处放置引流管，9×24 角针、0 号或 2-0 号丝线固定 清点手术台上所有物品并记录
12. 逐层关闭切口	10×28 圆针、1 号线间断缝合筋膜 清点手术台上所有物品并记录 10×28 圆针、0 号线间断缝合肌肉层 10×28 圆针、2-0 线间断缝合皮下 10×28 角针、2-0 线缝合皮肤 清点手术台上所有物品并记录
13. 覆盖切口	递碘伏纱布消毒切口，覆盖纱布，粘贴敷贴

三、成人心脏移植特殊器械

（一）手术器械配置

1. 成人心脏移植特殊器械

（1）配置表　成人心脏移植特殊器械见表 4-18-10。

表 4-18-10 成人心脏移植特殊器械配置表

序号	名称	规格	描述	数量
1	阻断钳	230 mm(长度)	弯	1
2	阻断钳	180 mm(长度)	弯	1
3	侧壁钳	210 mm(长度)	/	1
4	持针器	200 mm(长度)	直窄,无损伤针, 镶片 0.2 mm(齿牙间距)	1
5	管钳	180 mm(长度)	/	2
6	显微蚊氏钳	125 mm(长度)	弯蚊,全齿,精细	2
7	无损伤镊	240 mm(长度)	直,无损伤	1
8	显微圈镊	210 mm(长度)	直,环形,镶金钢砂,圆柄	1
9	显微平镊	185 mm(长度)	直,平台,镶金钢砂,圆柄	1
10	持针器	210 mm(长度)	直,自锁,镶金钢砂	1
11	超锋利剪	220 mm(长度)	弯,宽头,镶片	1
12	超锋利剪	220 mm(长度)	弯,尖头,镶片	1
13	吸引器	270 mm(长度)	可控缩口	1
合计				15

(2)配置图 成人心脏移植特殊器械见图 4-18-8。

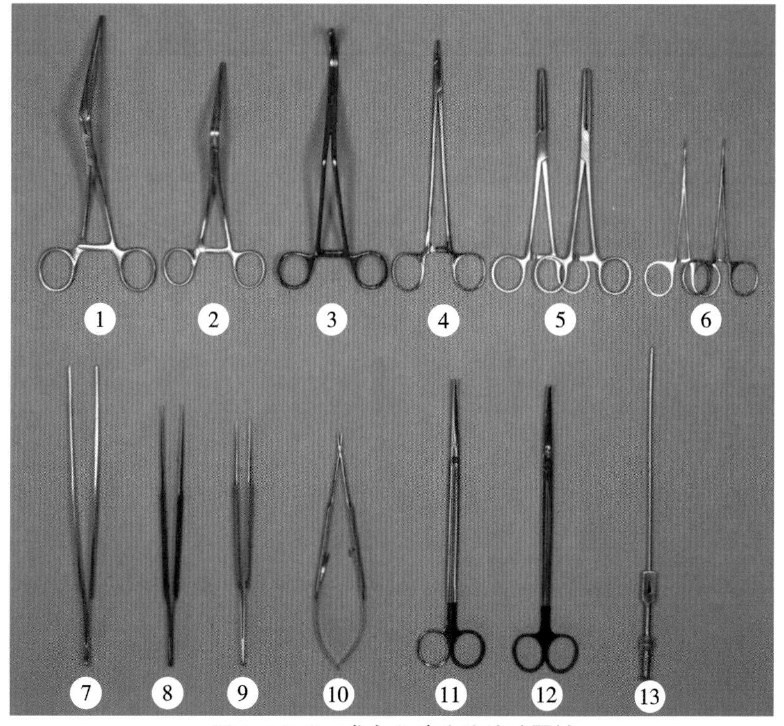

图 4-18-8 成人心脏移植特殊器械

2. 心脏移植取供体器械

（1）配置表　心脏移植取供体器械见表4-18-11。

表4-18-11　心脏移植取供体器械配置表

序号	名称	规格	描述	数量
1	持针器	250 mm(长度)	直,粗针, 镶片0.5 mm(齿牙间距)	1
2	管钳	180 mm(长度)	/	2
3	中弯钳	180 mm(长度)	弯,全齿	4
4	蚊氏钳	125 mm(长度)	弯蚊,全齿	4
5	刀柄	4号	/	1
6	无损伤镊	220 mm(长度)	直,无损伤	1
7	无损伤镊	250 mm(长度)	直,无损伤	1
8	组织剪	250 mm(长度)	弯,综合	1
9	直角钳	220 mm(长度)	角弯,全齿	1
10	阻断钳	230 mm(长度)	弯	1
11	阻断钳	220 mm(长度)	1×2齿,角弯,骼血管	1
12	开胸器	240 mm(长度)	双叶,可转,胸骨	1
合计				19

（2）配置图　心脏移植取供体器械见图4-18-9。

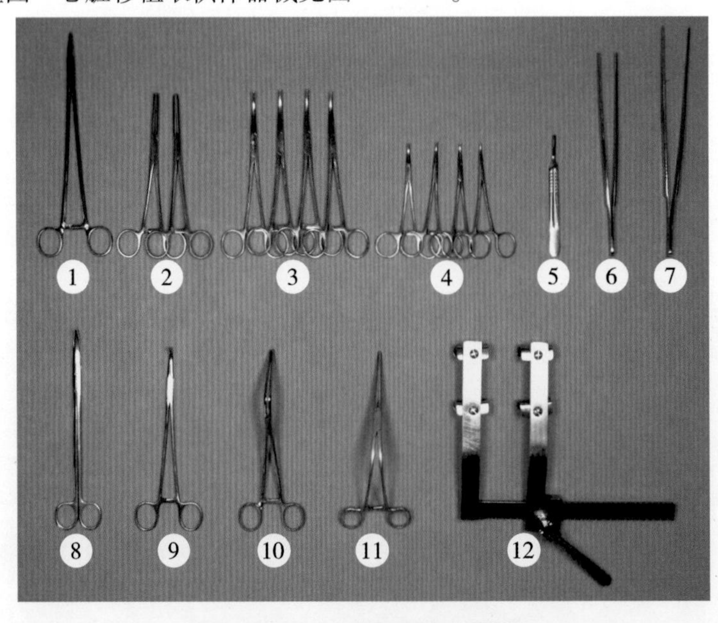

图4-18-9　心脏移植取供体器械

3. 心脏移植修供体器械

(1)配置表　心脏移植修供体器械见表4-18-12。

表4-18-12　心脏移植修供体器械配置表

序号	名称	规格	描述	数量
1	持针器	220 mm(长度)	直,细针,镶片 0.3 mm(齿牙间距)	1
2	持针器	200 mm(长度)	直窄,无损伤针,镶片 0.2 mm(齿牙间距)	1
3	游离钳	230 mm(长度)	Ⅱ式	1
4	蚊氏钳	125 mm(长度)	弯蚊,全齿,精细	2
5	蚊氏钳	125 mm(长度)	弯蚊,全齿	6
6	无损伤镊	250 mm(长度)	直,无损伤	1
7	无损伤镊	250 mm(长度)	直,无损伤	1
8	无损伤镊	250 mm(长度)	直,无损伤	1
9	线剪	250 mm(长度)	直	1
10	精细组织剪	180 mm(长度)	弯,尖头,镶片	1
11	组织剪	180 mm(长度)	弯,窄头	1
12	组织剪	160 mm(长度)	弯,镶片,综合	1
13	持针器	200 mm(长度)	自锁,直形	1
14	探子	190 mm(长度)	血管	1
15	探子	190 mm(长度)	血管	1
16	骨锤	220 mm(长度)	/	1
17	钢尺	150 mm(长度)	/	1
合计				23

（2）配置图　心脏移植修供体器械见图 4-18-10。

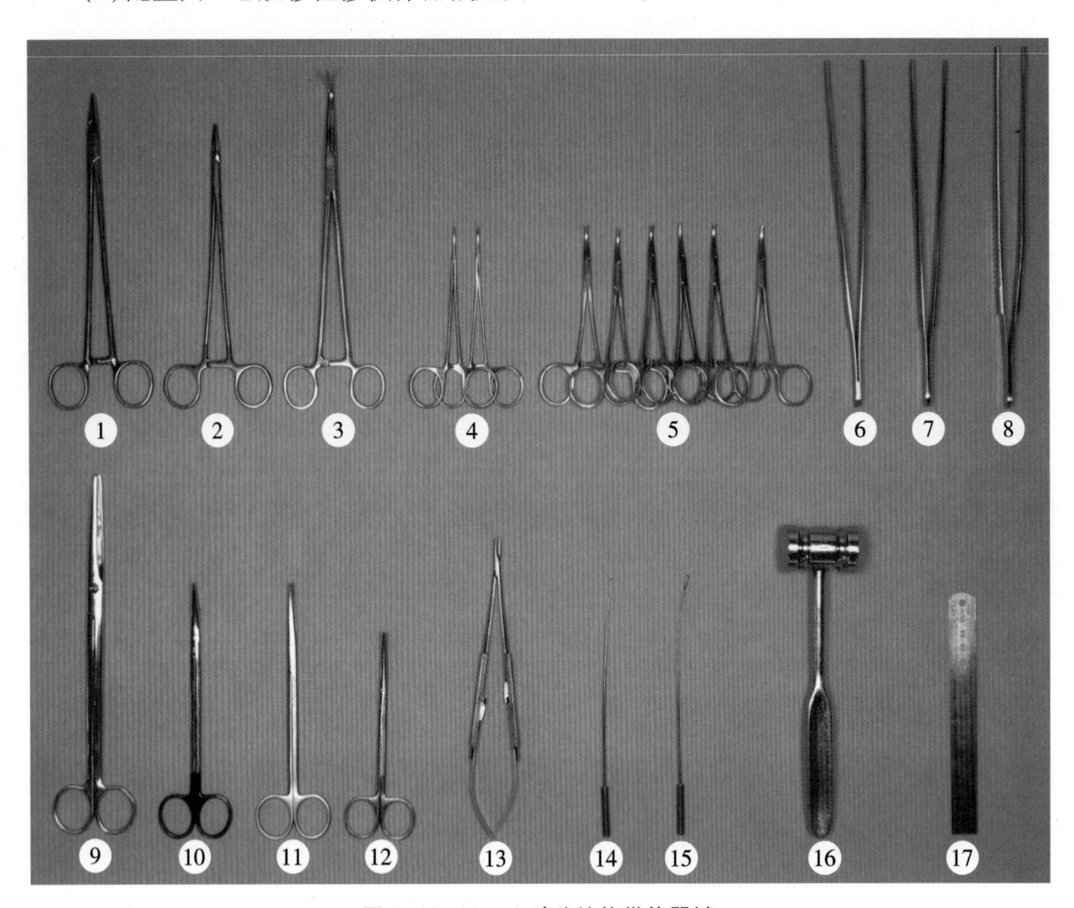

图 4-18-10　心脏移植修供体器械

（二）应用实例

心脏移植术步骤及护理配合见表 4-18-13。

表 4-18-13　心脏移植术步骤及护理配合

手术步骤	护理配合
1. 消毒及铺巾	清点手术台上所有物品并记录 递环钳、弯盘及碘伏纱布消毒皮肤，协助手术医师铺巾 碘伏纱布再次消毒，粘贴医用手术薄膜
2. 连接仪器设备及管路	连接电刀笔、吸引器及体外除颤电极并固定
3. 正中切口	递 22 号刀于胸壁正中切开皮肤，电刀笔切开皮下组织至胸骨
4. 劈开胸骨	递胸骨锯，纵向劈开胸骨。骨蜡涂抹断面止血。递甲状腺拉钩拉开胸骨，电凝胸骨前后骨膜出血点。扣克钳 2 把，组织钳固定体外循环管道

续表 4-18-13

手术步骤	护理配合
5. 切开心包暴露心脏	递胸骨牵开器牵开胸骨。递无损伤镊辅助，电刀笔切开心包，0 号编结线悬吊心包，蚊式钳固定于切口周围敷料上。无损伤镊、电刀笔充分游离主动脉干，肺动脉干，上、下腔静脉
6. 建立体外循环	递无损伤镊、2-0 号无损伤线在主动脉靠远心端缝双向荷包，线剪剪下缝针。用钩线器将缝线带入阻断管内，递蚊式钳牵引。同法在上、下腔靠远端缝腔静脉插管荷包、右上肺肺静脉荷包 递小直角钳游离上腔静脉，血管游离钳游离下腔静脉，上、下腔套阻断带，中弯钳临时夹固阻断带 递无损伤镊配合解剖剪剪开荷包内的主动脉外膜，11 号刀切小口，中弯钳扩口，快速插入主动插管，收紧荷包线。中弯钳线绑扎主动脉插管和阻断管。角针、丝线将管路固定 递蚊式钳两把提起右心耳，11 号刀切口，中弯钳扩口，上腔静脉插管，丝线固定收紧阻断带，中弯钳固定 递 11 号刀切开右方，下腔静脉插管。同法插左房引流管 递主动脉阻断钳，阻断主动脉，心脏停跳。体外循环转流
7. 切除受体心脏	递无损伤镊、超锋利剪，沿主动脉、肺动脉根部、二尖瓣环、三尖瓣环水平切下病变心脏，递脑膜剪修剪左房壁
8. 供体心脏植入	递无损伤镊，4-0 号滑线连续缝合左房吻合口 递无损伤镊、超锋利剪修剪受心和供心主动脉长短合适，5-0 号滑线缝合主动脉吻合口，排气后松阻断 准备心内除颤板，复跳心脏。同理修剪受心和供心，在辅助循环下依次吻合下腔静脉、上腔静脉、肺动脉 安置临时起搏导线并调整起搏心律
9. 胸腔止血，放置引流管	电刀笔止血，无菌生理盐水冲洗创面 递 11 号刀在胸壁上切口，中弯钳引出引流管，10×28 角针、1 号丝线固定引流管 清点手术台上所有物品并记录
10. 逐层关闭切口	递钢丝钳、胸骨钢丝缝合胸骨，钢丝剪截断多余钢丝 清点手术台上所有物品并记录 撤去胸部体位垫 递 2-0 号圆针可吸收缝线缝合肌肉及皮下组织 3-0 号角针可吸收缝线缝合皮肤 清点手术台上所有物品并记录
11. 覆盖切口	递碘伏纱布消毒切口，覆盖纱布，粘贴敷贴

四、肺移植手术器械

(一)手术器械配置

1. 肺移植手术器械

(1)配置表　肺移植手术器械见表4-18-14。

表4-18-14　肺移植手术器械

序号	名称	规格	描述	数量
1	环钳	250 mm(长度)	弯,有齿	3
2	布巾钳	140 mm(长度)	尖头	4
3	组织钳	160 mm(长度)	直	1
4	组织钳	180 mm(长度)	直	2
5	组织钳	200 mm(长度)	直	1
6	蚊氏钳	125 mm(长度)	弯蚊	8
7	小直钳	140 mm(长度)	直	2
8	中弯钳	160 mm(长度)	弯	3
9	中弯钳	180 mm(长度)	弯	1
10	大弯钳	220 mm(长度)	弯	1
11	大弯钳	240 mm(长度)	弯	3
12	刀柄	4号	/	1
13	刀柄	7号	/	1
14	压肠板	300 mm(长度)	直板	1
15	持针器	180 mm(长度)	直,粗针	2
16	持针器	250 mm(长度)	直,粗针	1
17	持针器	250 mm(长度)	直,细针	1
18	持针器	220 mm(长度)	直,细针,镶片0.3 mm(齿牙间距)	1
19	持针器	260 mm(长度)	直窄,细针,镶片0.3 mm(齿牙间距)	1
20	线剪	220 mm(长度)	直	1
21	精细组织剪	200 mm(长度)	弯,综合	1
22	组织剪	220 mm(长度)	弯,综合	1
23	组织剪	250 mm(长度)	弯,综合	1

续表 4-18-14

序号	名称	规格	描述	数量
24	精细组织剪	220 mm(长度)	弯,宽头,带齿,镀金圈	1
25	角度剪	200 mm(长度)	/	1
26	胸科钳	220 mm(长度)	微弯	6
27	直角钳	220 mm(长度)	角弯,全齿	1
28	胸科钳	220 mm(长度)	角弯	2
29	游离钳	230 mm(长度)	I 式	1
30	阻断钳	220 mm(长度)	弯	2
31	肺钳	200 mm(长度)	直	2
32	心耳钳	240 mm(长度)	/	1
33	心耳钳	270 mm(长度)	双角弯,1×2 齿,主动脉、侧壁	1
34	管道钳	180 mm(长度)	/	2
35	有齿镊	125 mm(长度)	1×2 钩	2
36	无损伤镊	250 mm(长度)	直,无损伤	2
37	无损伤镊	250 mm(长度)	直,无损伤	2
38	神经钩	230 mm(长度)	球头	1
39	吸引器	265 mm(长度)	角弯	2
40	甲状腺拉钩	200 mm(长度)	一副,带槽	2
41	穿刺器	10.5 mm(直径)	圆筒式	1
42	开胸器	240 mm(长度)	双叶,可转,胸骨	1
43	开胸器	240 mm(长度)	胸骨	1
44	小药杯	40mL	/	1
合计				77

(2)配置图　肺移植手术器械见图 4-18-11。

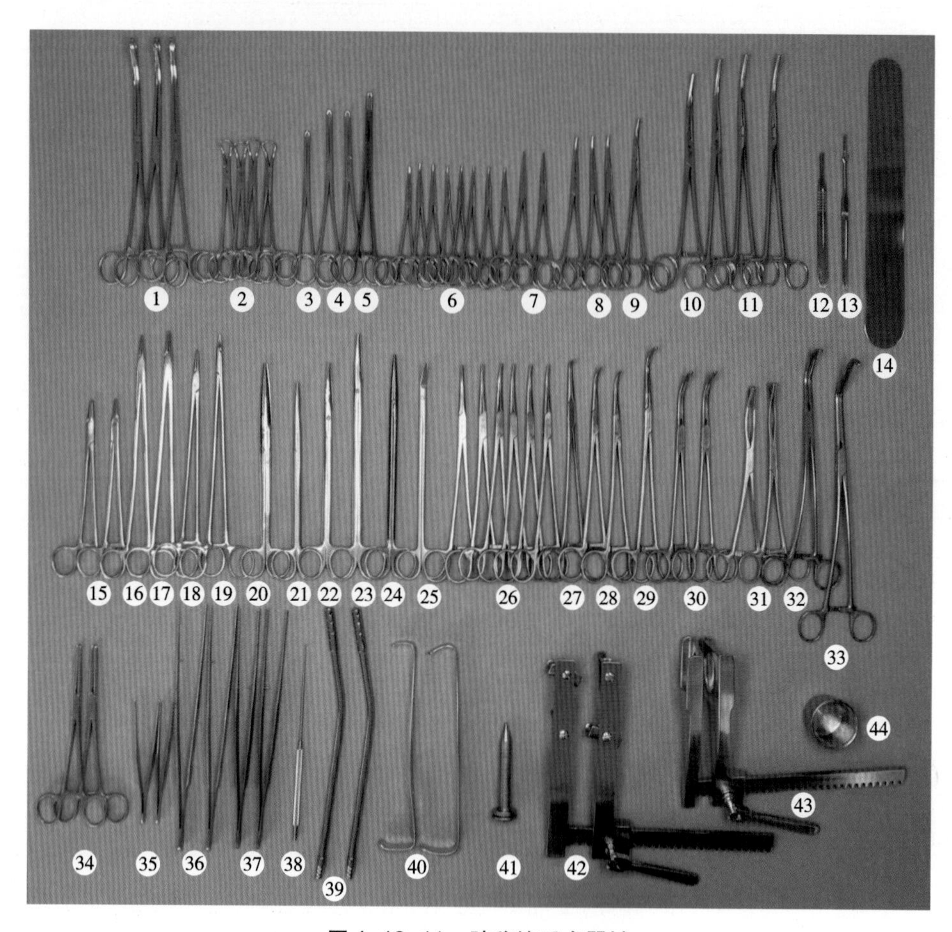

图 4-18-11　肺移植手术器械

2. 取肺器械

(1)配置表　取肺器械见表 4-18-15。

表 4-18-15　取肺器械

序号	名称	规格	描述	数量
1	刀柄	4 号	/	1
2	刀柄	7 号	/	1
3	组织钳	180 mm(长度)	直	1
4	组织钳	160 mm(长度)	直	1
5	中弯钳	160 mm(长度)	弯,全齿	1
6	中弯钳	180 mm(长度)	弯,全齿	1
7	胸腔止血钳	200 mm(长度)	微弯	1

续表 4-18-15

序号	名称	规格	描述	数量
8	胸腔止血钳	220 mm(长度)	微弯	1
9	大弯钳	240 mm(长度)	弯,全齿	2
10	组织剪	220 mm(长度)	弯,综合	1
11	组织剪	250 mm(长度)	弯,综合	1
12	持针器	180 mm(长度)	直,粗针	1
13	持针器	250 mm(长度)	直,粗针	1
14	骨锤	220 mm(长度)	/	1
15	无损伤镊	220 mm(长度)	直,无损伤	1
16	无损伤镊	250 mm(长度)	直,无损伤	1
17	开胸器	260 mm(长度)	胸骨	1
合计				18

(2)配置图　取肺器械见图 4-18-12。

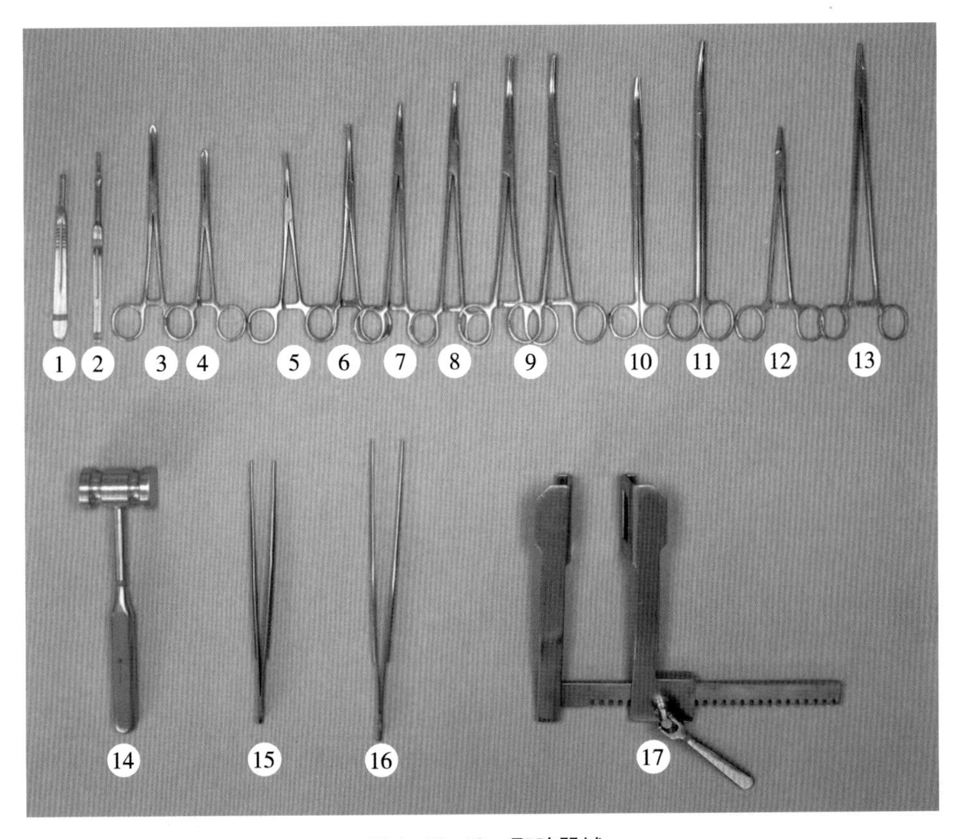

图 4-18-12　取肺器械

3. 修肺器械

(1)配置表　修肺器械见表 4-18-16。

表 4-18-16　修肺器械

序号	名称	规格	描述	数量
1	蚊氏钳	125 mm(长度)	直蚊,全齿	1
2	蚊氏钳	125 mm(长度)	弯蚊,全齿	1
3	中弯钳	160 mm(长度)	弯,全齿	1
4	中弯钳	180 mm(长度)	弯,全齿	1
5	大弯钳	220 mm(长度)	弯,全齿	1
6	大弯钳	240 mm(长度)	弯,全齿	1
7	持针器	160 mm(长度)	直,粗针	1
8	精细组织剪	200 mm(长度)	弯,窄头,带齿	1
9	组织剪	220 mm(长度)	弯	1
10	无损伤镊	180 mm(长度)	直,无损伤	1
11	无损伤镊	180 mm(长度)	直,无损伤	1
合计				11

(2)配置图　修肺器械见图 4-18-13。

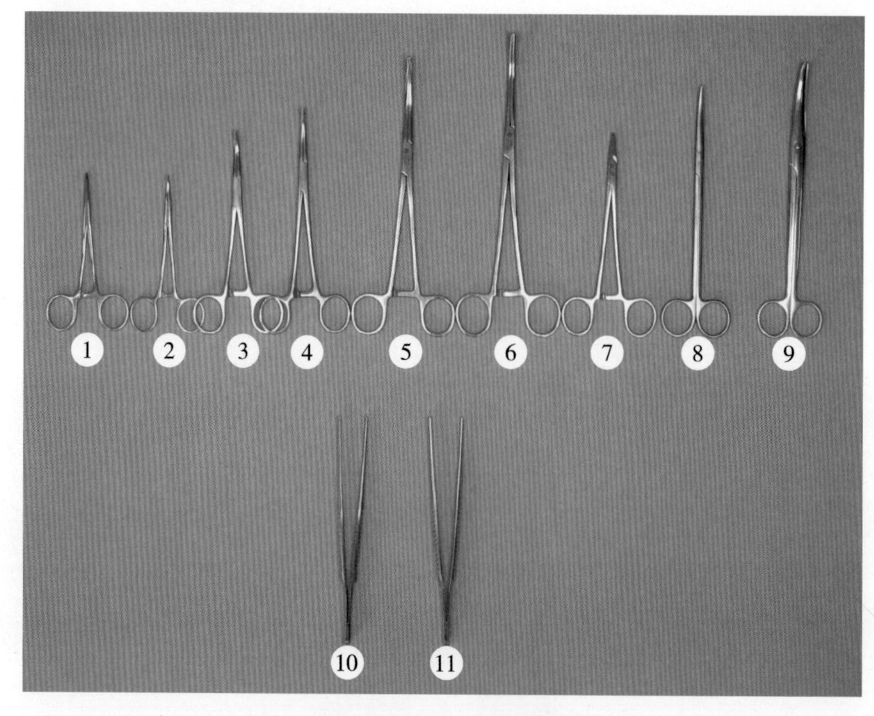

图 4-18-13　修肺器械

（二）应用实例

右肺移植术［体外膜氧合（extracorporeal membrane oxygenation，ECMO）辅助］步骤及护理配合见表 4-18-17。

表 4-18-17　右肺移植术（ECMO 辅助）步骤及护理配合

手术步骤	护理配合
1. ECMO 的建立（V-A）	消毒、铺巾后，在股动静脉拟定穿刺，递穿刺针经皮穿刺，递导丝，扩皮 肝素钠生理盐水溶液预冲管道，置管，转流 递角针、1 号丝线固定管道，粘贴手术薄膜固定管道
2. 消毒及铺巾	清点手术台上所有物品并记录 递环钳、弯盘及碘伏纱布消毒皮肤，协助手术医师铺巾 碘伏再次消毒，粘贴医用手术薄膜
3. 连接仪器设备及管路	连接电刀笔及吸引器并固定
4. 在右侧第五肋上缘切皮、皮下组织，暴露胸腔	递 22 号刀切皮，纱布拭血，甲状腺拉钩辅助，电刀笔、中弯钳逐层切开胸壁
5. 病肺切除	递无损伤镊，电刀笔离断下肺韧带并解剖肺门，游离上、下肺静脉达心包起始部，游离右肺动脉总干根部，递血管切割闭合器离断右肺动脉干第一支 递阻断钳阻断右肺动脉总干 5 min，观察血氧饱和、血压、心率 递血管切割闭合器离断肺静脉主要分支处，肺动脉阻断钳 2 把夹闭肺动脉总干上下端，递 1 号丝线捆绑阻断钳手柄，布巾钳固定阻断钳手柄于皮肤上，递血管剪剪断肺动脉，递组织钳和 11 号刀在靠近上叶支气管开口近端切口主支气管，再递气管剪剪断支气管，并修剪 递碘伏棉球消毒残端，保留标本送检
6. 供肺植入	将修剪好的肺取至手术台上，准备修肺气管钉 递气管剪修剪供肺气管残端、受体气管残端，递 4-0 号 PDS 线连续缝合气管，4-0 号 PDS 间断缝合气管外膜及包裹组织 修剪动脉残端，递 5-0 号滑线连续缝合肺动脉。 递组织钳 3 把，夹持肺静脉，选择合适大小的心耳钳夹住左房袖，观察心率变化，递静脉剪修剪肺静脉，递肺钳夹住一侧肺静脉残端。递 4-0 号滑线连续缝合肺静脉一角，打结，递一把橡皮蚊式钳钳夹滑线残端，另一根连续缝合肺静脉。缝至一半时，再递另一根 4-0 号滑线缝合，相互打结，剪去打结线，持针器夹剩余一半继续缝合，缝至最后一针，暂不打结

续表 4-18-17

手术步骤	护理配合
7. 观察吻合口、放置引流管	膨胀肺,开放动脉、静脉,排气,滑线打结,观察吻合口情况,如有渗血,递滑线修补缝合吻合口 温盐水冲洗胸腔,留置胸管并固定 清点手术台上所有物品并记录
8. 逐层关闭切口	递 13×34 圆针穿 3 根 1 号丝线关闭肋骨,圆针丝线依次关闭肌肉层、皮下层,递皮钉关闭皮肤切口 关闭体腔、缝合皮肤后,清点手术台上所有物品并记录
9. 覆盖切口	递碘伏纱布消毒切口,覆盖纱布,粘贴敷贴

第十九节　复合手术室手术器械

复合手术室(hybrid operating room)是通过数字减影血管造影(DSA)、电子计算机断层扫描(CT)、磁共振成像(MRI)等设备的 3D 成像技术与外科手术技术在百级层流手术室中的全面整合,实现微创介入手术与传统外科开放式手术相结合,从而解决各类复杂手术,降低手术风险,节省手术时间。复合手术室的手术器械在满足开放手术需要的同时,也要实现介入的目的,在专科器械的基础上,配合专用手术器械及一次性的医疗器械,完成精细、复杂的操作。

一、DSA 复合手术室器械

(一)一次性医疗器械

1. 血管鞘　见图 4-19-1。

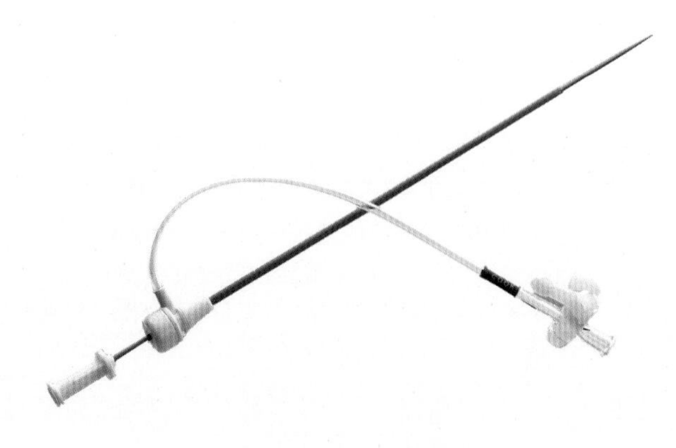

图 4-19-1　血管鞘

2. 导丝　见图 4–19–2。

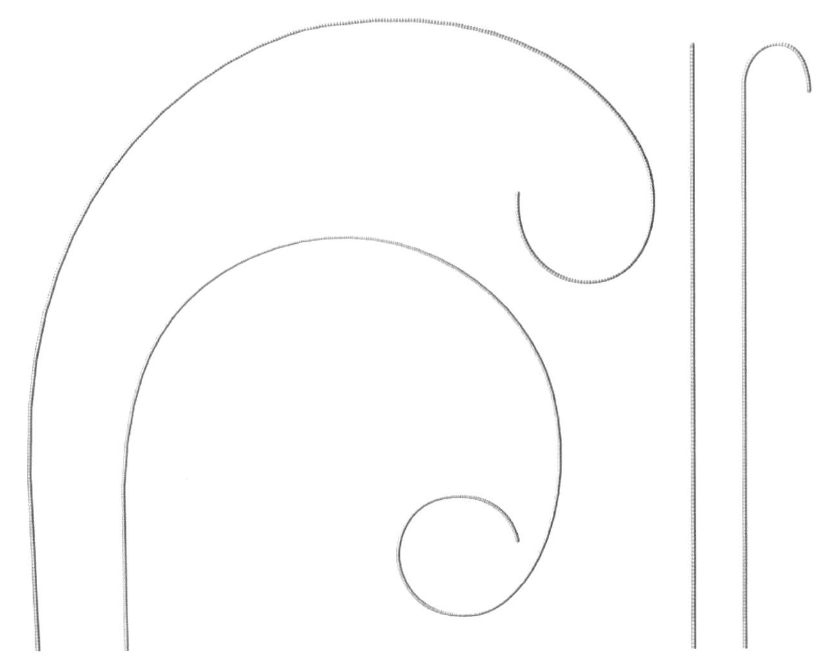

图 4–19–2　导丝

3. 造影导管　见图 4–19–3。

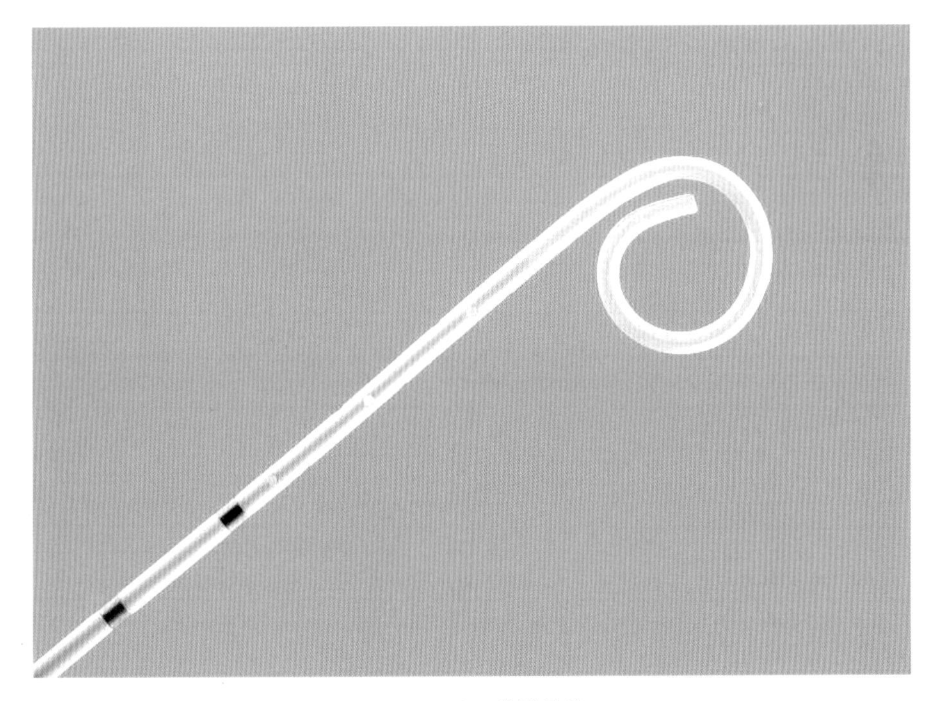

图 4–19–3　造影导管

4. 球囊扩张导管　见图 4-19-4。

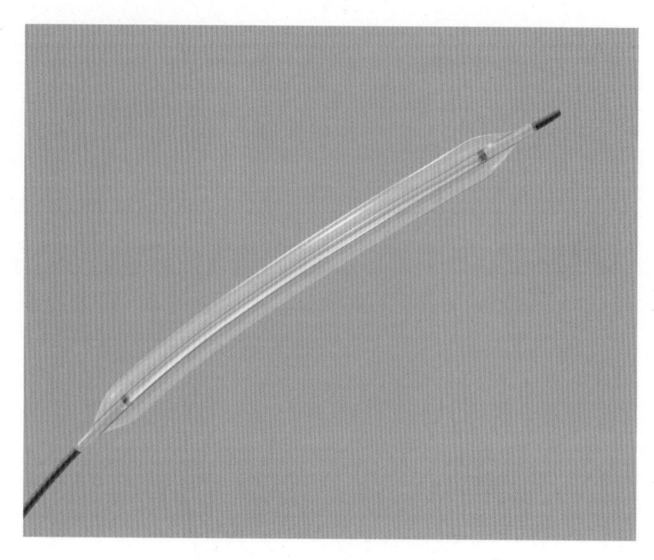

图 4-19-4　球囊扩张导管

5. 血管支架　见图 4-19-5。

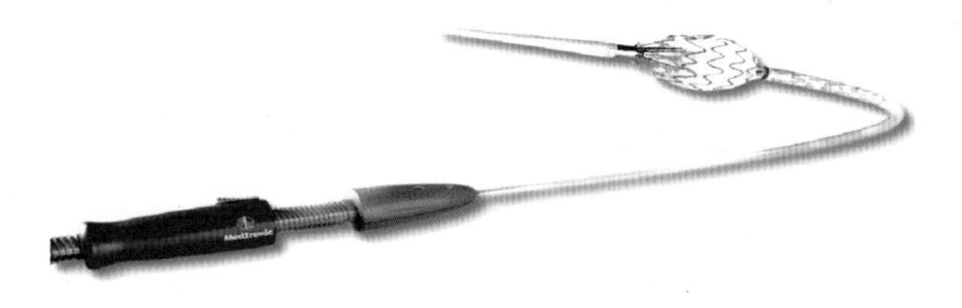

图 4-19-5　血管支架

(二)介入器械

1. 配置表　介入器械配置见表 4-19-1。

表 4-19-1　介入器械配置表

序号	名称	规格	描述	数量
1	环钳	250 mm(长度)	/	1
2	持针器	180 mm(长度)	/	1
3	中弯钳	180 mm(长度)	/	2
4	线剪	180 mm(长度)	/	1
5	刀柄	7 号	/	1
6	小药杯	40 mL	/	2
合计				8

2. 配置图　介入器械配置见图 4-19-6。

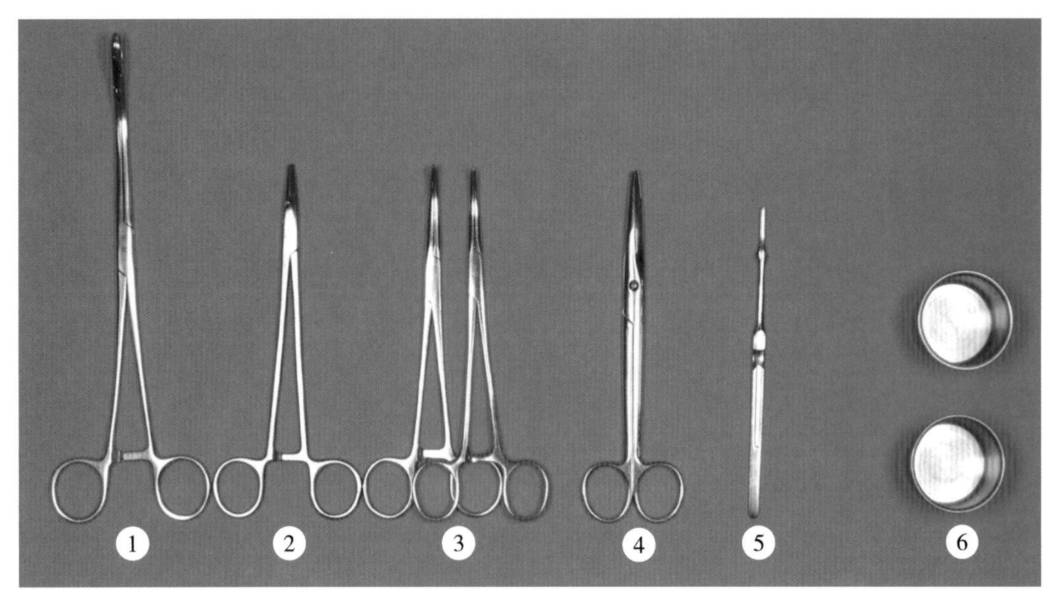

图 4-19-6　介入器械

(三)应用实例

Stanford A 型主动脉夹层复合手术：成人体外器械(见本章第十节)+心外大血管 12 件+穿刺鞘+导丝+造影导管+球囊+支架+人工血管见表 4-19-2。

表 4-19-2　Stanford A 型主动脉夹层复合手术步骤及护理配合

手术步骤	护理配合
1. 消毒及铺巾	清点手术台上所有物品并记录 递环钳、弯盘及碘伏纱布消毒皮肤，协助手术医师铺巾 碘伏纱布再次消毒，粘贴医用手术薄膜
2. 连接仪器设备及管路	连接电刀笔及吸引器并固定
3. 游离股动脉	递 22 号刀切开皮肤，纱布拭血，电刀笔游离 递乳突撑开器牵开切口，小直角钳游离、暴露股动脉 递细阻断带牵引股动脉，用小直角钳牵引细阻断带蚊式钳固定套带 递 5-0 滑线缝主动脉插管荷包，剪下缝针，缝线套入过线器的细阻断管内，用蚊式钳固定备用
4. 胸骨正中开胸暴露心脏	递 22 号刀切开皮肤，长纱拭血，递胸骨锯劈开胸骨，骨蜡止血，递两块长纱保护胸骨，递开胸器牵开胸腔 游离升主动脉及主动脉弓，游离头臂干、左颈总动脉、左锁骨下动脉，递细阻断带牵引，蚊式钳固定阻断带 0 号涤纶编织线悬吊心包 4 ~ 5 针，线剪剪针并及时回收缝针，备 1 号钳线，10×28 角针、1 号线，准备体外循环插管

续表 4-19-2

手术步骤	护理配合
5. 股动脉插管准备	两把小阻断钳阻断股动脉，11 号刀切开股动脉，递股动脉插管（提前用盐水湿润插管） 插入时松股动脉近端的阻断钳，待完全插入后松开阻断钳，用蚊氏钳将细阻断带收紧并固定在手术铺巾上，将股动脉插管与体外管路相连 用 10×28 角针、1 号丝线临时固定股动脉插管与体外循环管路于手术铺巾上
6. 腔房静脉插管准备	递 2-0 号涤纶编织线缝荷包，剪下缝针，缝线套入过线器的细阻断管内，蚊式钳牵引 递无损伤镊，11 号刀切开右房插入腔房静脉插管，蚊式钳收紧荷包，1 号钳线固定腔房静脉插管。腔房管（提前用生理盐水湿润插管）连接体外循环管并固定
7. 左心插管	递 2-0 号换瓣线双头反针缝左心荷包，剪下缝针，缝线套入过线器的细阻断管内，蚊式钳牵引 递无损伤镊，11 号刀切开右上肺静脉，插入左心引流管，收紧荷包
8. 阻断主动脉，心脏停跳	递主动脉阻断钳减流量远端阻断升主动脉，递 11 号刀纵向切开升主动脉，用左、右灌注头分别在左、右冠状动脉窦开口灌注心脏保护液，心包内放绵冰屑心脏降温（提前准备）心脏停跳满意，清除夹层内血栓
9. 处理升主动脉，病变累及主动脉瓣膜，同时累及冠状动脉开口	递无损伤镊、11 号尖刀切除主动脉瓣膜，选择合适的带瓣管道型号并修剪合适长度 递换瓣线置换主动脉瓣 在人造血管相应左、右冠状动脉开口的位置用电阻丝打孔，递 5-0 号滑线吻合左、右冠状动脉开口 递 3-0 号滑线吻合带瓣管道远心端
10. 选择性单侧脑灌注，吻合四分叉血管	递精细剪剪开主动脉弓部血管，修剪人工四分叉血管主动脉的长度，近端 3-0 号滑线吻合人工血管主动脉口 递小阻断钳阻断头臂干血管的近心端，递 5-0 号滑线吻合四分叉分支与头臂干血管。经四分叉血管插管双管灌注，心脏自动复跳 递 3-0 号滑线吻合四分叉远端于头臂干和左颈总动脉之间，松开主动脉阻断钳 递无损伤镊，5-0 号滑线吻合左颈总动脉
11. 停止体外循环	渐停体外循环，依次拔出腔房静脉插管，股动脉插管，5-0 号滑线插管切口缝扎止血，另准备无损伤线/滑线缝合止血
12. 游离左侧肱动脉	递 22 号刀切开皮肤，纱布拭血，电刀笔游离 递乳突撑开器牵开切口，小直角钳游离、暴露肱动脉
13. 置入主动脉腹膜支架	递血管鞘置入股动脉，在导丝引导下置入造影导管，连接高压注射器，推注造影剂 经股动脉置入主动脉腹膜支架与人工血管重合，支架释放后，行主动脉造影，确认支架形态良好，破口封闭

续表 4-19-2

手术步骤	护理配合
14. 左锁骨下动脉体内开窗	递穿刺针，经左侧肱动脉行左锁骨下动脉刺破主动脉腹膜支架，引入导丝，置入球囊扩张
15. 左锁骨下动脉置入支架	行左锁骨下动脉造影，确认球囊扩张的效果好，递支架置入左锁骨下动脉，再次造影确定支架膨胀良好
16. 缝合左侧肱动脉及右侧股动脉切口	递持针器、缝线缝合切口，线剪剪线
17. 胸腔止血、冲洗，放置引流	电刀笔止血，递直角钳和 1 号钳线结扎止血，用无菌生理温盐水冲洗创面 递 11 号刀在胸壁上切口，中弯钳引出引流管，10×28 角针、1 号丝线固定引流管 清点手术台上所有物品并记录
18. 逐层关闭胸腔	递扣克钳、钢丝钳、胸骨钢丝缝合胸骨，钢丝剪截断多余钢丝。必要时使用胸骨板固定。碘伏纱布消毒后，递持针器、缝线和针、中弯钳缝合切口 关闭体腔后、缝合皮肤后，清点手术台上所有物品并记录
19. 覆盖切口	递碘伏纱布消毒切口，覆盖纱布，粘贴敷贴

二、MRI 复合手术室器械

（一）手术器械及一次性医疗器械

1. MRI 专用头架　见图 4-19-7。

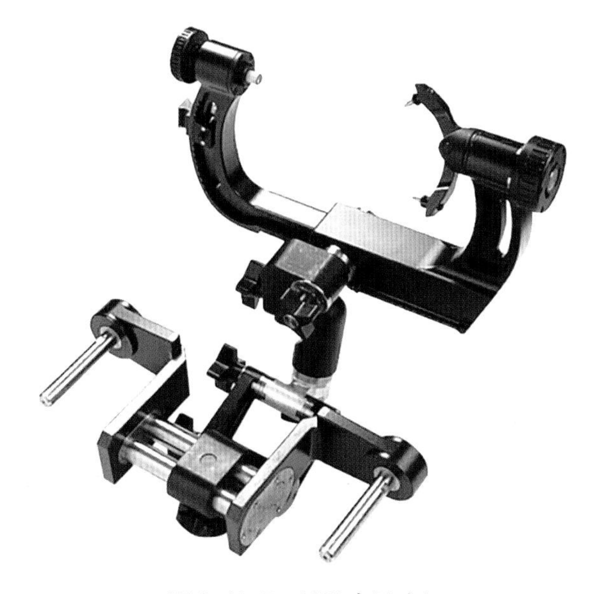

图 4-19-7　MRI 专用头架

2. 神经导航器械　见图 4-19-8。

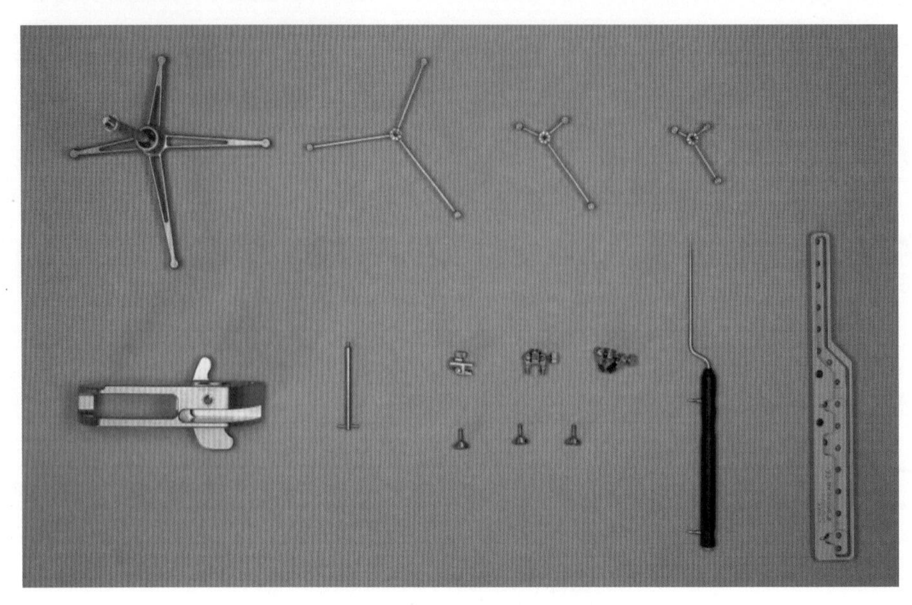

图 4-19-8　神外导航器械

(二) 应用实例

神经导航引导下颅内病变切除术：开颅探查器械（见本章第六节）+神经导航件+碳纤维头架+神经导航参考架+神经导航反光球见表 4-19-3。

表 4-19-3　神经导航引导下颅内病变切除术步骤及护理配合

手术步骤	护理配合
1. 安装头架	全麻后，采用磁共振兼容的碳纤维头架三点式固定患者头部，头架间距保证磁共振扫描头圈可安放，安装导航参考架
2. 确定手术入路及肿瘤大致边界	导入 MRI 影像数据资料，实施导航，准确标记肿瘤前、后界及上下极，选择最佳的手术入路，对切口位置进行标记
3. 消毒及铺巾	清点手术台上所有物品并记录 递环钳、弯盘及碘伏纱布消毒皮肤，协助手术医师铺巾 碘伏纱布再次消毒，粘贴医用手术薄膜
4. 连接仪器设备及管路	连接电刀笔、双极电凝镊、电钻及吸引器并固定
5. 切开皮肤、皮下组织及帽状腱膜	递 22 号刀切开皮肤、纱布按压于切口两侧，两把有齿镊用于牵开组织，电刀笔止血，头皮夹钳夹头皮止血。
6. 以锐性分离法将皮瓣沿帽状腱膜下游离并翻开，固定皮瓣	递 22 号刀锐性游离皮瓣，双极电凝止血，骨膜剥离子协助分离 递生理盐水纱布覆盖保护皮瓣 递 9×24 圆针、0 号丝线悬吊皮瓣，递皮筋、组织钳固定皮瓣，暴露颅骨

续表 4-19-3

手术步骤	护理配合
7. 去除骨瓣	连接电钻,递电钻行颅骨钻孔,注射器抽取生理盐水冲洗骨屑 黏膜剥离子清除钻孔处骨屑,递骨蜡止血,冲洗创面, 更换铣刀,递黏膜剥离子、骨蜡、咬骨钳 术中去除骨瓣用盐水纱布擦拭干净后用湿纱布包裹,妥善保存 递明胶海绵,填塞于骨缘和硬脑膜之间
8. 清理术野,悬吊硬膜	递电钻安装合适钻头骨缘打孔,脑压板垫于硬脑膜上方以防损伤硬脑膜及脑组织 50 mL 注射器抽取生理盐水冲洗硬脑膜 递 5×12 圆针、3-0 号丝线穿过骨孔将骨缘处硬脑膜固定于颅骨上,预防术后硬膜外血肿 递 11 号刀切开硬脑膜,脑膜剪和小弯钳用于扩大切口 递 5×12 圆针、3-0 号丝线悬吊硬脑膜暴露脑组织 脑棉片覆盖于显露出的脑组织表面 根据手术需要更换中号或小号吸引器
9. 分离脑组织、切除肿瘤	协助安装显微镜防护套和物镜镜头盖,并保持无菌状态 递显微剪刀、双极电凝镊、吸引器分离脑组织,必要时安装头架拉钩,牵开脑组织 递显微剪刀、取瘤镊切取肿瘤组织,放于取瘤盘中,递脑棉片保护脑组织
10. 术中磁共振扫描	清点所有手术器械,将磁共振非兼容物品和设备按照之前所设定的"点对点"位置进行归位,移至 5 高斯线之外,按照《MRI 安全核查表》的内容,进行逐项核查并签字 用无菌床罩自头部向下整体包裹,放置好磁共振扫描线圈,固定患者 开放屏蔽门,移出磁体进行扫描,若发现肿瘤残余,继续切除肿瘤,再次进行扫描,直至肿瘤完全切除
11. 充分止血	备好大小合适的海绵、棉片及止血材料,及时传递、回收棉片 清点手术台上所有物品并记录
12. 缝合硬脑膜	将显微镜移出手术区 递线剪,剪开悬吊线 递持针器、5×12 圆针、3-0 针线缝合硬脑膜,线剪剪线,50 mL 注射器冲洗 清点手术台上所有物品并记录 缝合后覆盖整块湿明胶海绵 传递人工硬脑膜重建脑膜解剖结构
13. 逐层关闭切口	递持针器、针线及小弯钳逐层缝合切口,清点手术台上所有物品并记录
14. 覆盖切口	递碘伏纱布消毒切口,覆盖纱布,粘贴敷贴

三、CT 复合手术室器械

(一)手术器械及一次性医疗器械

1. 神外立体定向器械　见图 4-19-9。

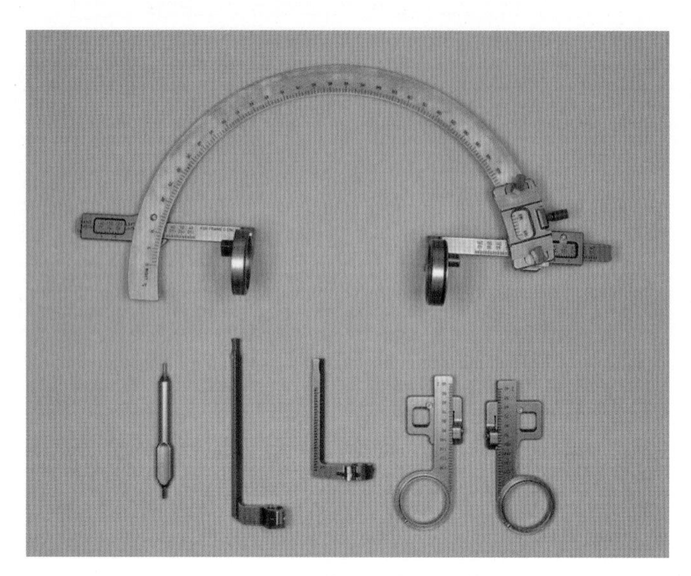

图 4-19-9　神外立体定向器械

2. 神外微电极记录器械　见图 4-19-10。

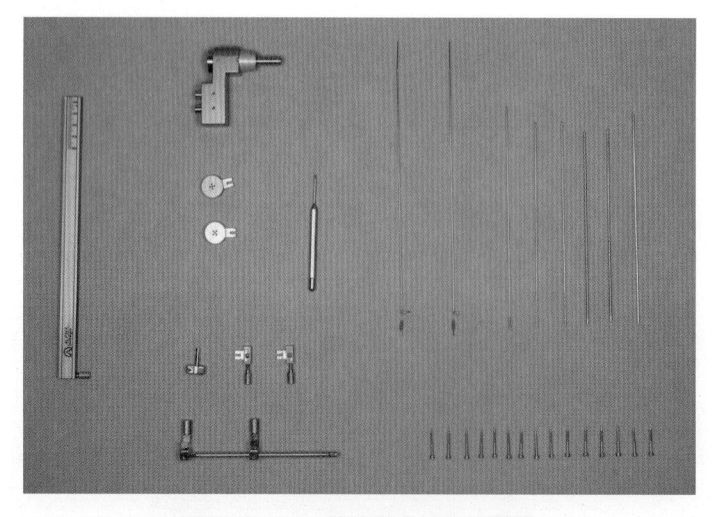

图 4-19-10　神外微电极记录器械

3. 神外微推进器线缆　见图 4-19-11。

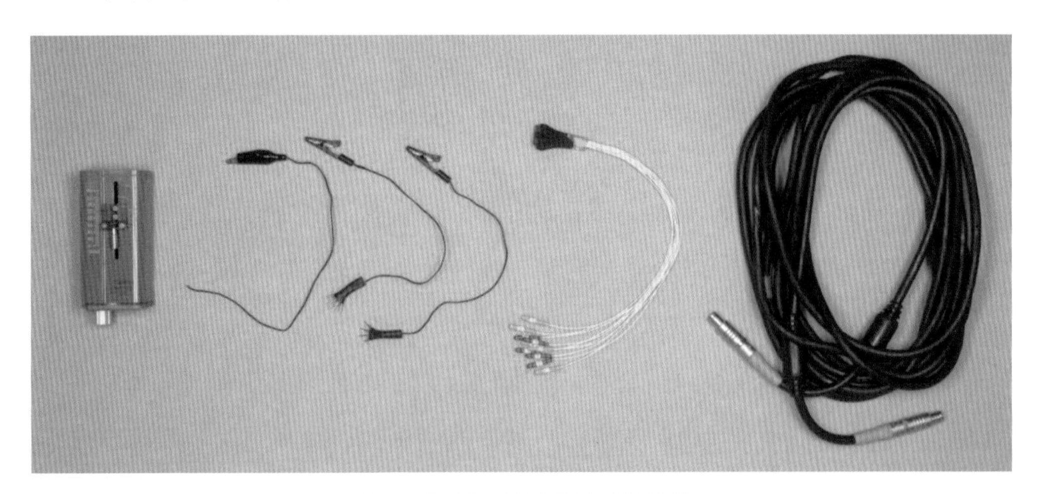

图 4-19-11　神外微推进器线缆

4. 神经刺激微电极　见图 4-19-12。

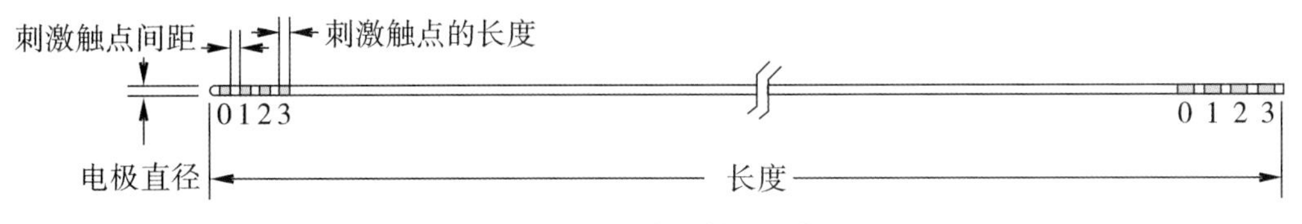

图 4-19-12　神经刺激微电极

5. 可充电型神经刺激器　见图 4-19-13。

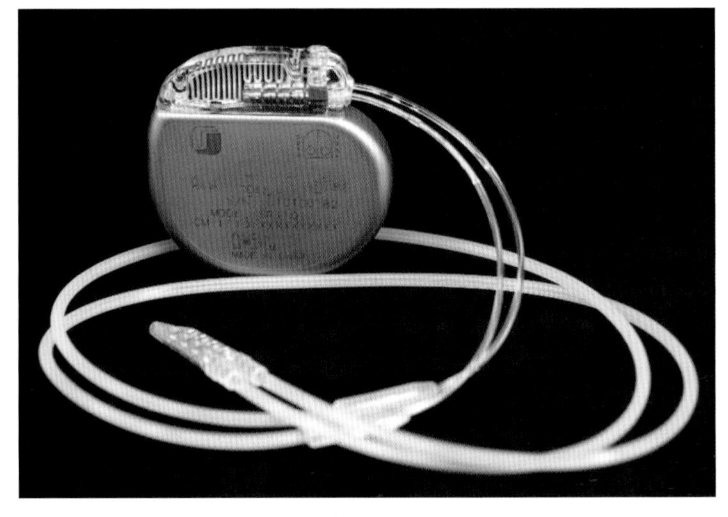

图 4-19-13　可充电型神经刺激器

6. 神经刺激器延伸导线　见图 4-19-14。

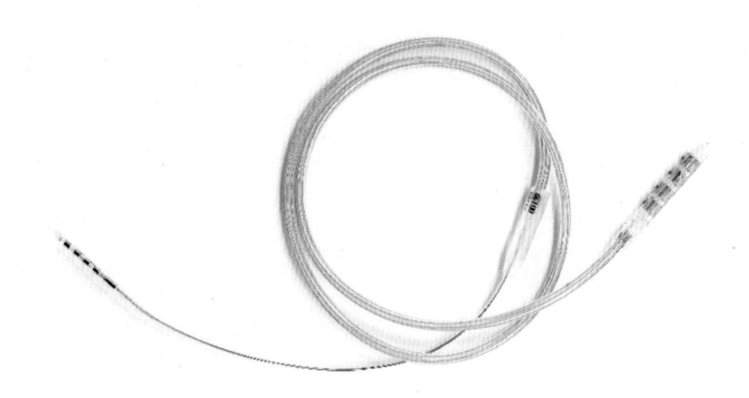

图 4-19-14　神经刺激器延伸导线

(二) 应用实例

1. 脑深部刺激术(deep brain stimulation, DBS) Ⅰ期手术　钻孔器械(见本章第六节)+神外立体定向器械+神外微电极记录器械+神外微推进器线缆+神经刺激微电极+临时神经刺激器见表 4-19-4。

表 4-19-4　脑深部刺激术Ⅰ期手术步骤及护理配合

手术步骤	护理配合
1. 安装头架	患者取仰卧位,配合进行局部浸润麻醉,安装头部框架,并确定平行于前联合、后联合线
2. 融合图像	头颅 CT 扫描,导出 CT 影像数据与术前 MRI 预计划图像融合,得到双侧靶点的三维坐标,核对并打印坐标
3. 消毒及铺巾	清点手术台上所有物品并记录 递环钳、弯盘及碘伏纱布消毒皮肤,协助手术医师铺巾 碘伏纱布再次消毒,粘贴医用手术薄膜
4. 连接仪器设备及管路	连接电刀笔、双极电凝镊、电钻及吸引器并固定
5. 切开头皮	递立体定向仪弧弓,安装后调整靶点坐标和穿刺角度,导向下标记头皮入颅点,配合进行头皮局部浸润麻醉,递 11 号刀以头皮标记处为中心做一直形切口,双极止血,递乳突牵开器牵撑开头皮暴露颅骨
6. 颅骨钻孔、切开硬脑膜	再次导向标记颅骨钻孔点后,递颅骨钻进行钻孔,安装底座,电刀笔针状电极烧灼硬脑膜
7. 植入神经刺激微电极	置入穿刺套件,协助安装神经刺激微电极,将神经刺激微电极推进至靶点,植入后测试阻抗正常,患者肢体震颤及肌僵直症状明显改善后固定电极,退出微电极套管,安装微电极固定帽,微电极颅外部分盘绕于头皮下
8. 植入对侧电极	同步骤 3、4、5

续表 4-19-4

手术步骤	护理配合
9. 连接临时外挂神经刺激器	递通条在皮下建立隧道,11 号刀在胸部做一切口,双侧微电极连接测试用延伸导线于皮下潜行 5 cm 后经切口处引出,接临时外挂神经刺激器,测试阻抗正常 清点手术台上所有物品并记录
10. 缝合头皮	递合适的针线缝合头皮,线剪剪线 清点手术台上所有物品并记录
11. 覆盖切口	递碘伏纱布消毒切口,覆盖纱布,粘贴敷贴
12. 再次确定神经刺激微电极位置	行头颅 CT 扫描,导出 CT 数据到手术计划系统,核对电极位置,无明显移位

2. 脑深部刺激术(deep brain stimulation,DBS)Ⅱ期手术　开颅探查器械(见本章第六节)+可充电型神经刺激器+神经刺激器延伸导线见表 4-19-5。

表 4-19-5　脑深部刺激术Ⅱ期手术步骤及护理配合

手术步骤	护理配合
1. 消毒及铺巾	清点手术台上所有物品并记录 递环钳、弯盘及碘伏纱布消毒皮肤,协助手术医师铺巾 碘伏纱布再次消毒,粘贴医用手术薄膜
2. 连接仪器设备及管路	连接电刀笔、双极电凝镊、电钻及吸引器并固定
3. 去除外挂临时刺激器及临时用延伸导线	递 11 号刀和小弯钳,于左侧耳后及左侧胸壁原手术切口处切开皮肤及肌层,双极止血,显露原临时用延伸导线,松解后完整取出
4. 引入新延伸导线	递 11 号刀和小弯钳在左侧耳后上发际内切开头皮,双极止血,乳突牵开器牵开切口,递电钻磨除部分骨质形成两条骨槽,双侧颅内电极从头皮下隧道引入左侧耳后切口,穿过皮下隧道至胸部切口再向上引入两根新延伸导线
5. 植入可充电型神经刺激器	于胸部连接延伸导线与可充电型神经刺激器,植入并固定于胸前皮下囊袋内,测试电路通畅,各触点电阻正常
6. 缝合胸部切口	清点手术台上所有物品并记录 递持针器、缝线缝合胸部切口,线剪剪线
7. 缝合头部及耳后切口	用盖孔板及螺钉将耳后导线妥善固定于骨槽内,递持针器、合适的针线缝合胸部切口,线剪剪线 清点手术台上所有物品并记录
8. 覆盖切口	递碘伏纱布消毒切口,覆盖纱布,粘贴敷贴

第二十节　机器人手术器械

以达·芬奇机器人系统为代表的微创外科技术给现代外科带来了全新的微创外科理念。相对于腔镜手术,机器人手术系统的机械臂及专用手术器械提供了更加自然、灵巧和全方位的精细操作,只需通过微小的切口即可进行超越人手极限的、具备准确性和精确性的外科手术,在手术过程中可以快速、准确地完成解剖和缝合等外科操作,成为外科医生处理复杂、精细手术的最佳助手。

一、手术器械配置

1. 机器人腔镜器械

(1)配置表　机器人腔镜器械见表4-20-1。

表4-20-1　机器人腔镜器械

序号	名称	规格	数量
1	弯分离钳	420 mm(长度)	1
2	弯分离钳	420 mm(长度)	1
3	胆囊抓钳	420 mm(长度)	1
4	直分离剪	420 mm(长度)	1
5	弯分离剪	420 mm(长度)	1
6	肠钳	420 mm(长度)	1
7	Hem-o-lok 钳	420 mm(长度)	2
8	持针器	450 mm(长度)	1
9	吸引器	420 mm(长度)	1
10	电凝钩	420 mm(长度)	1
11	气腹针	120 mm(长度)	1
12	穿刺器	5.5 mm(直径)	1
13	穿刺器	10.5 mm(直径)	1
14	转换器	10 mm(直径)	1
15	机器人专用穿刺器	8 mm(直径)	2
16	钢尺	200 mm(长度)	1
17	十字校准器	/	1
合计			19

(2)配置图 机器人腔镜器械见图 4-20-1。

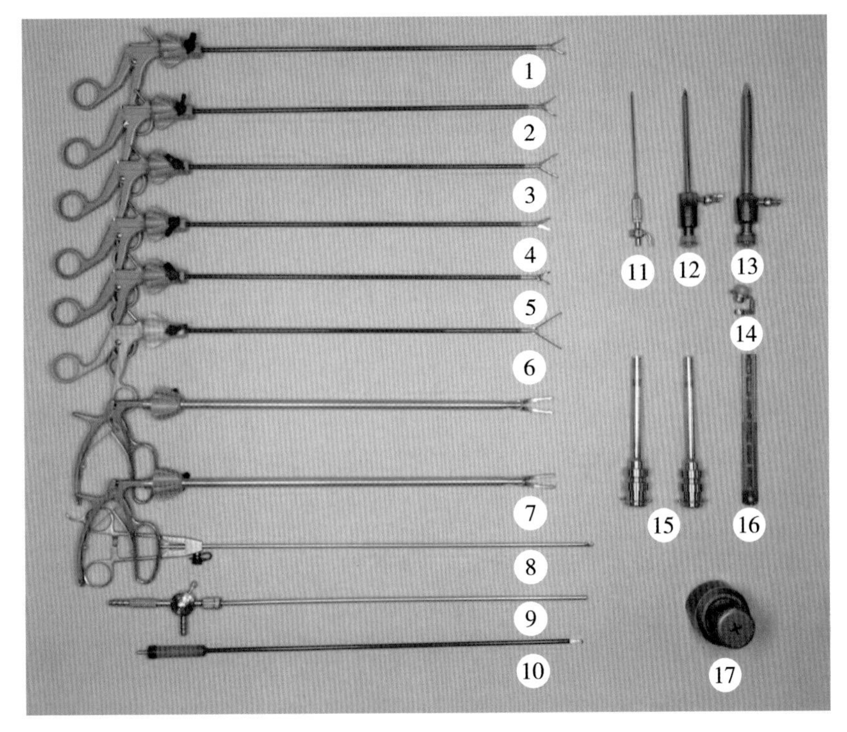

图 4-20-1 机器人腔镜器械

2. 电钩 见图 4-20-2。

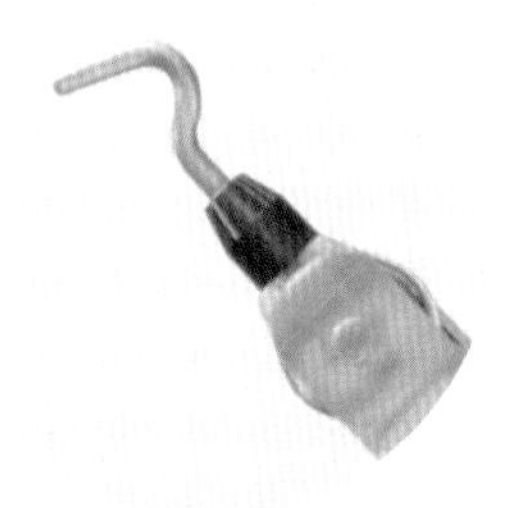

图 4-20-2 电钩

3. 有孔双极镊　见图 4-20-3。

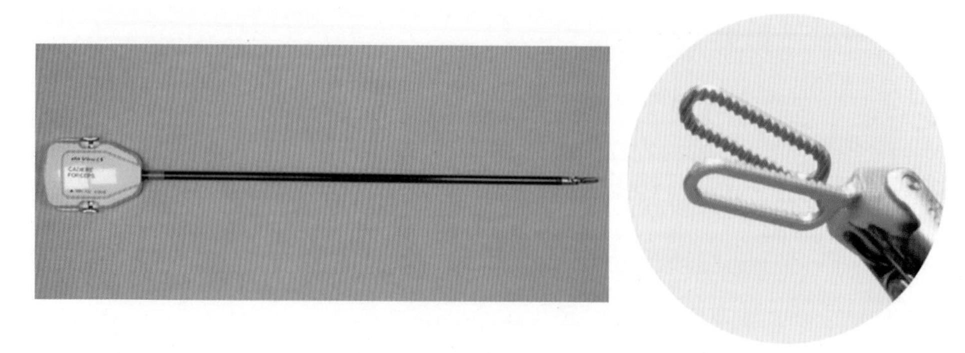

图 4-20-3　双极

3. Maryland 双极镊　见图 4-20-4。

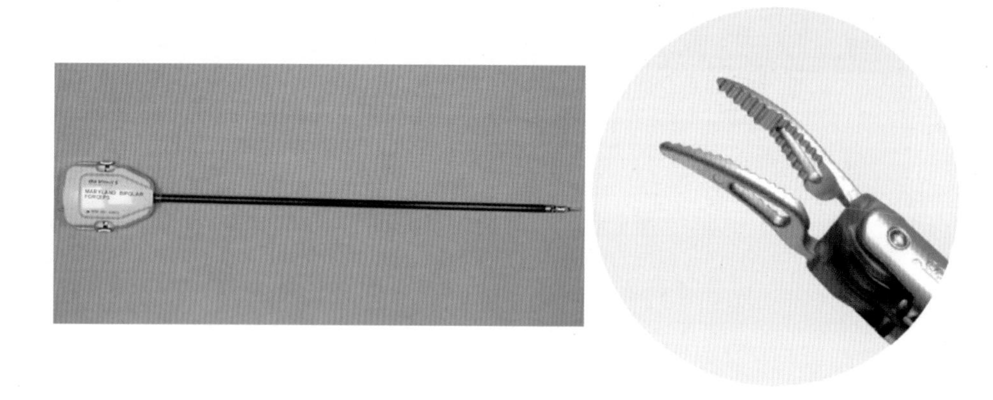

图 4-20-4　Maryland 双极镊

4. 超声刀　见图 4-20-5。

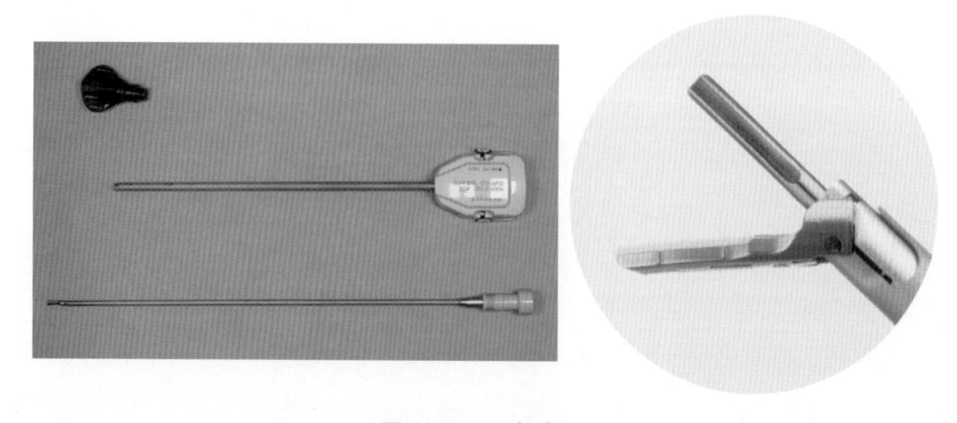

图 4-20-5　超声刀

5. 电剪　见图 4-20-6。

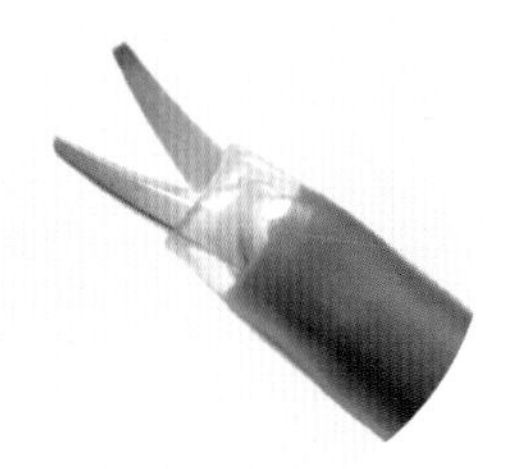

图 4-20-6　电剪

6. 持针器　见图 4-20-7。

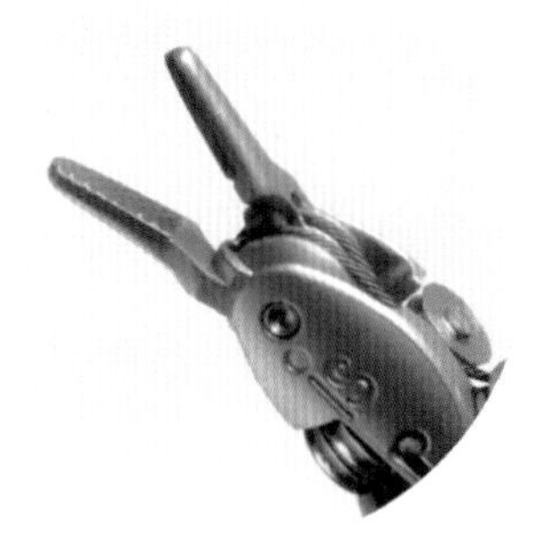

图 4-20-7　持针器

二、手术器械组合应用

机器人手术器械组合见表 4-20-2。

表 4-20-2　机器人手术器械组合应用表

手术名称	器械名称	机器人专用器械
机器人辅助胃肠手术	深部剖腹探查器械（见本章第十一节）+机器人腔镜 19 件	有孔双极/超声刀、电剪、持针器
机器人辅助子宫、卵巢手术	深部剖腹探查器械（见本章第十一节）+机器人腔镜 19 件	有孔双极、电剪/电钩、持针器
机器人辅助前列腺、膀胱手术	深部剖腹探查器械（见本章第十一节）+机器人腔镜 19 件	有孔双极、电剪、持针器
机器人辅助肾盂成形术	深部剖腹探查器械（见本章第十一节）+机器人腔镜 19 件	Maryland 双极镊、电剪、持针器

三、应用实例

机器人辅助直肠癌手术步骤及护理配合见表 4-20-3。

表 4-20-3 机器人辅助直肠癌手术及护理配合

手术步骤	护理配合
1. 合理空间布局	根据手术需要，调整手术床的方向和位置
2. 建立无菌屏障	器械臂、镜头臂安装无菌防护罩，安装镜头，调节白平衡，将各机械臂缩到最小体积，保证无菌状态
3. 消毒及铺巾	清点手术台上所有物品并记录 递环钳、弯盘及碘伏纱布消毒皮肤，协助手术医师铺巾 碘伏纱布再次消毒，粘贴医用手术薄膜
4. 连接仪器设备及管路	连接单极线、双极线、电刀笔、气腹管及吸引器
5. 建立气腹	递两把布巾钳提起脐部皮肤，11 号刀在脐右上方切小口，气腹针穿刺进入腹腔，确定穿刺成功，连接气腹管，开启气腹机充气
6. 建立镜头孔、操作孔和辅助孔	递手术刀扩大切口，置入 12 mm 穿刺器，建立镜头孔 递手术刀、机器人专用 8 mm 穿刺器分别在右下腹麦氏点、左侧锁骨中线平脐水平上 4 cm 分别建立机器人一臂和二臂的操作孔 递穿刺器在右腋前线平脐处和右腋前线平脐处上方分别建立两个辅助孔
7. 探查腹腔及肿瘤	递腔镜肠钳、腔镜分离钳，探查肝、胆、胰、脾、胃、小肠、大小网膜、壁层腹膜均未见转移灶，腹腔内未见血性腹水 探查肿瘤的位置，估算其大小，探查区域系膜组织及淋巴结 探查膀胱、输尿管及其余肠管
8. 机器人进入	机械臂移动平台从患者左腿外侧面进入，安装电剪及双极钳
9. 分离血管，暴露输尿管	腔镜肠钳、腔镜分离钳辅助电剪打开后腹膜、清扫淋巴结，必要时双极止血 递腔镜 Hem-o-lok 钳及钛夹或生物夹钳，夹闭肠系膜下血管 递腔镜吸引器抽吸切割产生的烟雾，保证术野清晰
10. 游离乙状结肠及直肠	递腔镜肠钳、腔镜分离钳辅助，腔镜双极、电剪游离筋膜及周围系膜，进一步游离至肿瘤下缘至少 5 cm，裸化肠管 递腔镜切割吻合器切断闭合远端肠管 撤去机器人
11. 腹壁切口取标本	递 22 号刀于耻骨联合上方做一长 3 ~ 5 cm 的切口 递弯血管钳和电刀笔逐层切开皮下、筋膜、肌肉 关闭气腹，电刀笔切开腹膜暴露腹腔 递切口牵开保护器保护切口，递 S 拉勾牵开腹壁 递无齿环钳从腹腔将肿瘤及近端肠管脱出体外，递荷包钳，远端用大弯夹闭肠管，递荷包线后 22 号刀切断肠管，递弯盘接标本并置于无菌台的污染区

续表 4-20-3

手术步骤	护理配合
12. 吻合肠管	递组织钳夹住肠管，再次碘伏纱布消毒肠管口，递碘伏纱布润滑后的钉砧头置入肠管 移除荷包钳，收紧荷包线，固定打结 递小弯钳、组织剪、纱布修剪肠管口边缘（修剪用器械视为污染） 递两把组织钳、20 mL 注射器、生理盐水稀释的碘伏于台下吻合的助手，冲洗肛门 递碘伏纱布润滑过的管型吻合器经肛门进入进行吻合
13. 重新建立气腹	查看吻合口吻合情况及腹腔有无出血，必要时重新进入机器人加固、止血
14. 放置引流	递碘伏纱布消毒手术区域皮肤，11 号刀在左侧下腹部作切小口，在骶前放置引流管，中弯钳引导，10×28 角针、0 号丝线固定 置入腹腔灌注化疗管经上腹部引出后固定 清点手术台上所有物品并记录
15. 逐层关闭腹腔	递中弯钳辅助，递持针器，选择合适缝线依次缝合切口 关闭体腔后、缝合皮肤后，清点手术台上所有物品并记录
16. 覆盖切口	递碘伏纱布消毒切口，覆盖纱布，粘贴敷贴

参考文献

[1]凌宝存.临床外科的发展与临床外科医生[J].临床军医杂志,2003,31(1):98-99.

[2]包良.简述手术器械及骨科材料的发展[J].金属加工(冷加工),2012(15):11-13.

[3]杨勇,全志伟.手术刀的演变及现代手术刀的使用[J].中国实用外科杂志,2006,26(1):25-27.

[4]杨冬,张庆勇,朱晓晖,等.野战外科手术器械包发展现状及趋势[J].中国医学装,2009,6(10):23-25.

[5] 邵加庆,干振华,孙伟,等.技术创新对提高医疗服务质量驱动力的探析[J].医学与哲学,2014,35(11):67-69.

[6]李忠,许根合.国内手术器械发展状况和趋势[J].医疗卫生装备,2003(10):136-137.

[7]袁贞.中国古代人体解剖及外科手术之刍议[J].光明中医,2009,24(10):1849-1851.

[8]陈卫平.中医外科手术学发展史浅探[J].辽宁中医药大学学报,2009,11(8):18-19.

[9]中华人民共和国国家卫生和计划生育委员会.WS 310.2-2016 医院消毒供应中心 第2部分:清洗消毒及灭菌技术操作规范 WS 310.2-2016 [S].2016-12-27.

[10]中华护理学会手术室护理专业委员会.手术室护理实践指南[M].北京:人民卫生出版社,2022.

[11]张青,曲华,韩辉.医疗器械概论[M].北京:人民卫生出版社,2022.